EXERCÍCIOS INTELIGENTES
COM
PILATES E YOGA

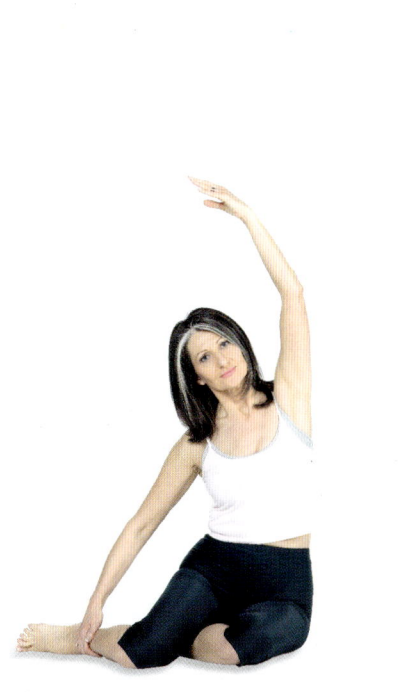
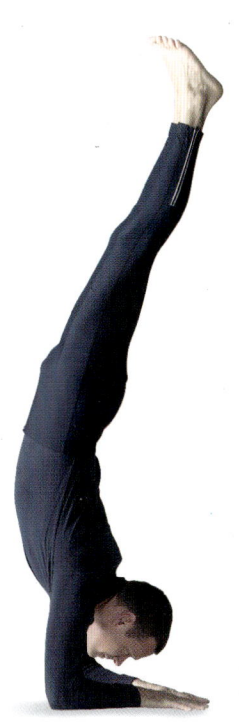

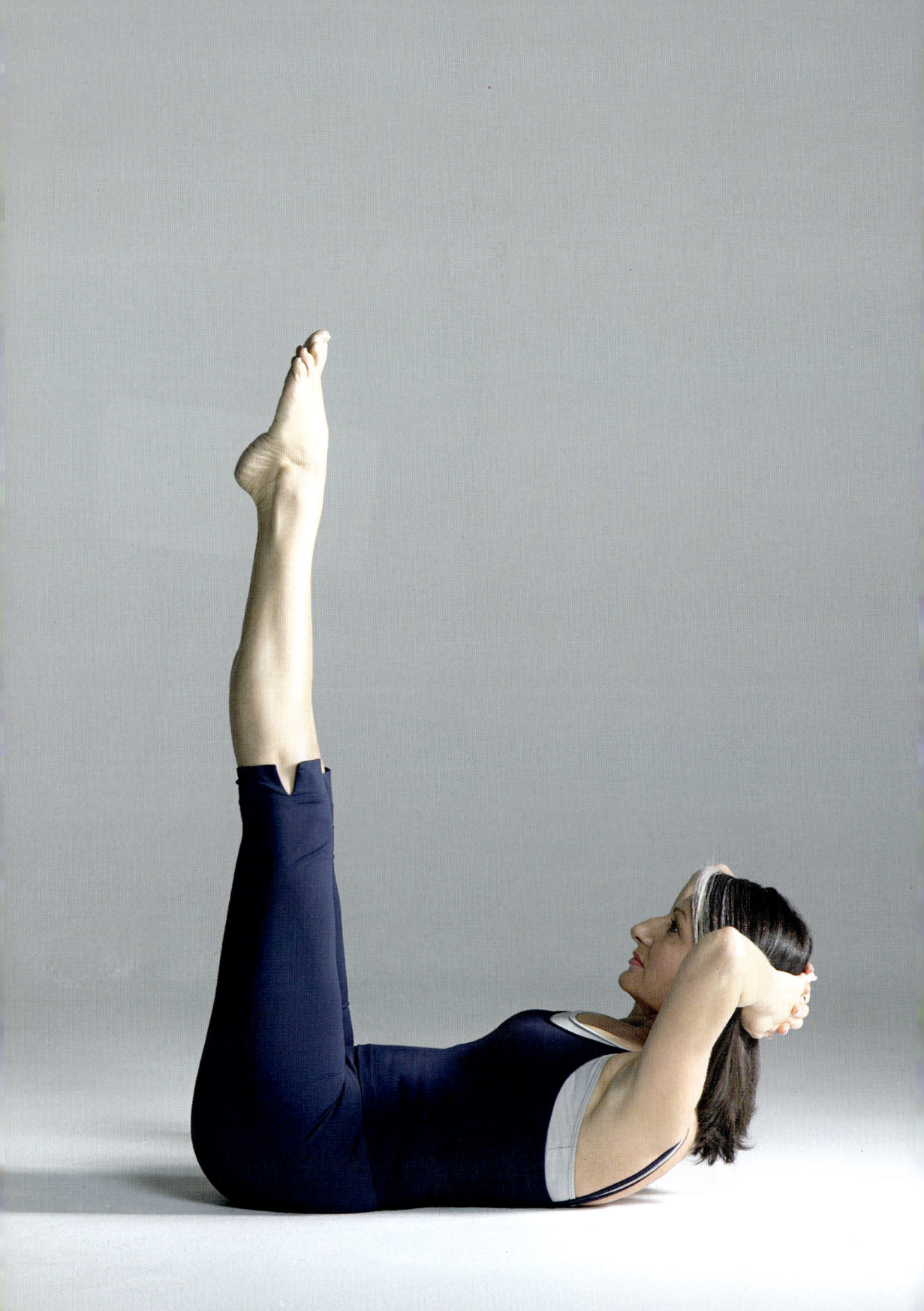

EXERCÍCIOS INTELIGENTES COM
PILATES E YOGA

LYNNE ROBINSON E HOWARD NAPPER
COM CAROLINE BRIEN

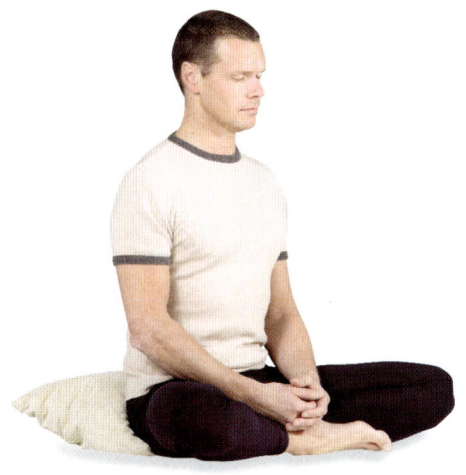

Tradução
AFONSO TEIXEIRA FILHO

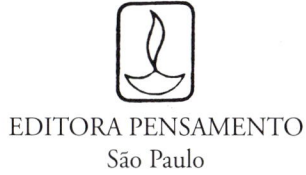

EDITORA PENSAMENTO
São Paulo

Título do original: *Intelligent Exercise with Pilates & Yoga*.

Copyright © 2002 Lynne Robinson, Howard Napper e Caroline Brien.

Publicado originalmente em inglês por Macmillan, uma divisão da Pan Macmillan Ltd.

Todos os direitos reservados. Nenhuma parte deste livro pode ser reproduzida ou usada de qualquer forma ou por qualquer meio, eletrônico ou mecânico, inclusive fotocópias, gravações ou sistema de armazenamento em banco de dados, sem permissão por escrito, exceto nos casos de trechos curtos citados em resenhas críticas ou artigos de revistas.

Fotografias de Jim Marks, exceto as que estiverem indicadas com o nome de outro fotógrafo.

Ilustrações técnicas de Raymond Turvey.

Fotografia da capa: Jim Marks.

O primeiro número à esquerda indica a edição, ou reedição, desta obra. A primeira dezena
à direita indica o ano em que esta edição, ou reedição, foi publicada.

Edição	Ano
2-3-4-5-6-7-8-9-10	05-06-07-08-09-10-11

Direitos de tradução para o Brasil
adquiridos com exclusividade pela
EDITORA PENSAMENTO-CULTRIX LTDA.
Rua Dr. Mário Vicente, 368 — 04270-000 — São Paulo, SP
Fone: 6166-9000 — Fax: 6166-9008
E-mail: pensamento@cultrix.com.br
que se reserva a propriedade literária desta tradução.

Impresso em nossas oficinas gráficas.

Sumário

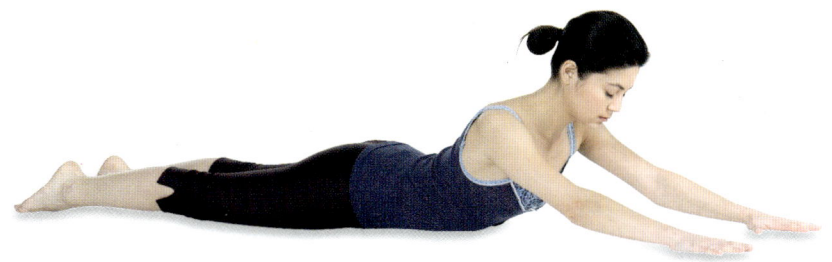

Agradecimentos, VII

- INTRODUÇÃO Pilates e yoga: *os sócios perfeitos*, 1
  Duas Disciplinas, um Objetivo, 2
  O que é Exercício Inteligente?, 3

1. **Do passado ao presente**, 5
   Pilates Ontem e Hoje, 7
   Yoga Ontem e Hoje, 10

2. **Por trás do programa**, 17
   Os Princípios do Corpo, 18
   Os Princípios e a Teoria do Pilates, 23
   Os Princípios e a Teoria da Yoga, 32

3. **Preparação para os exercícios**, 39
   Como se Preparar, 40
   Como Usar Este Livro, 41

4. **De volta ao básico**, 43
   Respiração, 44
   Alinhamento, 47
   A Criação de um Centro de Força, 54

5. **Os ingredientes de um bom treinamento**, 75
   Conheça a Espinha, 76
   A Pelve e os Quadris, 78
   Os Ombros, 78
   Inversão, 79
   Seqüências contínuas de exercícios, 80
   Relaxamento, 81

6. **O programa**, 83
   Flexão / Dobrar-se para a Frente, 85
   Extensão / Dobrar-se para Trás, 101
   Rotação / Torção da Espinha, 121
   Flexão Lateral / Curva Lateral, 137
   A Pelve e os Quadris, 151
   Os Ombros, 165
   Inversões, 175
   Exercícios Coreografados e Combinados, 187
   Relaxamento, 207

7. **Programas**, 212

8. **Informações adicionais**, 216
   Equipamentos e Roupas, 216
   Associações, 216

Agradecimentos

Sempre me senti atraída por aquelas espécies de exercícios mais delicados, precisos e que requerem concentração. A moda dos exercícios aeróbicos da década de 1970 passou completamente despercebida para mim. Comecei a praticar yoga no começo da década seguinte, mas infelizmente minha professora, que me serve de inspiração, Shirley Lopez morreu no naufrágio do *Herald of Free Enterprise* em Zeebruge. Eu ainda sinto falta dela e me conforta pensar que ela aprovaria este livro. Trabalhar ao lado de Howard neste projeto foi uma experiência maravilhosa, tanto do ponto de vista pessoal quanto profissional. Divertimo-nos muito! Agradeço a ele por ter repartido comigo (e com a nação) seu conhecimento.

Caroline, você ficava tranqüila e concentrada no seu canto enquanto Howard e eu promovíamos o caos à sua volta. Sem você, este livro não teria sido escrito.

Eu também me sinto bastante grata pelo enorme trabalho e apoio pessoal que nos foram prestados por Gordon Wise, Charlie Mounter e, mais tarde, por Rafaela Romaya, para este e para todos os meus livros. Eu não poderia ter desejado um editor mais compreensivo (entenda-se: meu próximo original deve estar alguns meses atrasado!).

Agradeço em especial a Jim Marks, nosso fotógrafo, um profissional de muito talento, que teve uma incrível paciência e demonstrou-se particularmente criativo, tanto com a câmara quanto com a tesoura.

Por último, eu não poderia deixar de dizer que não seria possível seguir em frente sem o amor e o incentivo de minha família: Leigh, Rebecca e Emily.

Lynne Robinson

Gostaria de ressaltar o carinho que tenho por meu professor John Stirk, a quem muito agradeço por ter-me inspirado a yoga. O mesmo posso dizer a Francesca e a minha família pelo amor e o incentivo que me deram.

Howard Napper

Meus sinceros agradecimentos a Lynne e Howard por terem me convidado para participar deste projeto — foi uma experiência e tanto para mim! Gostaria de mostrar minha gratidão à equipe da Macmillan e também ao gênio criativo de Jim Marks. E, por fim, demonstrar o meu amor por Justin e por minha família pelo apoio e encorajamento inabaláveis que me deram.

Caroline Brien

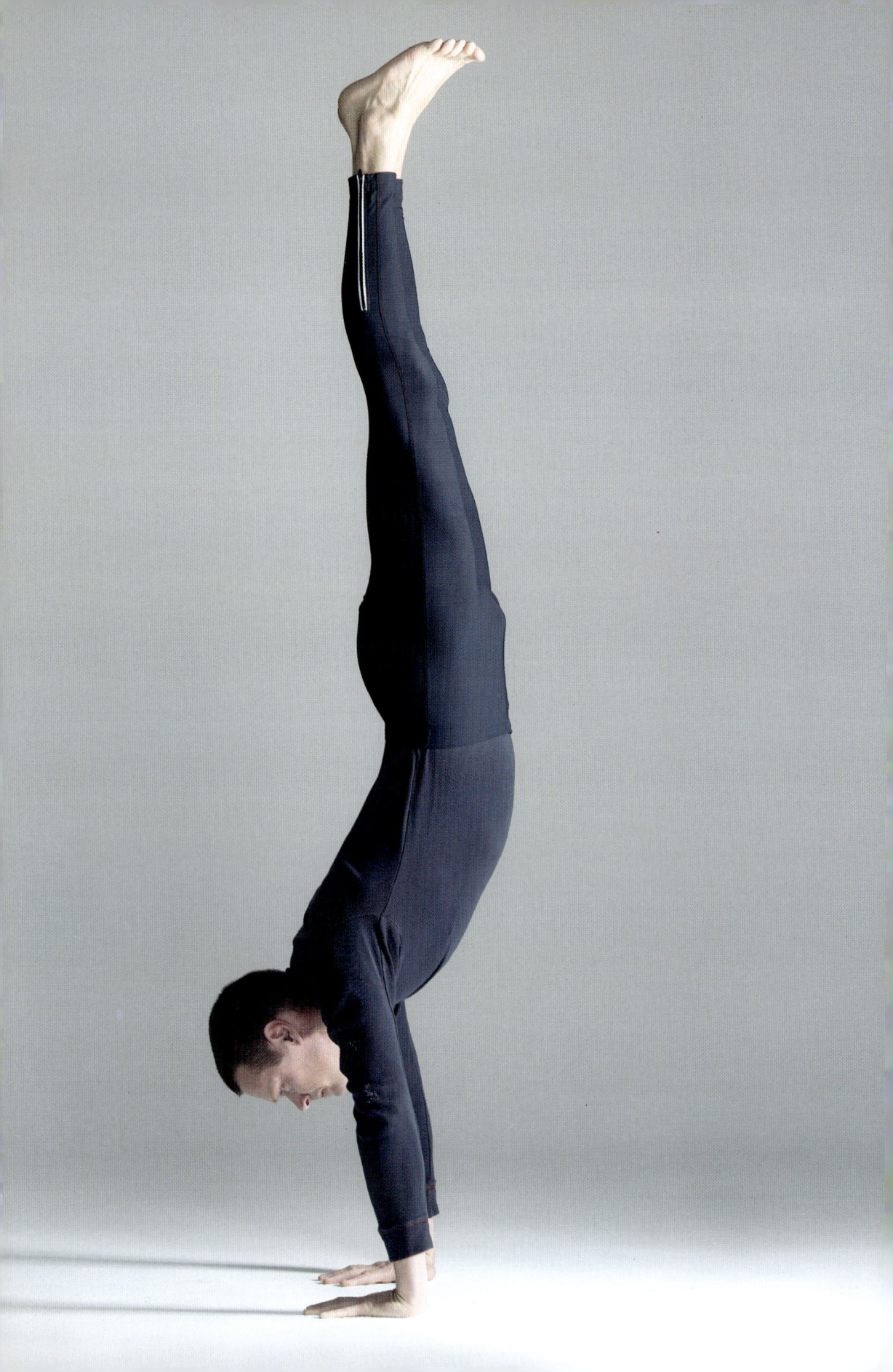

INTRODUÇÃO

Pilates e yoga:
os sócios perfeitos

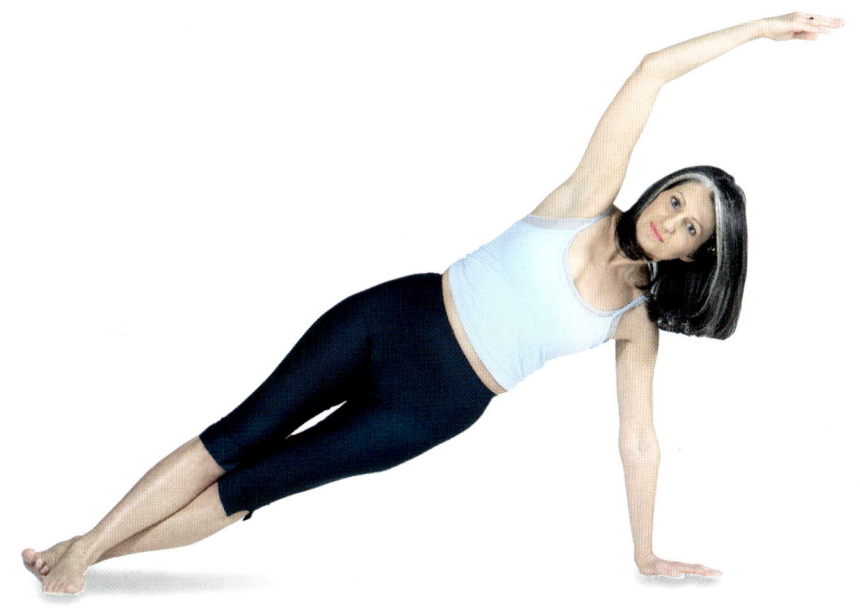

Duas Disciplinas, um Objetivo

Hoje, mais do que nunca, as pessoas vêm desfrutando do Pilates e da yoga, graças em parte ao aumento cada vez maior do desejo de aperfeiçoar o corpo de uma maneira mais sofisticada. Há muitas academias por aqui que ensinam o trabalho de solo de Pilates e dão aulas de yoga; no entanto, essas academias raramente deixam claro que não é necessário escolher entre uma dessas disciplinas, que é possível fazer as duas. Pelo fato de essas duas disciplinas consagradas complementarem uma à outra, criamos um programa que proporcionará ao leitor um treinamento completo e agradável com uma variada combinação de exercícios.

Quando nos juntamos para elaborar este programa, descobrimos o quanto tínhamos em comum. O que é fundamental tanto aos exercícios do Body Control Pilates® quanto ao tipo de yoga descritos neste livro é que as disciplinas originais foram adaptadas para as necessidades do corpo moderno. Nenhum de nós tem como formação a modelagem física tradicional ou o treinamento clássico, mas ambos desenvolvemos um estilo contemporâneo por meio do aprendizado, da prática e, por fim, do ensino. Nós acreditamos que esses dois estilos diferentes (que serão melhor explicados no próximo capítulo) poderiam funcionar em harmonia com um programa equilibrado de exercícios.

É claro que existem diferenças na forma pela qual o Pilates e a yoga são praticados, mas o que pretendemos, em última instância, é ajudar as pessoas a entenderem como essas duas disciplinas podem atuar em conjunto. Em vez de tentar fundi-las (afinal, se fazemos bons exercícios, para que mudá-los?), temos buscado pontos em comum para criar um programa que explore as semelhanças entre eles e as razões por trás deles, mantendo, ao mesmo tempo, a integridade de cada um. Essa é uma boa forma de ampliarmos nossa rotina de exercícios se já estivermos praticando Pilates ou yoga, mas é também uma verdadeira introdução a uma nova maneira de nos exercitarmos.

À medida que formos lendo e praticando os exercícios contidos neste livro, entenderemos as semelhanças entre Pilates e yoga. Muitas vezes, os movimentos são os mesmos, mas as terminologias são diferentes; por isso, sempre que pudermos usaremos termos comuns. Existem áreas em que Pilates e yoga não estão relacionados de maneira apropriada; nesse caso, faz mais sentido tratá-los separadamente. Trata-se de uma oportunidade de aprender mais a respeito do corpo, uma vez que a capacidade de escolha está em nossas mãos. Essa escolha é parte do conceito de exercícios inteligentes.

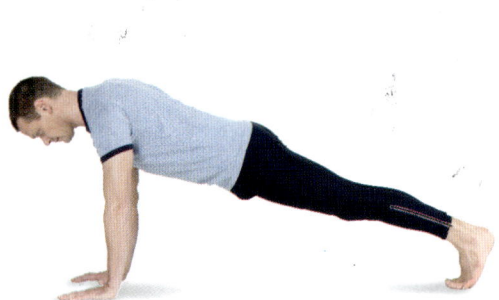
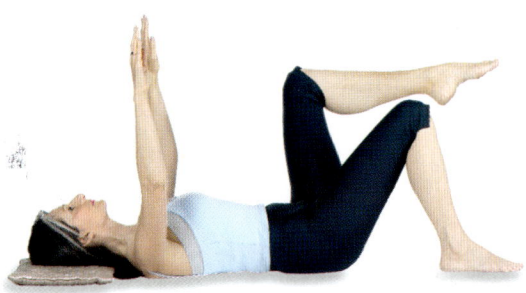

O que é Exercício Inteligente?

O leitor encontrará várias vezes no livro referências a algo a que chamamos de exercício inteligente. O que é isso? Uma maneira inteligente de tratar os exercícios é o respeito pelo corpo em todos os momentos. São cinco os aspectos iniciais que auxiliarão o leitor a adotar essa maneira de pensar:

- Nem todo conhecimento é correto — depende de nós descobrir onde e com quem encontrar a melhor informação (existem professores mal preparados tanto na indústria de livros quanto na de vídeos). Apenas a prática correta leva à perfeição.
- É preciso que acreditemos possuir a capacidade de tomar decisões e assumir responsabilidades em relação aos exercícios que escolhemos e colocar isso em prática; afinal, uma hora de prática vale mais do que muitas horas de teoria.
- Exercício não é exibição; o que importa é como nos sentimos quando o praticamos. Não devemos nos preocupar com nossa aparência perante a classe ou o professor, mas com o que estivermos *fazendo*.
- Devemos dar atenção ao corpo e nos orientarmos por aquilo que estivermos sentindo durante o exercício, para não termos de lidar com a dor posteriormente.
- Não se deve separar os exercícios físicos dos outros aspectos da vida. Qual a razão de se fazer um exercício para depois comer alimentos que não sejam saudáveis ou se jogar de qualquer jeito numa poltrona? É preciso que tudo faça parte de uma vida equilibrada.

Exercitar-se de maneira inteligente também significa reconhecer e observar as semelhanças e as diferenças entre yoga e Pilates de forma que possamos escolher de maneira adequada a disciplina que seguiremos cada vez que nos exercitarmos. Por exemplo, algumas pessoas acreditam que o movimento relacionado com o Pilates ajude na concentração, ao passo que outras preferem a quietude da yoga. Ambas as disciplinas nos auxiliam a atingir o mesmo aspecto interior — a decisão é nossa. É preciso lembrar que um aspecto importante dos exercícios é o estar presente naquele momento. E, como diz o ditado, uma grande jornada começa com o primeiro passo.

O melhor mestre é o nosso próprio corpo; dessa forma, pode-se ser aluno e professor ao mesmo tempo. Isso não quer dizer que não se pode aprender com os outros, mas que devemos acreditar que podemos pensar com o corpo: use o seu discernimento e a sua experiência para julgar o que é melhor para você. Se dedicarmos tempo suficiente aos princípios elementares, estaremos seguros de alcançar o máximo de benefícios proporcionados pelo programa. A correta prática tanto da yoga quanto do Pilates nos proporcionará uma incrível compreensão e clareza do corpo e de como ele funciona; ao passo que uma prática incorreta pode nos deixar frustrados, fazer com que acabemos por adquirir maus hábitos e, o que é pior, provocar lesões corporais.

E, por último, não se deve pensar que o conceito de exercício inteligente se aplique apenas à yoga e ao Pilates. Podemos estendê-lo para a ginástica, a natação ou a corrida. Ele pode ser aplicado à postura, aos hábitos à mesa e a qualquer movimento que fizermos. Tudo o que temos de nos lembrar é de utilizar o corpo de forma inteligente!

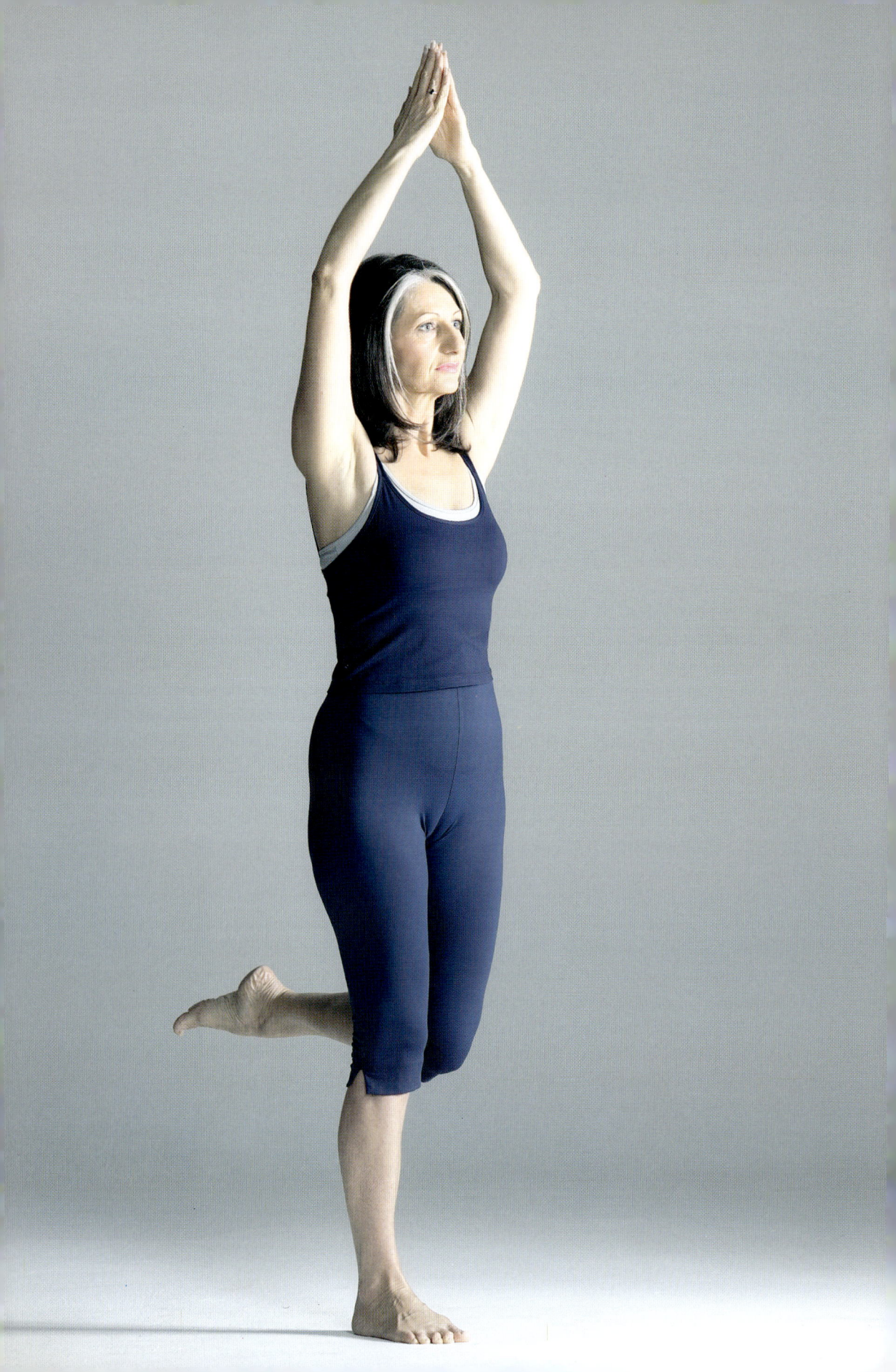

1 Do passado ao presente

O Body Control Pilates® baseia-se na obra de Joseph Pilates, que desenvolveu um método próprio de treinamento corporal nas primeiras décadas do século XX. A yoga foi um desenvolvimento da sabedoria dos antigos iogues da Índia. Aqueles que desenvolveram esses métodos de treinamento estavam preocupados com o resultado desses métodos no corpo; no entanto, como essa sabedoria pode ser aplicada aos métodos modernos de educação física? Este capítulo explica melhor essas duas disciplinas e como elas foram adaptadas para se enquadrarem neste moderno programa de exercícios.

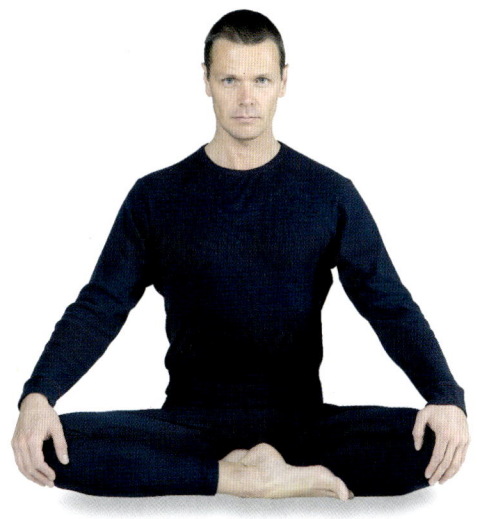

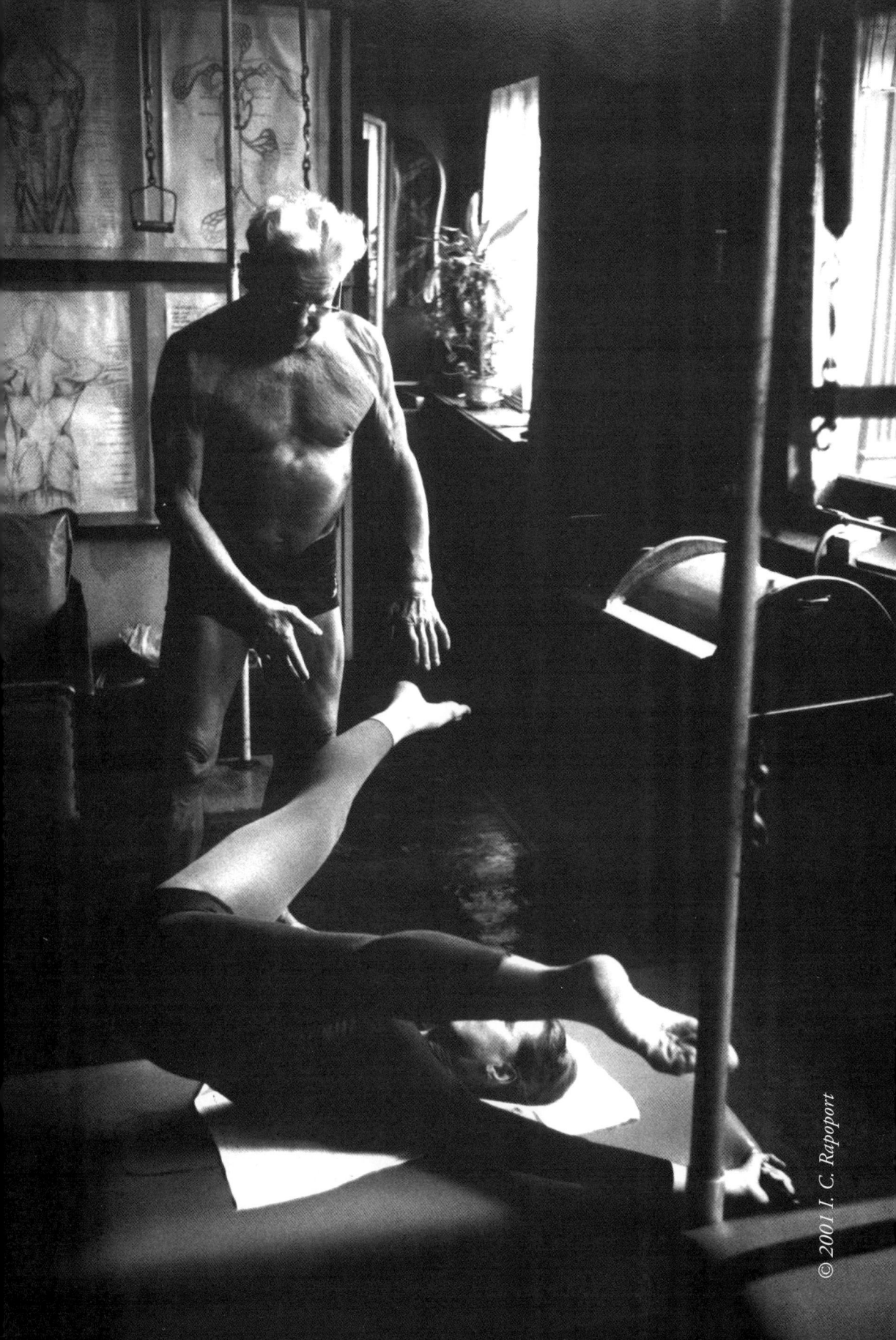

Pilates Ontem e Hoje (Lynne Robinson)

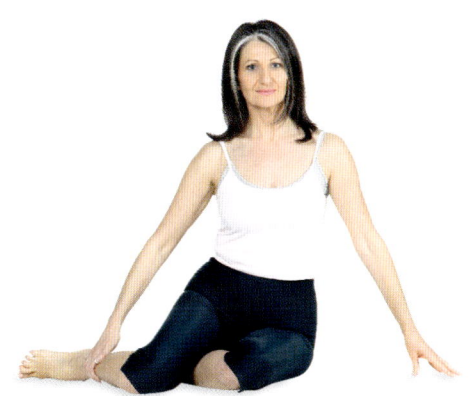

Pilates no Passado

Joseph Pilates nasceu em Düsseldorf em 1880. Era uma criança de aspecto doentio que sofria de raquitismo, asma e febre reumática. Determinado a superar sua fragilidade, Joseph procurou interpretar a educação física de diversas formas em vez de simplesmente seguir o regime estabelecido — algo que mais tarde veio a se refletir em seus próprios métodos de ensino. A yoga, a ginástica, o esqui, a defesa pessoal, a dança, os exercícios circenses e o levantamento de peso influenciaram Joseph e, ao escolher os aspectos mais eficazes de cada um, ele conseguiu desenvolver um sistema que dava ao corpo um perfeito equilíbrio entre força e flexibilidade.

Primeiro, Joseph colocou seu método à prova no próprio corpo; depois, passou a aplicar essas técnicas em outras pessoas. Ele vivia na Inglaterra quando a Primeira Grande Guerra irrompeu, e, por causa de sua nacionalidade, ele acabou sendo recolhido em Lancashire e, depois, na Ilha de Man. Como dispunha de tempo, e por ser auxiliar no campo de enfermaria, Joseph acabou desenvolvendo seu método com sucesso ao treinar seus colegas internos. Muitas das pessoas que receberam esse treinamento eram feridos de guerra que se encontravam em estado grave; boa parte do conhecimento de Joseph sobre reabilitação foi adquirido nessa época.

No final da guerra, Joseph voltou para a Alemanha onde passou a ensinar defesa pessoal para a polícia de Hamburgo e para o exército alemão antes de emigrar para os Estados Unidos em 1926. Durante a viagem de navio para esse país, ele conheceu Clara, com quem mais tarde se casaria. Quando perceberam que tinham o mesmo ponto de vista a respeito da educação física, os dois abriram uma academia juntos na Oitava avenida, em Nova York, pouco depois de sua chegada. Joseph era um genial projetista de aparelhos de exercícios para a reabilitação de seus clientes e para que eles desenvolvessem a força e flexibilidade necessárias para a realização de exercícios no solo. A academia começou a atrair gente famosa como dançarinos, atores, ginastas e atletas, ansiosos para aprender com Joseph. Os exercícios descritos por ele em seus livros são muito avançados e refletem a natureza profissional da clientela de sua academia.

O programa completo de solo que ele elaborou consistia de mais de quarenta exercícios de solo coreografados, os quais eram executados em uma seqüência pré-determinada na qual cada um dos exercícios tinha uma relação de contigüidade com o seguinte, formando uma série completa de condicionamento físico. Um elemento que acompanha a obra de Pilates é a insistência do autor na dedicação aos exercícios, os quais deveriam ser feitos regularmente para que o aluno alcançasse resultados; dessa forma, o método de Pilates é uma disciplina em mais de um sentido.

Joseph Pilates morreu em 1967 devido a inalação de fumaça, aos 86 anos, em plena forma física e atividade, por causa de um incêndio em sua academia.

Pilates Hoje

A verdadeira definição de Pilates ainda é motivo de controvérsia hoje em dia. Joseph Pilates nunca tomou a iniciativa de estabelecer um programa oficial de treinamento e muitos de seus discípulos acabaram por elaborar uma versão própria do método. Mas como Joseph raramente ensinava um exercício duas vezes da mesma maneira (ele dirigia seus ensinamentos de acordo com a necessidade individual e prescrevia um programa exclusivo para cada um de seus clientes), os novos professores que ele formava acabavam desempenhando um trabalho de acordo com uma ênfase própria. Por conseguinte, hoje em dia, encontramos diversos níveis de treinamento (desde os que duram dois dias até os que duram quatro anos!) e diversas formas de trabalho.

Há, contudo, uma filosofia comum na raiz de todo método baseado em Pilates; o mais importante não é saber o que se faz, mas como se faz. Esse tipo de filosofia dá uma grande vantagem para os professores de Pilates que podem se deixar levar por novas idéias — técnicas de fisioterapia e terapias motoras por exemplo — e incorporá-las ao método sem o descaracterizar. Dessa forma, o Pilates continua se desenvolvendo sem no entanto possuir uma série rígida de normas.

Nos últimos anos, a profissão médica começou também a voltar sua atenção para o sucesso do método. Antes, muitos professores de Pilates ensinavam intuitivamente, aprendendo sobre o bom alinhamento e uso do corpo durante o aprendizado, embora, em muitos casos, sem conhecerem os termos médicos para aquilo que estavam fazendo. Sob a observação da Medicina, o universo do Pilates teve de reavaliar seus métodos e estudar precisamente por que eles funcionam tão bem.

O Pilates Neste Livro

Como vimos, Joseph Pilates desenvolveu um programa inovador de aproximadamente quarenta exercícios de solo, para trabalhar todo o corpo. No entanto, a maioria de seus clientes era constituída de bailarinos, os quais estavam mais bem preparados fisicamente para executar a maioria dos movimentos difíceis. Isso podia induzir a média dos praticantes a se esforçar em demasia para executar os movimentos, o que faria com que desistissem logo depois da primeira aula. Passei a conhecer o Pilates graças à esposa de um osteopata que estava me tratando de uma lesão nas costas; logo passamos a explorar novas fontes e a aprender com elas. Tivemos de adaptar os exercícios originais e criar outros mais simples porque meu corpo não era capaz de realizar os clássicos exercícios de solo.

O Body Control Pilates® — o método utilizado neste livro — foi estabelecido em 1996 por Gordon Thomson e por mim mesma, e baseia-se no trabalho do próprio Pilates. Trata-se de um método sem igual pela maneira com que ele prepara o corpo para os exercícios clássicos. Poucas pessoas hoje em dia poderiam começar a partir do "Cem" (ver p. 90), como era feito tradicionalmente. Acreditamos que seja preciso adquirir gradualmente a destreza necessária para praticar exercícios como esse; o treinamento progressivo ganhou o respeito e o apoio dos principais corpos médicos e associações esportivas.

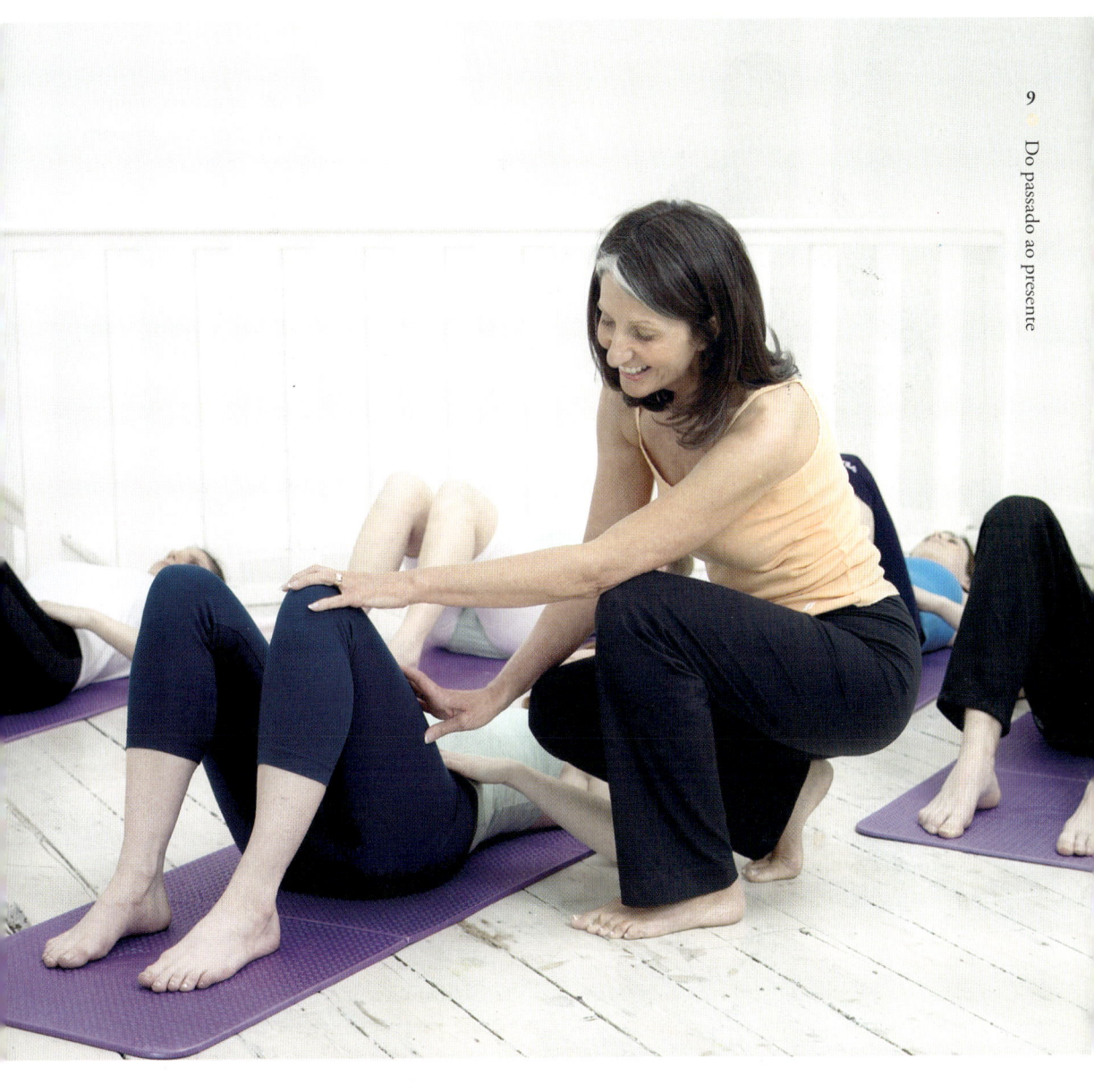

Do passado ao presente

Yoga Ontem e Hoje (*Howard Napper*)

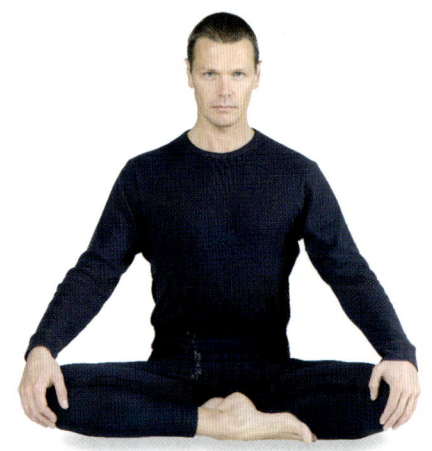

Yoga no Passado

Embora algumas pessoas possam considerar a yoga apenas uma outra tendência, essa "tendência" já existe há milhares de anos. Na verdade, uma das coisas que me atraíram para a yoga foi o fato de ela ter raízes numa tradição antiga. Ninguém sabe ao certo quando ou onde a yoga surgiu, mas existem documentos datados de 2700 a.C. que representam pessoas sentadas em posições de yoga. Nessa época, o termo yoga estava associado à tradição hindu da disciplina espiritual e envolvia o controle da mente por meio de um prolongado período de meditação. Embora as várias técnicas possam ser diferentes umas das outras, o objetivo de todas elas é o mesmo: a auto-realização e a iluminação.

Existe uma variedade muito grande de traduções para o termo, mas a mais aceita é "fusão", "união". Ele pode ser encontrado na literatura clássica da Índia como nos *Upanixades*, textos que remontam ao segundo milênio a.C., e no *Bhagavad Gîta*, do século III ou IV a.C. No entanto, a yoga só passou a ser sistematizada a partir das *Sutras Yogas* de Patanjali, que compilou o conhecimento que existia da filosofia iogue por volta do século II a.C.

As *Sutras Yogas* consistem em um caminho com oito meios. O caminho começa com dois códigos de conduta, chamados *yama* (princípios éticos gerais) e *niyama* (observância); segue com: *asana* (posturas), *pranayama* (controle da respiração); *pratiahara* (restrição dos sentidos), *dharana* (concentração), *dhyana* (meditação) e, por último, *samadhi* (êxtase), um estado de ser auto-realizado. Desses oito meios, apenas o *asana* lida com o lado puramente físico da yoga e é com ele que a maioria das pessoas hoje em dia associa a yoga. A palavra *asana* provém do termo sânscrito que quer dizer "assento", ou de forma mais geral, o local em que o iogue se senta ou a maneira de ele sentar-se. Ao longo do tempo, *asana* passou a ter o sentido de postura, e essas posturas, ou posições, eram usadas para ajudar os iogues a manter o corpo em forma para se sentarem em meditação por longos períodos de tempo. De acordo com Patanjali, os iogues deveriam se sentir "firmes e à vontade". Isso é conseguido por meio do correto alinhamento do corpo, o que proporciona estabilidade e relaxamento. Por outro lado, o alinhamento expande e liberta o corpo, permitindo que o *prana* (energia) flua ao longo do eixo do corpo, a espinha.

O termo *prana* é muitas vezes utilizado em yoga e é entendido como energia ou força vital, mas seu verdadeiro significado vem de duas palavras sânscritas: *pra*, que significa "constante" e *na* que significa "movimento". Ao livrar o corpo da tensão — a qual é apenas energia bloqueada —, torna-se possível o movimento constante, ou ondas de energia que fluem sem obstáculos. Uma das principais formas de se alcançar esse estado é por meio da respiração *pranayama*, que é também um dos oito meios de Pantajali e que lida especificamente com a arte e ciência da

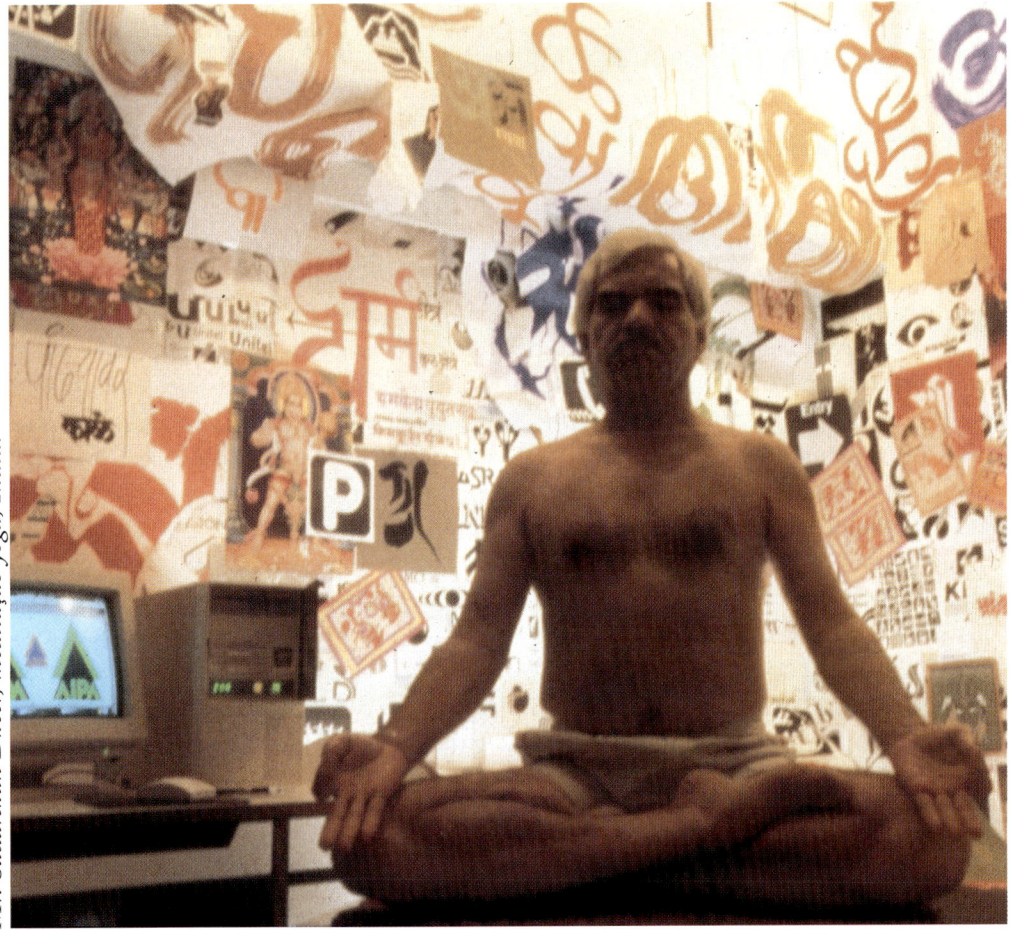

Coleção particular / Bridgeman Art Library

Mr. Sudarshan Dheer, meditação yoga, Índia.

respiração. As posturas *asana* e *pranayama* estão intimamente ligadas: cada *asana* apóia-se no *pranayama*, a consciência da respiração.

À medida que a prática do *asana* foi evoluindo, ela adquiriu uma função terapêutica que, por sua vez, resultou na construção de asanas cada vez mais sofisticados. Isso levou ao desenvolvimento da Hatha Yoga. A tradução direta de *hatha* é força, embora de certa forma esteja errada. Em seu livro *Light on Yoga*, o mestre contemporâneo da Hatha Yoga B. K. S. Iyengar descreve *hatha* como força, mas em seguida ele diz que "... ela é assim chamada porque aconselha uma disciplina rigorosa com o objetivo de encontrar a união com o supremo". O termo *hatha* também tem origem nas palavras *ha*, que significa "sol", e *tha*, que significa "lua". *Hatha*, portanto, pode ser entendido como a união entre o sol e a lua, ou entre o macho e a fêmea, *yin* e *yang*, positivo e negativo. Hatha Yoga implica a junção de qualquer grupo de polaridades com o objetivo de alcançar a transcendência. Yoga é uma união entre mente e corpo, que leva a um estado transcendental de ser conhecido como *jiva-mukta* — alma liberta ou espírito supremo.

Yoga Hoje

A idéia de união é um dos temas principais da filosofia védica. O grande filósofo indiano J. Krishnamurti escreveu: "Onde há separação, há inevitavelmente conflito." Isso reflete a crença da yoga de que todas as coisas no universo são, em última instância, uma só — muito diferente de nossa tradição ocidental de pensamento, a qual ressalta a existência de uma divisão fundamental no ser: a separação entre a alma e o corpo. A primazia é normalmente dada à mente, ou pensamento; o corpo é visto como algo separado, algo a ser conquistado e subjugado. Por isso, quando a yoga foi para o Ocidente, não nos surpreende que tivesse sido interpretada de uma maneira um tanto confusa.

A introdução da yoga no Ocidente deu-se em 1893 com a chegada de Swami Vivekananda, que ganhou notoriedade ao representar o hinduísmo no Parlamento Mundial das Religiões em Chicago. Pouco depois disso, o conhecimento que o Ocidente tinha da filosofia hindu começou a crescer graças ao trabalho de grupos como a Sociedade Teosófica, fundada nos Estados Unidos por Madame Blavatsky. Entre os membros dessa sociedade estavam alguns dos intelectuais mais importantes do século, como Aldous Huxley, Frank Lloyd Wright e W. B. Yeats. A Sociedade Teosófica preparou traduções para a maioria dos textos filosóficos hindus disponíveis na época, inclusive as *Sutras Yogas* de Patanjali, que foram interpretadas pelo romancista inglês Christopher Isherwood, que era membro da Sociedade Teosófica.

O interesse do Ocidente pela filosofia hindu continuou crescendo ao longo das décadas seguintes. Os ensinamentos de J. Krishnamurti ampliaram de maneira considerável o desejo de entender a filosofia védica. Conforme aumentava o número de pessoas que tomavam conhecimento dessa filosofia, aumentava também o interesse pela prática física com a qual essa filosofia estava tão intimamente relacionada, ou seja, a yoga. Em 1935, o eminente psicólogo suíço Carl G. Jung descreveu a yoga como "uma das melhores coisas que a mente humana criou". Mas foi apenas na década de 1950 que surgiu de fato um interesse pela Hatha Yoga, graças ao trabalho de B. K. S. Iyengar, que ensinou norte-americanos e europeus. Um de seus mais renomados alunos foi o violinista Yehudi Menuhin, que escreveu o prefácio do livro de Iyengar *Light on Yoga*. Na época em que o livro foi publicado em 1966, muitas pessoas já praticavam a Hatha Yoga em todo o Ocidente.

Isso aconteceu pouco tempo antes de pessoas de todas as partes do mundo viajarem para a Índia para descobrir a yoga e a filosofia védica, da qual a yoga surgiu. Depois que os Beatles foram para a Índia, em 1968, para estudar meditação transcendental com o guru iogue Marharishi Mahesh, tudo o que era hindu tornou-se parte da cultura *hippie*. Durante as décadas de 70 e 80, a Hatha Yoga continuou a ser seguida no Ocidente, embora as pessoas que a praticavam eram consideradas um tanto estranhas ou simplesmente velhos *hippies*. Isso mudou na metade da década de 1990, quando as pessoas começaram a ficar aborrecidas com a cultura das academias da época que pregavam que "sem dor não haveria resultados" [*no pain, no gain*]; além disso, um estilo pouco conhecido de Hatha Yoga denominado Astanga passou a ganhar espaço. O Astanga se enquadrava com perfeição no novo mantra de "corpo perfeito, mente perfeita", e esse estilo era avalizado por celebridades como Sting e Madonna. Logo se chegou a estimar que mais pessoas praticavam yoga na Califórnia do que na Índia!

De acordo com a revista *Time*, existem aproximadamente quinze milhões de pessoas praticando yoga hoje nos Estados Unidos; há provavelmente um número parecido com esse na Europa. Dessa forma, uma disciplina

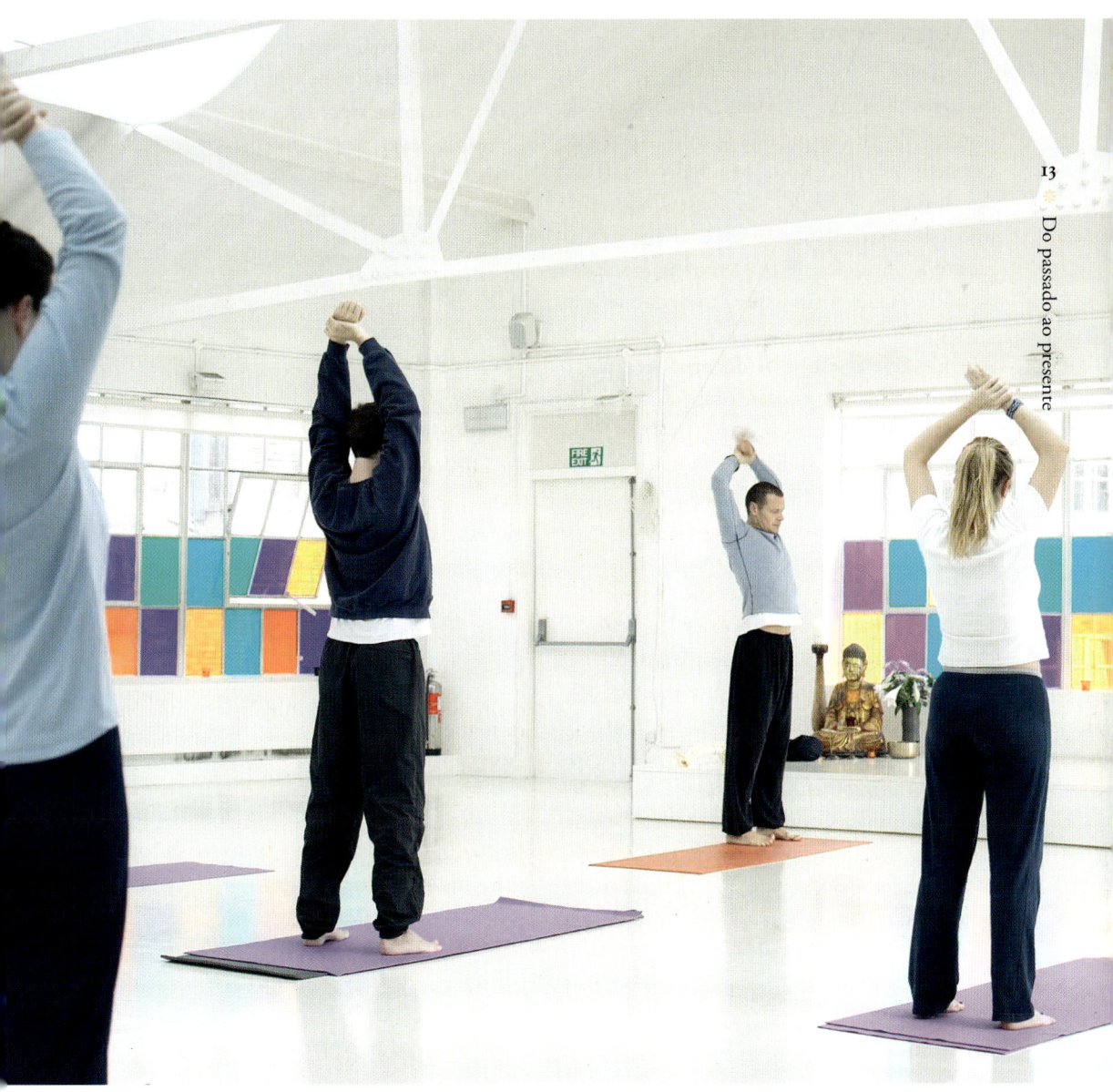

milenar que no início preparava os iogues para permanecerem sentados por longos períodos de meditação, hoje encontra lugar numa sociedade em que as pessoas passam longos períodos sentadas em frente a um computador.

A Yoga Neste Livro

Diversos tipos de yoga surgiram ao longo da história, de modo que não se pode dizer que um determinado estilo possa representar todos os outros. Embora tenha estudado muitos desses estilos, eu me referirei especificamente a um deles neste livro, que é aquele de que eu mais gosto e que conheço melhor.

Seduziu-me sobretudo a consciência e a sensibilidade que esse estilo proporciona ao corpo — qualidades que foram descobertas provavelmente graças a uma mulher. Essa mulher era uma italiana chamada Vanda Scaravelli; um de seus propósitos era a autonomia do praticante, ou seja, prestar atenção à inteligência inerente ao corpo e confiar nela. Seus ensinamentos baseavam-se em três temas principais: a espinha dorsal, a gravidade e a respiração, e a relação entre eles. Ela teve a sorte de ter como amigos e mestres dois dos maiores professores de yoga do século: B. K. S. Iyengar, com quem aprendeu a importância do alinhamento correto, e T. K. V. Desikachar, que ensinou a ela o valor da respiração em todas as posições; ela também foi influenciada pelo amigo J. Krishnamurti, que lhe falou da importância do fato de que a pessoa deveria ser, ao mesmo tempo, seu próprio professor e seu próprio aluno, dotado de autonomia para dar atenção à sabedoria interior.

Vanda Scaravelli morreu em 1999, aos 91 anos de idade. No entanto, aos 83, escreveu um livro cheio de inspiração, *Awakening the Spine*. Nele, procura demonstrar algumas da mais avançadas formas de yoga com concentração absoluta no corpo. Embora ela nunca pretendesse que o tipo de yoga que elaborou recebesse um rótulo, pela necessidade que temos de rotular todas as coisas acabamos por dar-lhe o rótulo de Yoga Scaravelli. Infelizmente, nunca tive a oportunidade de trabalhar com Vanda pessoalmente, mas descobri sua obra por meio de um extraordinário professor de Hatha Yoga chamado John Stirk. John modificou imensamente minha yoga e, conseqüentemente, também a minha vida. Ele trabalhou com Vanda durante muitos anos, e isso — além de um incrível conhecimento do corpo graças ao fato de ser um renomado osteopata — tornou-o a pessoa mais indicada para transmitir os princípios únicos e sutis da yoga de Vanda.

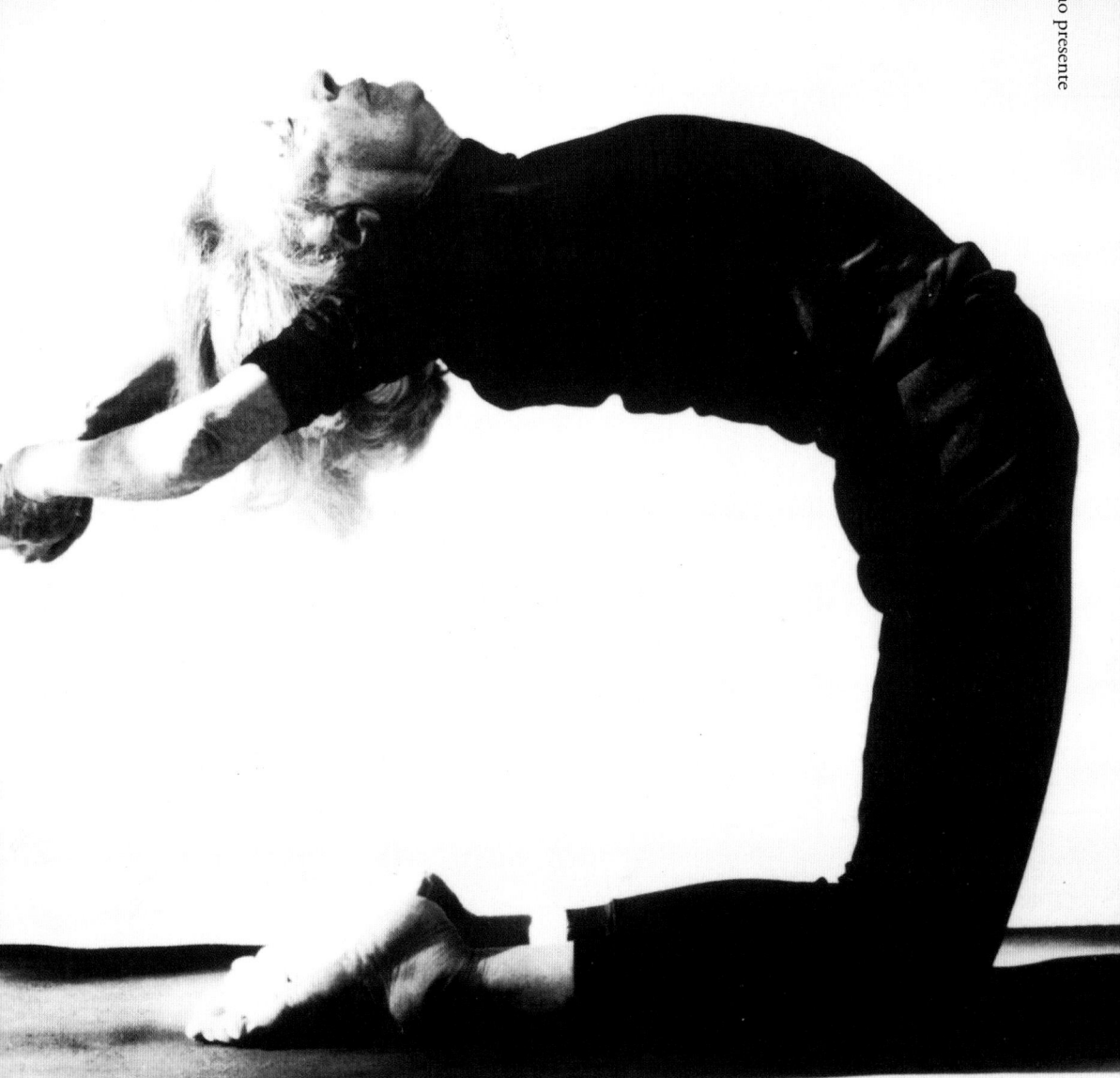

Vanda Scaravelli / Rob Howard

Do passado ao presente

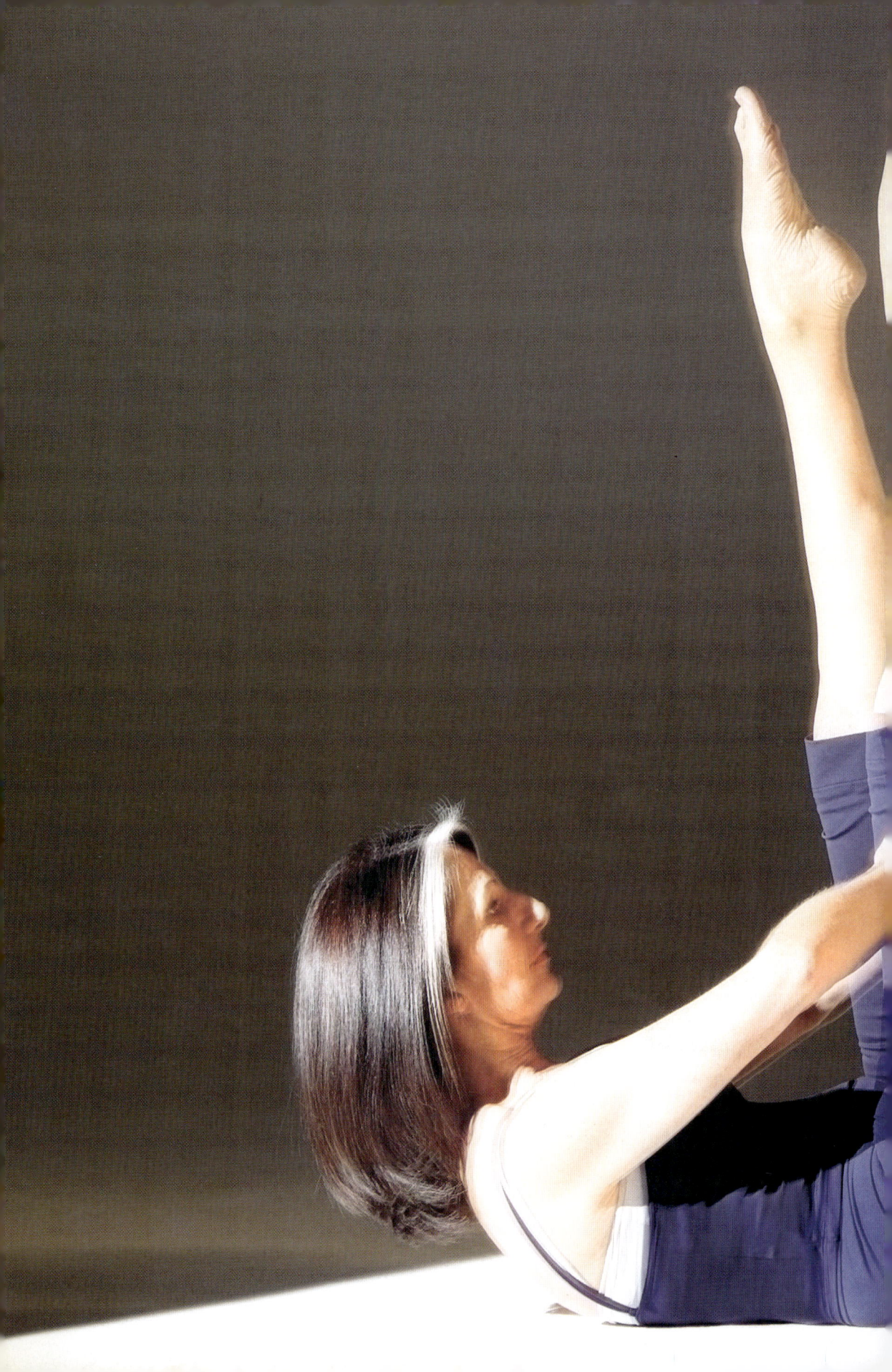

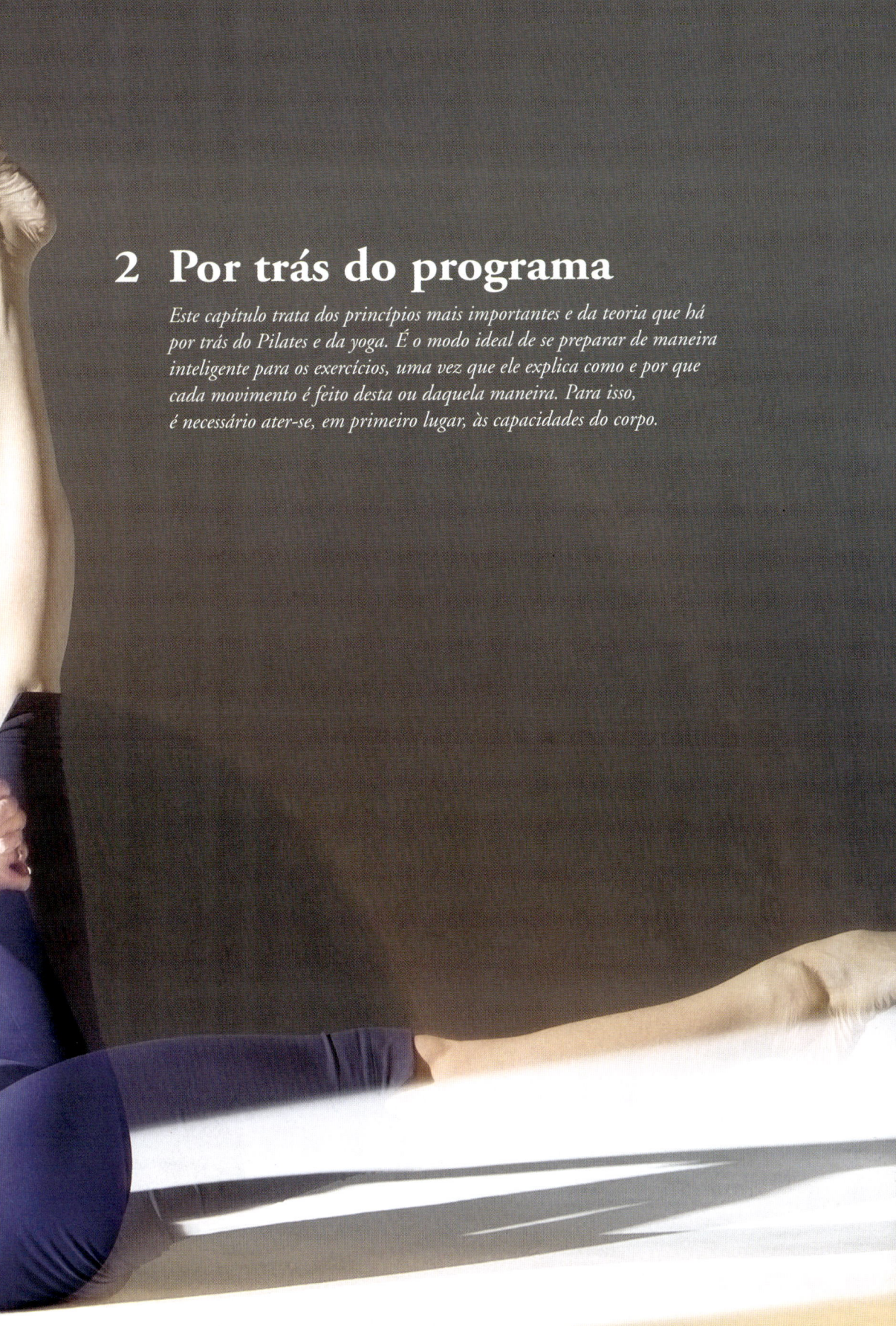

2 Por trás do programa

Este capítulo trata dos princípios mais importantes e da teoria que há por trás do Pilates e da yoga. É o modo ideal de se preparar de maneira inteligente para os exercícios, uma vez que ele explica como e por que cada movimento é feito desta ou daquela maneira. Para isso, é necessário ater-se, em primeiro lugar, às capacidades do corpo.

Os Princípios do Corpo

Em qualquer que seja o desporto ou a forma de exercício que se esteja praticando — Pilates, yoga, tênis ou ginástica —, estão sendo aplicados ao corpo os mesmos princípios fundamentais.

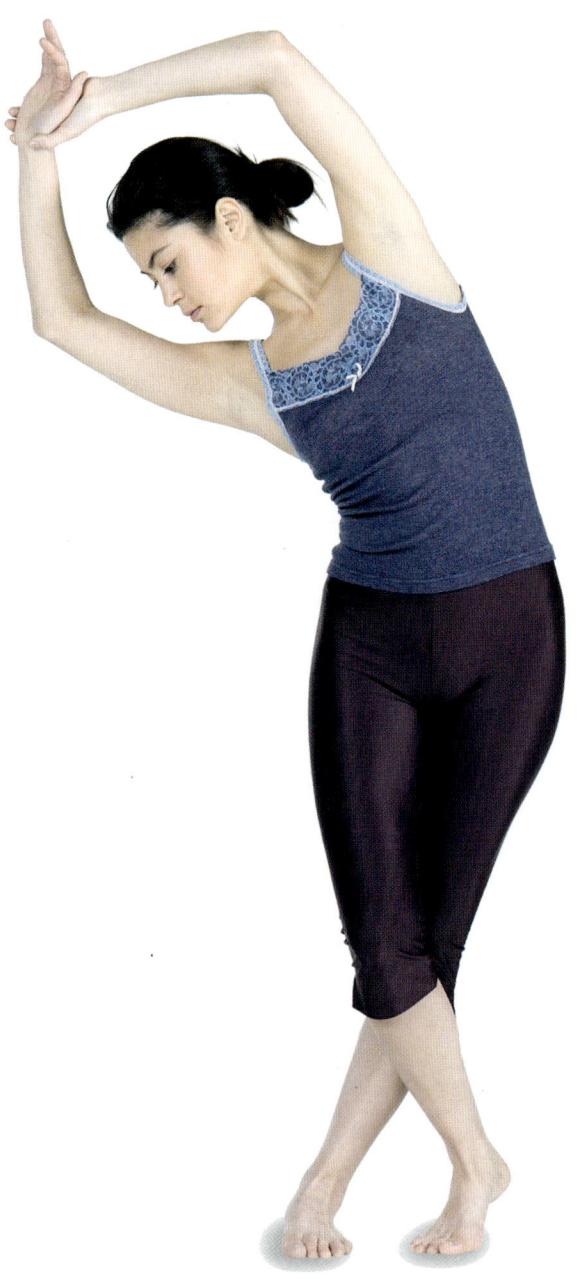

Fluidez Natural de Movimentos

Observe uma criança saudável que brinca e verá que ela se move livremente e com facilidade, sem inibição ou restrições — ou seja, faz movimentos que fluem naturalmente. O corpo da criança tem força, graça, vigor, velocidade e flexibilidade. Os adultos, no entanto, adquirem hábitos ao repetirem constantemente os mesmos movimentos a cada dia, diminuindo desse modo a habilidade do corpo para a execução dos mesmos movimentos das crianças. A capacidade para executar esses movimentos é algo que se perde quando não é usada!

Existem três elementos responsáveis pelos movimentos do corpo:

- sistema nervoso — controle
- estrutura esquelética — ossos, juntas, ligamentos, cartilagem
- musculatura

Os movimentos dependem de mensagens que vão e vêm do sistema nervoso — recepção e emissão constantes. As pesquisas médicas se concentram muito hoje em dia na importância da recepção. Pelo fato de o cérebro lembrar padrões de movimento em vez de contrações musculares individuais, a repetição de padrões corretos fica impressa no banco de memória dos músculos.

Dessa maneira, começamos a entender por que o corpo perde sua fluidez natural de movimentos com a idade. A liberdade de movimentos é mais perceptível nas crianças até 5 anos de idade, pouco antes de começarem a freqüentar a escola e passarem horas sentadas nas cadeiras durante a maior parte da semana. Em casa, elas encontram mais cadeiras — para assistir à televisão ou para jogar no computador. Como jovens adultos, elas têm de dar conta da lição de casa e dos exames, o que acaba inevitavelmente aumentando os níveis de estafa. Elas carregam uma mochila pesada sobre um dos ombros distorcendo a espinha e a musculatura, e quando atingem a puberdade, seus corpos começam a mudar mais uma vez. E para piorar ainda mais as coisas, a boa postura não parece ser elegante entre os adolescentes — é mais "legal" ficar "largadão"! Quando ficam mais velhas e começam a trabalhar, o mais provável é que venham a permanecer sentadas o dia todo diante de uma escrivaninha e, ao voltarem para casa, sentadas em um automóvel, irão se jogar no sofá pelo resto da noite. Todo movimento que fluía naturalmente na infância passa a ficar restrito a um número limitado de ações repetitivas.

Os músculos dependem dos padrões de uso e refletem esses padrões. A falta de uso ou o mau uso dos músculos estão associados com mudanças em suas funções. Quando não utilizamos os músculos, afetamos particularmente os músculos da postura antigravitacional, que são os que suportam (ou mantêm estáveis) a espinha e as juntas. Se esses músculos se enfraquecem, outros músculos passam a agir em seu lugar, o que acarretará um desequilíbrio muscular.

No entanto, o segredo para se reverter anos de mau uso do corpo é voltar ao princípio — reaprender e reeducar o corpo aos poucos a se mover corretamente de novo. O sistema nervoso tem uma capacidade incrível de adaptação e passará a reconhecer a si próprio com o treinamento. Há três etapas nesse processo:

- pensar em bons movimentos
- praticar bons movimentos
- tornar o movimento automático, o que ficará gravado na memória do músculo (um engrama, ou traço)

Este livro mostrará as etapas necessárias para mudar esses padrões de movimento, com o propósito de garantir que cada ação seja executada da forma correta para restaurar a fluidez natural dos movimentos.

Músculos e Movimento

Os músculos, a parte ativa da equação, trabalham juntos em grupos para movimentar nossos ossos. Trabalhando em equipe, um músculo pode agir como motor principal (agonista); os músculos opostos fazer com que o movimento tenha início (antagonistas); outros músculos colocam os ossos na posição correta (estabilizadores) ou acrescentam pequenas variações (sinergistas). Com tudo trabalhando corretamente e na ordem certa, temos um bom padrão de uso — e um movimento normal.

Direita, acima: Multífido. Para se contrair a parte inferior do abdômen, usa-se o multífido, que estabiliza a espinha lombar. [Há uma expressão utilizada nas academias de Pilates: "zip up and hollow" que significa contrair os músculos inferiores do abdômen; é um movimento semelhante ao de se fechar o zíper da calça.]

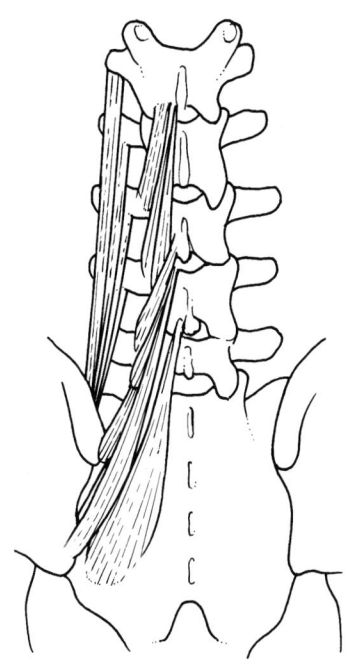

Abaixo: Músculo transverso do abdômen (nosso cinto de força)

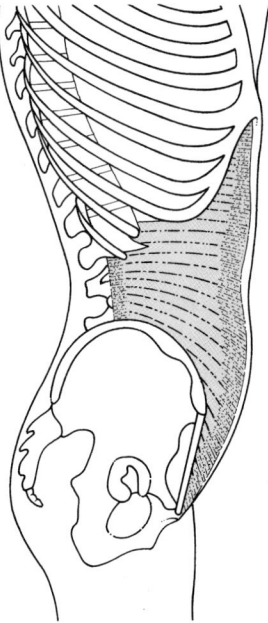

A pesquisa médica vem esclarecendo cada vez mais a importância dos músculos estabilizadores. Se precisamos, por exemplo, retirar um livro de uma prateleira alta, não utilizamos primeiro a mão nem o ombro, mas os músculos posturais profundos, os quais estabilizam a espinha lombar, fazendo com que uma vértebra não se afaste muito de suas vizinhas. Esses músculos são o transverso do abdômen e um músculo posterior profundo denominado multífido. Eles formam um colete ou cinto natural de força em torno do centro do corpo de forma que o movimento possa ocorrer com facilidade, estabilidade e segurança. Uma base estável é tão essencial para o corpo quanto para um guindaste que move seus longos braços. De maneira semelhante, podem ocorrer problemas quando esses músculos estabilizadores profundos não trabalham corretamente; por exemplo, se o corpo estiver fora de alinhamento e mantiver uma posição incorreta durante um certo período de tempo. Quando os músculos estabilizadores são mantidos esticados, eles se enfraquecem, forçando outros músculos a assumir o papel de estabilização — os músculos errados passam a fazer então uma tarefa que não lhes compete. Isso origina um padrão errado de recrutamento muscular. Para que um músculo trabalhe de modo eficiente, é necessário que ele esteja esticado no comprimento correto. Quando ele é mantido alongado demais ou estirado demais, ele não pode trabalhar com eficiência; o mesmo se dá quando o músculo é mantido contraído demais.

Em outras palavras, os músculos cumprem dois tipos de função: estabilização, o que mantém os ossos no lugar; e mobilização, responsável pelos grandes movimentos. Num mundo ideal, músculos destinados à estabilização cumprirão a função de estabilização; músculos destinados à mobilização, cumprirão a função de mobilização. Retomando a imagem do guindaste, os estabilizadores representariam a base de estabilização, e os mobilizadores os movimentos do braço. Esses dois tipos de músculo possuem características diferentes. Os músculos estabilizadores têm de trabalhar por longos períodos — eles têm de manter o tônus e precisam de resistência, e a maioria deles é mais curta e mais profunda do que os mobilizadores. Eles devem ser utilizados abaixo de vinte por cento de sua total eficiência. Os músculos mobilizadores, por outro lado, produzem movimentos mais amplos, como os dos membros. Para executar esses movimentos, eles trabalham em fases, ligando-se e desligando-se. Eles tendem a ser mais superficiais, situando-se mais perto da superfície do corpo do que os estabilizadores e são normalmente bastante longos.

Os mobilizadores se fadigam rapidamente e trabalham entre quarenta e cem por cento de sua total eficiência.

Alguns músculo funcionam como estabilizadores em alguns movimentos e como mobilizadores em outros. Se, no entanto, um músculo estabilizador profundo não funcionar direito devido à fraqueza, um mobilizador assumirá o papel de estabilizador, o que, com o tempo, acarretará uma modificação no tipo de fibra do músculo de forma que ele não será mais capaz de trabalhar eficientemente como mobilizador. Por exemplo, os músculos do tendão da perna, que atuam em muitos movimentos como músculos mobilizadores, realizando os movimentos amplos, são muitas vezes obrigados a estabilizar a pelve porque os glúteos profundos (nádegas) são muito fracos. Conseqüentemente, eles se contraem e apertam. Não haverá estiramento enquanto eles tiverem de manter a estabilidade. A solução para esse problema seria o fortalecimento dos glúteos profundos para aliviar os tendões.

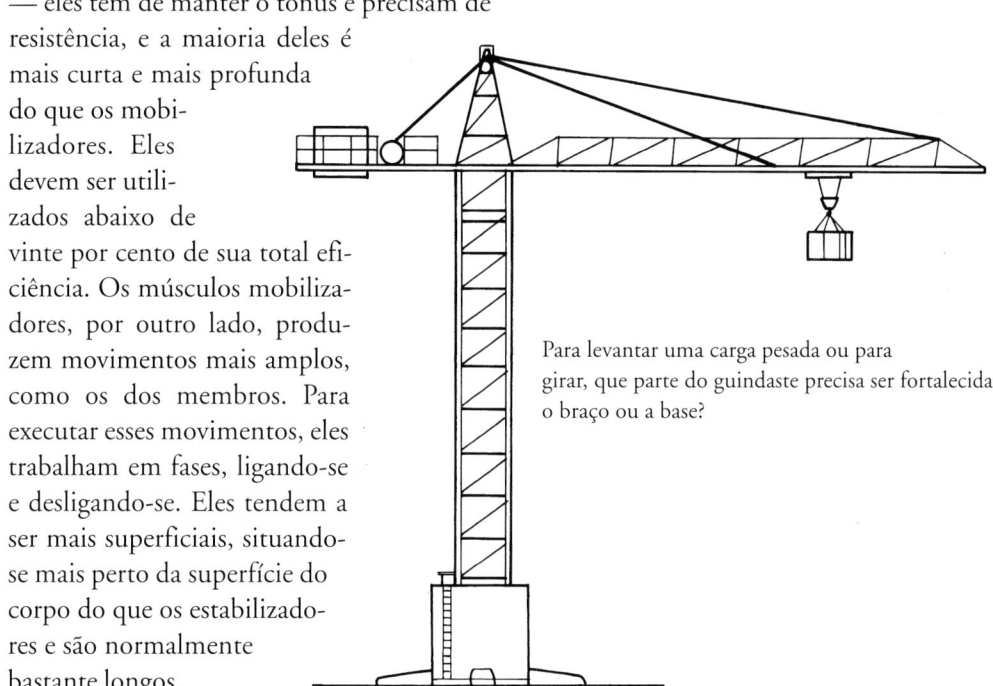

Para levantar uma carga pesada ou para girar, que parte do guindaste precisa ser fortalecida, o braço ou a base?

Os principais estabilizadores

Os exercícios do Pilates e da yoga apresentados neste livro são elaborados com o objetivo de garantir que os músculos funcionem corretamente. As instruções dadas em pormenor sobre a posição da pelve, dos ombros, dos músculos da respiração e do abdômen farão com que o leitor saiba o que está fazendo quando se movimenta, utilizando automaticamente os músculos corretos.

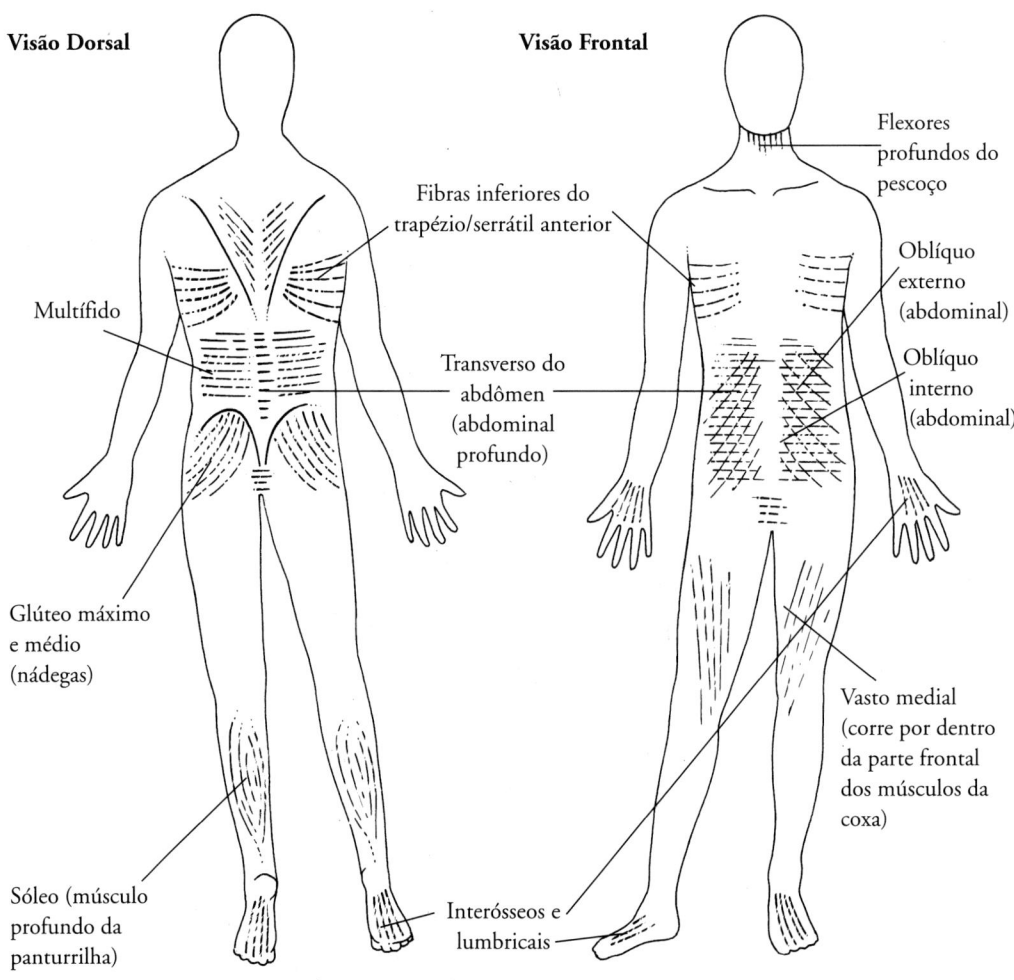

Os Princípios e a Teoria do Pilates

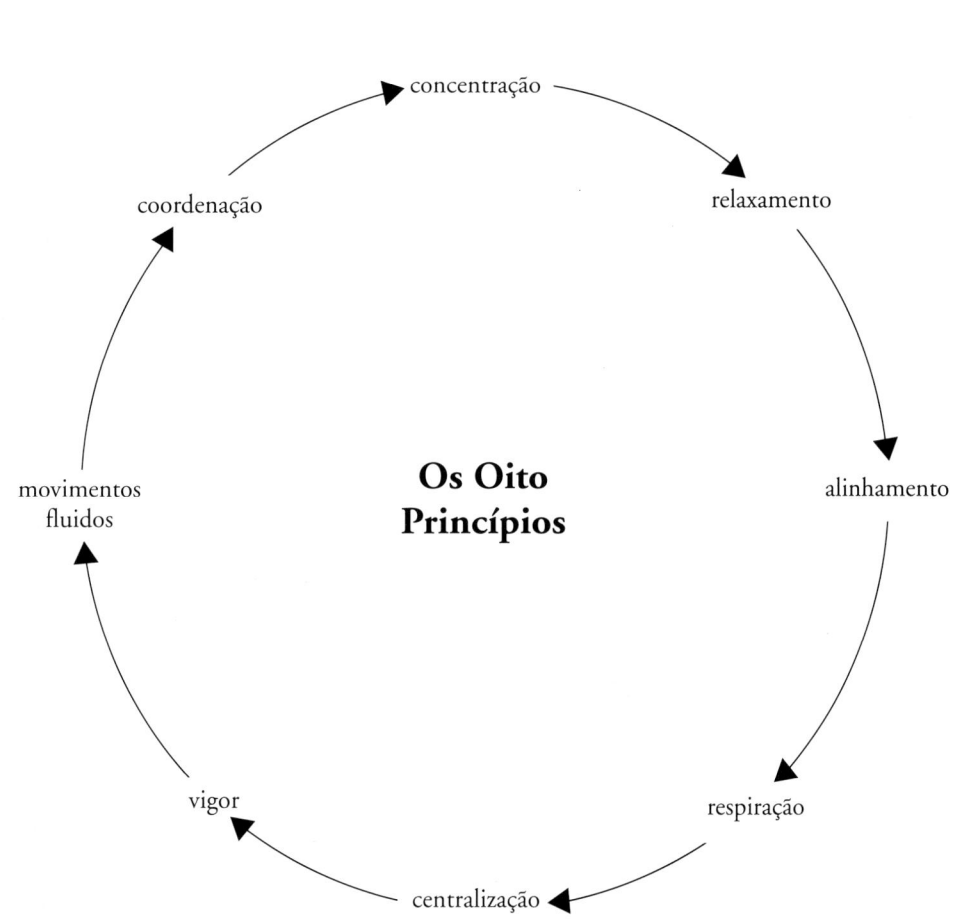

Relaxamento

Esse é o ponto de partida para todos aqueles que desejam aprender o Pilates. Pode parecer uma forma estranha de se iniciar uma série de exercícios, mas a prioridade número um é assegurar que a agitação do dia-a-dia não seja transferida para a sessão. Aprender a identificar e liberar áreas de tensão é essencial antes de se começar os exercícios, uma vez que esse procedimento evita que se utilizem os músculos errados. Precisamos aprender a desligar os músculos que estejam predominando demais, pois, do contrário, eles continuarão sobrecarregados, perpetuando um padrão de movimento doentio. A maioria das pessoas aplica uma tensão na nuca e na parte superior dos ombros, mas quando se passa muito tempo sentado, os músculos frontais da coxa, da parte inferior das costas e os tendões da perna ficam muito contraídos também.

A Posição de Relaxamento da página 48 é uma boa forma para se iniciar uma sessão — o leitor perceberá também que nós usamos essa posição no início e no final de muitos exercícios. No entanto, à medida que avançamos na prática do Pilates, deveremos estar aptos para utilizar qualquer exercício simples com o mesmo efeito. É preciso esclarecer que relaxamento não quer dizer desabamento, mas o alívio de uma tensão desnecessária na iminência do movimento.

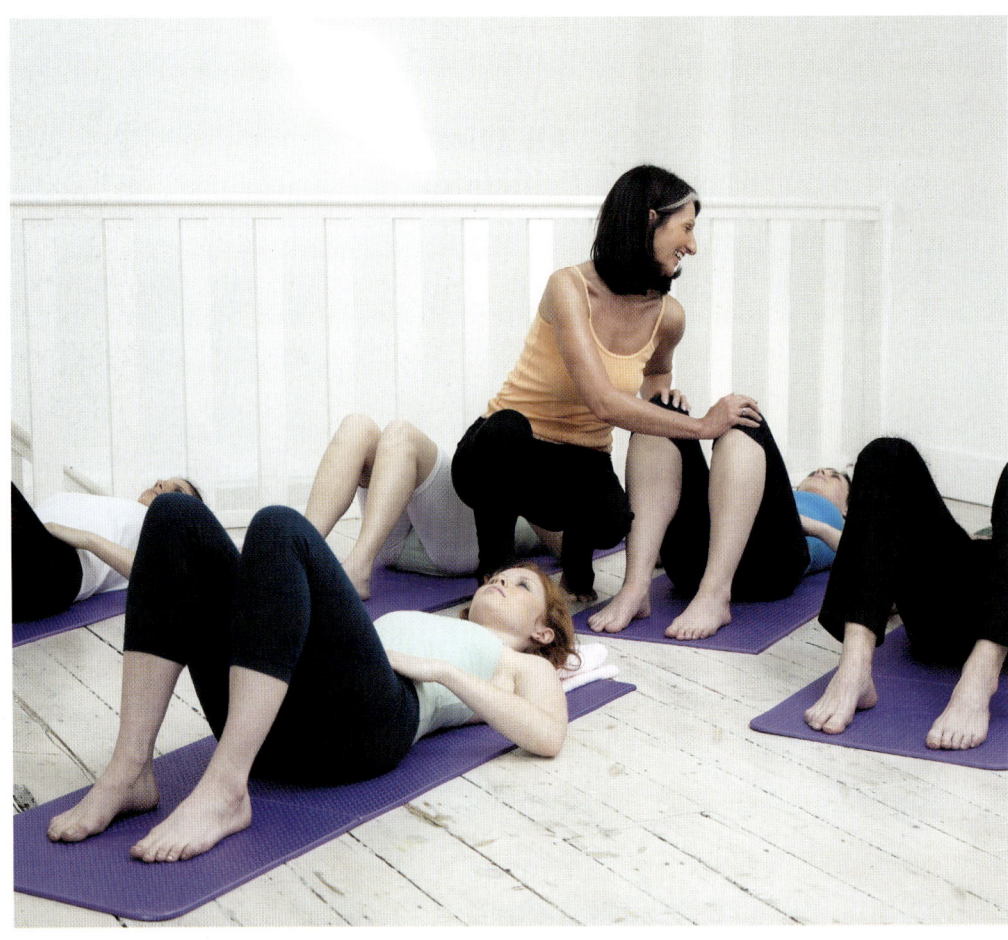

Concentração

Um outro benefício que advém do relaxamento é a concentração. Pilates é um programa de condicionamento físico e mental para a educação da mente e do corpo. Isso exige que o praticante se concentre em cada movimento executado e desenvolva a resposta sensorial do corpo ou sinestesia, de modo que ele saiba onde se encontra no espaço e o que faz com cada parte do corpo. Embora os próprios movimentos possam se tornar automáticos com o tempo, é necessário a concentração pois sempre haverá mais um pouco de consciência para se atingir. A capacidade de se atingir uma consciência proprioceptiva é de extrema importância para a execução de bons movimentos e pode ser aplicada a outras atividades.

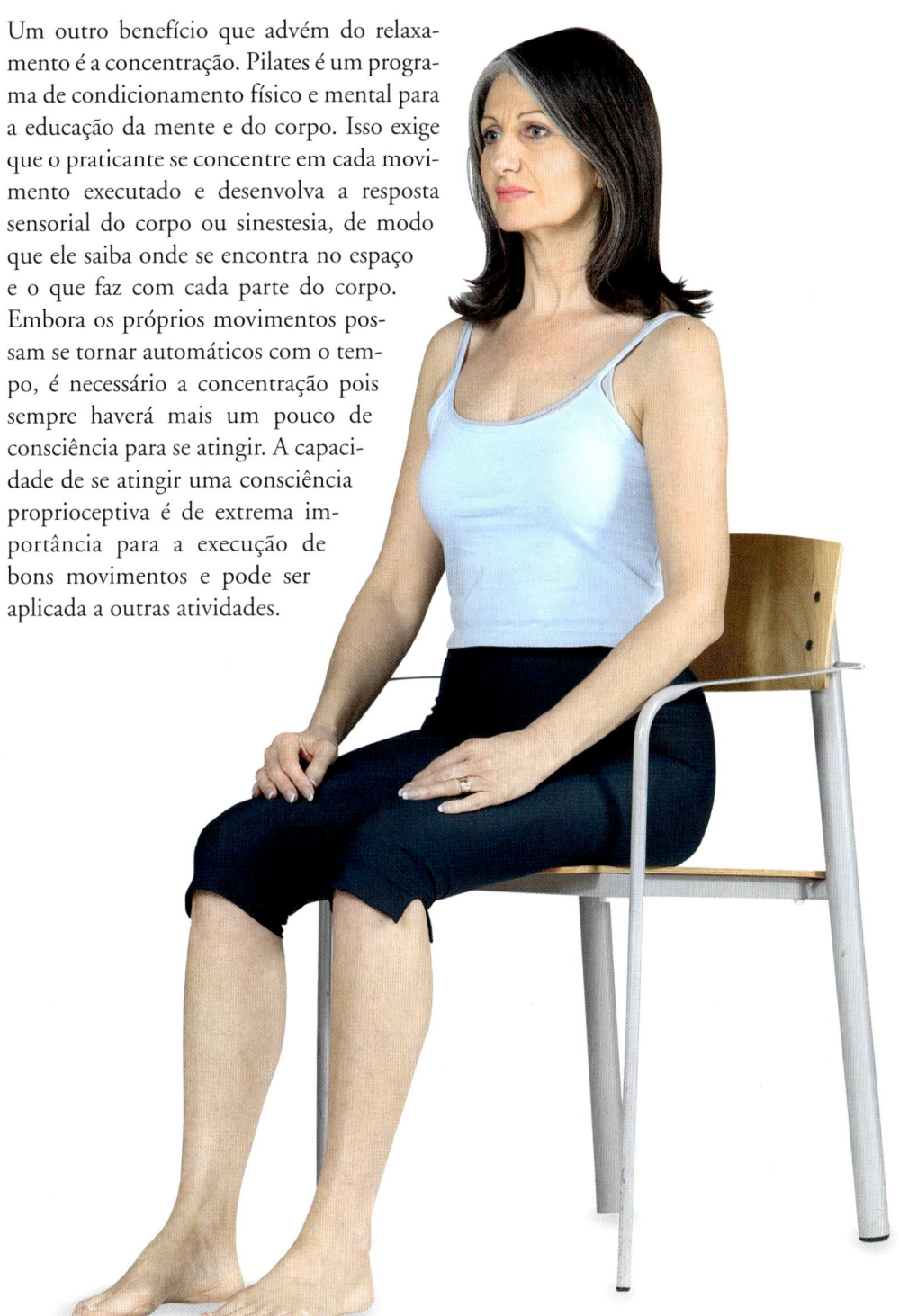

Alinhamento

Se lembrarmos constantemente ao corpo como ele deve ficar quando estamos em pé, sentados ou deitados e como se mover corretamente, podemos dar ao corpo um alinhamento melhor — o que é essencial para restabelecer o equilíbrio muscular no corpo. Se nos exercitamos sem prestar a devida atenção ao posicionamento correto das juntas, nos arriscamos a sobrecarregá-las e também a desequilibrar os músculos circunvizinhos. O bom alinhamento de cada uma das partes do corpo é crucial para os exercícios.

A lista (ao lado) deverá ajudar o leitor a alinhar corretamente o corpo.

A Bússola, na página 49, serve de auxílio para que se encontre a posição neutra correta da pelve e da espinha. Uma vez que estivermos familiarizados com isso na Posição de Relaxamento, deveremos nos esforçar para encontrar a posição neutra ao nos sentar, ficar em pé ou nos deitar, de forma que essa posição se torne normal. Todos os exercícios devem ser executados na posição neutra, a não ser quando indicado de outra forma. É importante notar que, se os músculos em torno da pelve estiverem fora de equilíbrio, será difícil encontrar a posição neutra. Nesse caso, deve-se consultar um praticante de Pilates qualificado, já que, muitas vezes, é necessário trabalhar na melhor posição possível. Depois de alguns meses, quando os músculos começarem a se reequilibrar, encontrando a posição neutra, nos sentiremos mais à vontade.

Comece pela planta do pé:

- Estique o corpo para cima através da espinha até o alto da cabeça.
- Deixe que o pescoço se solte.
- Relaxe as omoplatas deixando-as descer pelas costas.
- Mantenha o esterno aliviado.
- Mantenha os cotovelos voltados para fora.
- Mantenha a curvatura natural da espinha.
- Faça com que a cabeça fique equilibrada sobre a caixa torácica e esta sobre a pelve.
- Verifique se a pelve está na posição neutra (ver p. 49).
- Quando dobrar os joelhos durante um exercício, eles deverão estar em posição perpendicular aos pés.
- Mantenha os pés em linha com os quadris e as pernas paralelas.
- Mantenha o peso distribuído entre os dois pés — não deixe que eles fiquem virados para o lado de dentro ou de fora.

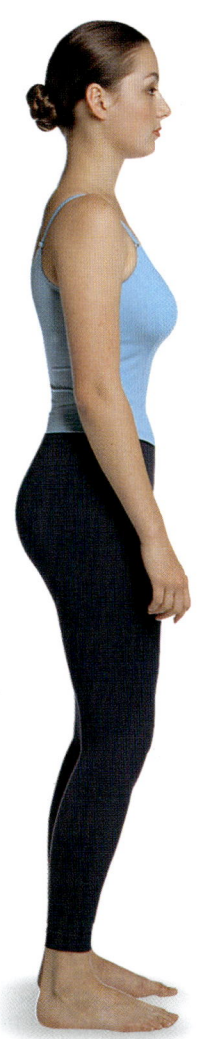

Respiração

Pelo fato de se poder ajudar ou atrapalhar um movimento pela respiração, todos os exercícios do Pilates são cuidadosamente elaborados para reforçar e estimular a ativação correta do músculo por meio de uma respiração igualmente correta e pelo ajuste dessa mesma respiração.

Fique diante de um espelho e observe enquanto inspira. Veja se os ombros se erguem ao lado das orelhas. Talvez a parte inferior de seu estômago se expanda enquanto você inspira. Muitos de nós respiram sem eficiência. A maneira ideal de respirar é encher os pulmões utilizando os músculos das costas e da ilharga. Isso faz sentido porque os pulmões estão situados na caixa torácica e, quando a expandimos, o volume da cavidade aumenta, aumentando também a capacidade de captação de oxigênio. Isso também estimula a utilização máxima da parte inferior dos pulmões.

Esse tipo de respiração — denominado torácica ou lateral — torna a parte superior do corpo mais fluida e móvel. Os pulmões se tornam uma espécie de fole, com a parte inferior da caixa torácica se expandindo durante a inspiração, e se fechando durante a expiração. Não se deve bloquear o movimento descendente do diafragma, mas estimular o movimento para o lado e para trás. O exercício da página 45 ajudará o leitor a respirar lateralmente. É também importante para o Pilates o controle da respiração. A maioria das pessoas encontra dificuldades no começo, especialmente se estiveram acostumadas a outros tipos de condicionamento físico, mas uma vez que se consiga aplicar esse controle sobre a respiração, ele passará a fazer sentido.

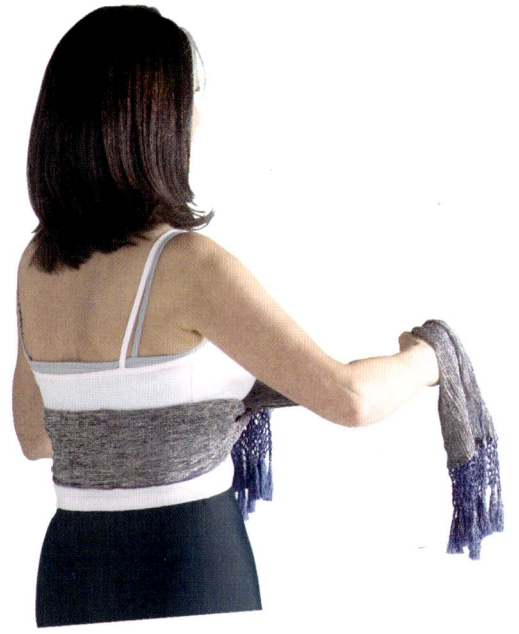

As regras são estas:

- Inspire para se preparar para um movimento (com os músculos inferiores do abdômen contraídos).
- Expire, mantendo um centro firme para proteger a espinha e se mover (mantenha contraídos os músculos inferiores do abdômen).
- Inspire para se recuperar.

Soltar o ar fará com que você relaxe o alongamento muscular evitando estiramentos. Essa prática também proporciona maior estabilidade central nas partes mais difíceis dos exercícios e evita que aquele que está se exercitando mantenha a respiração presa, o que poderia pressionar desnecessariamente o coração e resultar em graves complicações.

Centralizar: Criar um Cinto de Força

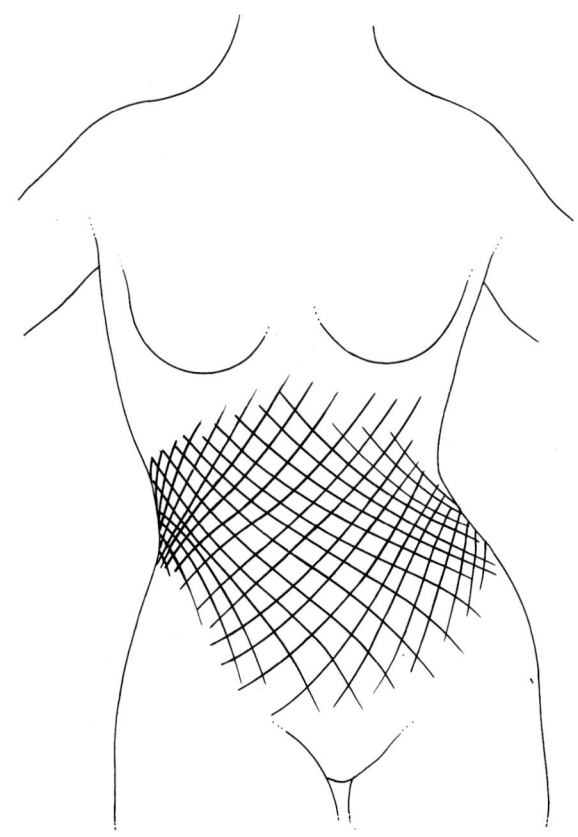

Joseph Pilates descobriu que se ele puxasse o umbigo no sentido da espinha, a parte inferior das costas ficaria protegida. Ele não tinha conhecimento da estabilidade central ou do transverso do abdômen, mas desenvolvera uma enorme consciência do corpo e, dessa forma, introduzira o conceito de "do umbigo até a espinha" em todos os seus exercícios. Pesquisas médicas recentes confirmam que uma estabilidade melhor do corpo pode ser alcançada quando a ação parte do soalho da pelve para, em seguida, se aplicar aos músculos abdominais inferiores. É por isso que o movimento de contração dos músculos abdominais inferiores é usado no Body Control Pilates ®. À medida que soltamos o ar, aprumamos o soalho da pelve e puxamos os músculos abdominais inferiores para trás no sentido da espinha como se estivéssemos puxando para cima um fecho interno. Em seguida, devemos segurar o fecho enquanto respiramos normalmente.

O praticante perceberá que o termo "puxar" é usado para descrever a ação. É muito importante que não se contraiam os músculos abdominais com muita força, pois isso cria uma tensão desnecessária e promove a utilização de músculos inadequados. É preciso lembrar-se de que os músculos estabilizadores precisam trabalhar abaixo de vinte por cento de sua capacidade total.

Uma vez que tenhamos aprendido a criar um centro firme, podemos começar a praticar os movimentos. Os exercícios que começam na página 56 mostrarão esse procedimento passo a passo.

Coordenação

Neste passo, já devemos estar prontos para executar movimentos como rotação, flexão e extensão; não podemos, contudo, deixar de manter um centro firme. No começo esse procedimento não será fácil, mas logo se tornará automático (memória muscular). Enquanto isso, o processo real de aprendizado da coordenação será um excelente treinamento mental e físico, que estimulará um canal de comunicação de duas vias com o objetivo de alimentar o bom funcionamento do cérebro e os padrões adequados de estímulo muscular. Vamos começar com pequenos movimentos e nos prepararmos para combinações mais complexas — a idéia é sermos desafiados constantemente. No entanto, não importa que exercício estejamos praticando, os movimentos devem ser executados de forma correta, com o alinhamento preciso do corpo, a respiração adequada e os músculos certos sendo utilizados. A repetição correta desses padrões de movimento promoverá uma mudança positiva na maneira de nos movermos.

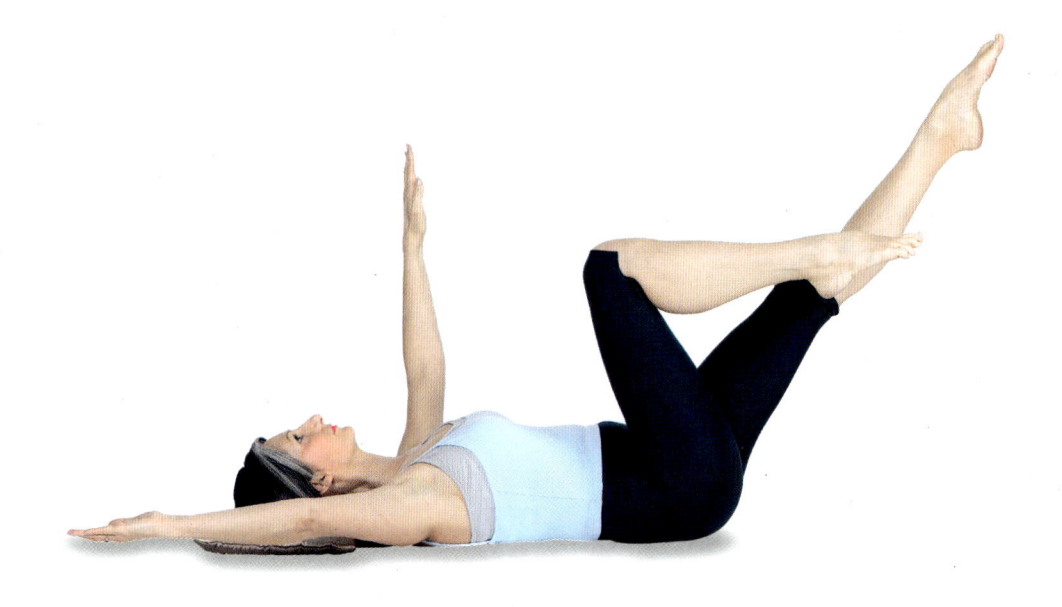

Movimentos Fluidos

Pilates significa fluidez natural de movimentos executados de maneira correta, com graça e controle. Ninguém precisará executar estranhas posições, nem se esforçar demais. Os movimentos são, em geral, lentos, partindo de um centro firme, o que torna possível prestar atenção ao alinhamento e à utilização dos músculos adequados. Lento não significa necessariamente fácil — na verdade, é mais difícil executar um exercício lentamente do que rapidamente; além disso, é mais difícil trapacear num exercício lento.

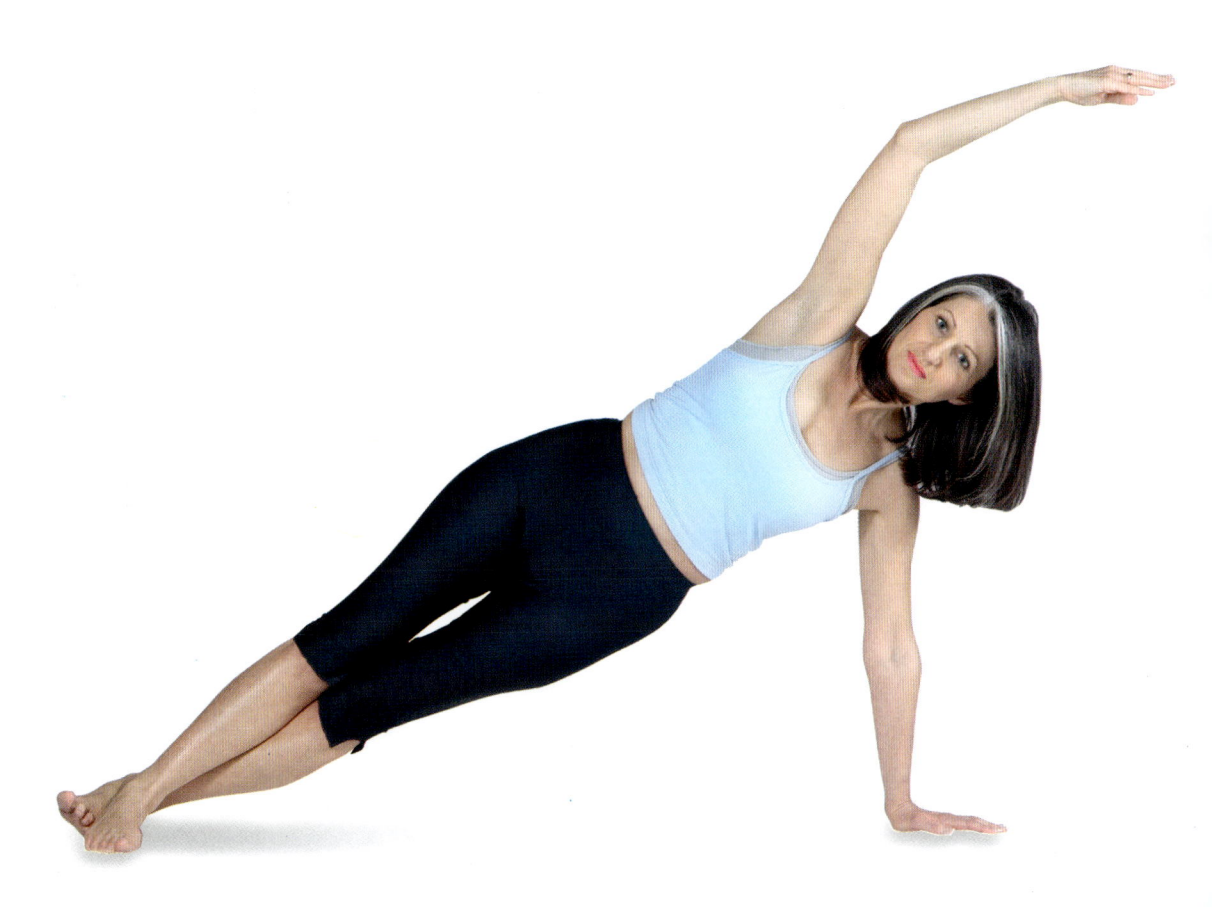

Vigor

O que pretendemos, afinal, é dar ao corpo resistência e vigor. Podemos fazê-lo testando a estabilidade, trabalhando com movimentos mais longos de extensão (por exemplo, com uma perna esticada, em vez de dobrada), usando pesos, superfícies que oferecem resistência ao movimento ou que sejam instáveis. Muitas pessoas se queixam de cansaço quando ficam muito tempo de pé simplesmente porque é extenuante mesmo ficar na posição errada: a caixa torácica fica pressionada e, conseqüentemente, os pulmões ficam contraídos. À medida que se aprende a expandir o corpo, a respiração se torna mais eficiente. Todos os exercícios de Pilates são elaborados com o propósito de estimular os sistemas respiratório, linfático e circulatório de forma a que eles passem a funcionar de maneira mais eficiente.

Quando nos tornamos mais destros nos exercícios, e nossos músculos passam a trabalhar de maneira correta, descobrimos que nosso vigor geral melhora sensivelmente. A partir de então, não se desperdiçará mais energia com tensões desnecessárias e movimentos ineficientes. Podemos fazer uma analogia com um automóvel bem revisado, com o motor regulado e as rodas alinhadas — ele roda com mais eficiência, da mesma maneira que o corpo nas mesmas condições.

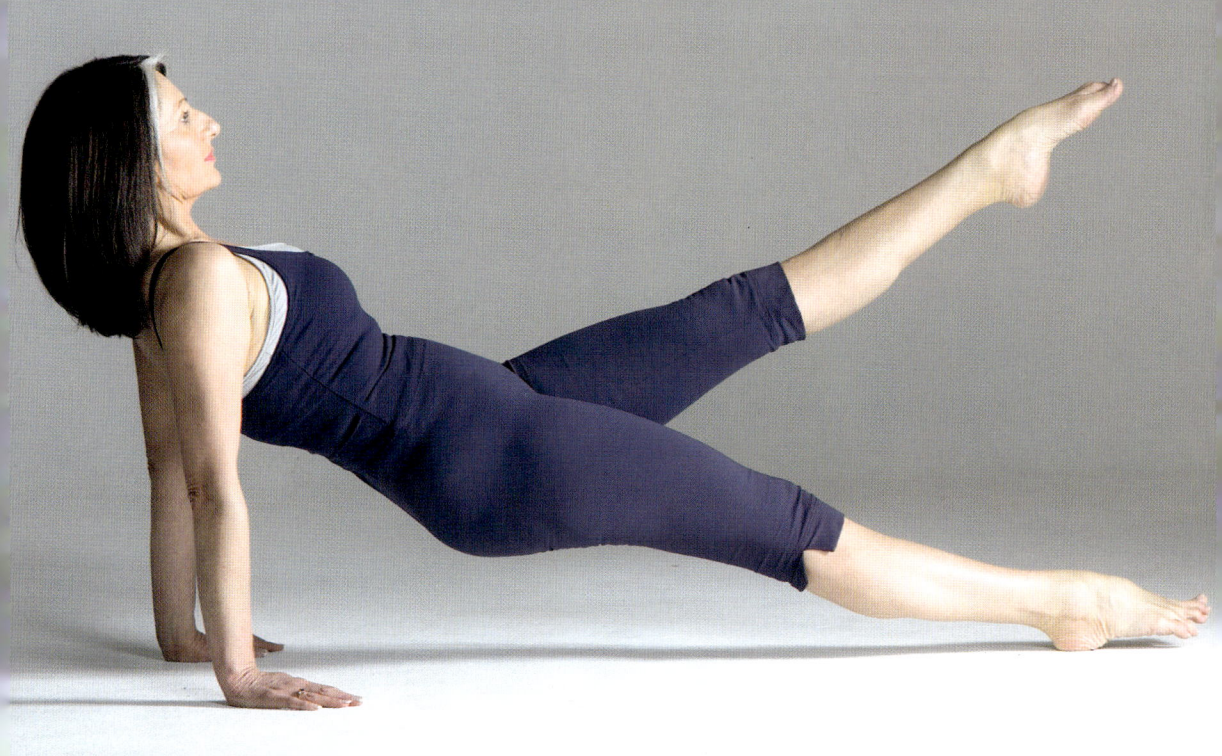

Os Princípios e a Teoria da Yoga

Os princípios da yoga se referem normalmente aos oito meios estabelecidos por Patanjali (ver "Yoga no Passado", na p. 10). Eles serviam de apoio ao iogue antigo para que ele atingisse a realização pessoal e, embora ainda sejam praticados hoje em dia, sua relevância não é imediata à yoga que estamos praticando. A yoga que praticamos se concentra numa série diferente de princípios — relacionados com o estilo de yoga de Vanda Scaravelli.

Lembremo-nos de que Vanda resumiu os princípios de sua yoga em três:

- Respiração — acompanhar o movimento da respiração por todo o corpo.
- Gravidade — prestar atenção ao alinhamento do corpo com a força gravitacional e libertar-se da tensão superficial ao mesmo tempo.
- A espinha — manter a espinha flexível e deixar que ela se abra em duas direções a partir da área em torno do umbigo.

Esses princípios de respiração, gravidade e espinha estão todos relacionados com o desenvolvimento de um sentido de cuidado interior — é isso o que faz da yoga uma arte única. A maioria das formas de exercício ou desporto se preocupa com o movimento externo ou movimento espacial, mas a yoga, ao contrário, se preocupa com os movimentos internos. Quando aprendemos a ouvir nosso corpo — conhecê-lo e aceitá-lo em vez de resistir a ele — entendemos que aquilo que chamamos de quietude contém de fato uma grande dinâmica: uma onda interna sutil se propaga incessantemente ao longo da espinha por causa da gravidade e da respiração. A consciência desse movimento proporciona uma percepção da dança universal interior que flui por todos nós e é fonte de um imenso poder.

Respiração

Em yoga, a respiração é conhecida como *prana* e, como mencionamos acima, há toda uma prática devotada ao trabalho com a respiração *pranayama*. A maioria das culturas reconhece a importância da respiração de alguma forma: *prana* é o mesmo que *chi* (ou *ki*, ou *qi*) na China, que, por sua vez, é o mesmo que "energia vital" no Ocidente. De fato, o termo "espírito" vem do latim *spiritus*, que significa "sopro da vida".

A respiração leva o oxigênio para todas as células do corpo. Sua função é nutriz, energética. Além disso, a respiração é também um movimento e a consciência desse movimento pode proporcionar uma atenção para o lado interior. Esse é o primeiro passo para se obter uma ligação entre corpo e mente — e essa ligação não é nada mais nada menos do que fazer-se presente e estar atento à própria parte física. Uma vez que formos capazes de estar atentos à respiração, podemos utilizar essa capacidade em relação às outras partes do corpo — seja aos ombros ou a um músculo profundo da coxa.

No final, quando passamos a respirar total e concentradamente, a respiração não diz mais respeito apenas aos pulmões. Todo o corpo se torna parte do sistema respiratório e, da cabeça até os pés, se expande e se contrai propagando ondas de inalação e exalação.

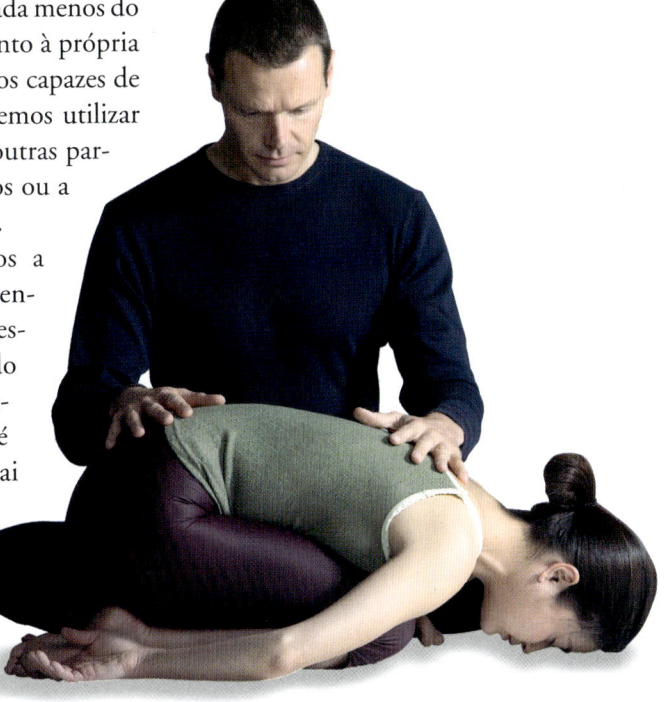

Gravidade

A gravidade, junto com a respiração, é uma das constantes fundamentais da vida. Ambas estão presentes em nossa vida, do nascimento até a morte, e por isso se presta pouca atenção ao efeito que causam no corpo a cada instante. Mas a gravidade é uma força extraordinária e significativa que mantém a integridade do universo. Do mesmo modo, para que o corpo funcione eficientemente, deve agir de acordo com a gravidade e não resistir a ela.

Agir de acordo com a gravidade, obedecendo a ela — não no sentido de colapso, mas dando espaço à atração gravitacional enquanto se mantém a integridade do alinhamento corporal. Quando isso acontece, a gravidade pode não apenas puxar o corpo, como também erguê-lo. Como o repique de uma bola batida contra o chão, a elasticidade que existe em nosso centro prepara-nos para a gravidade e para a levitação. No entanto, a presença da tensão no corpo cria uma resistência que bloqueia a possibilidade da levitação, o que reflete a necessidade de um centro forte e flexível. Quanto mais elasticidade o corpo tiver, maior será a capacidade de ele se erguer ou levitar.

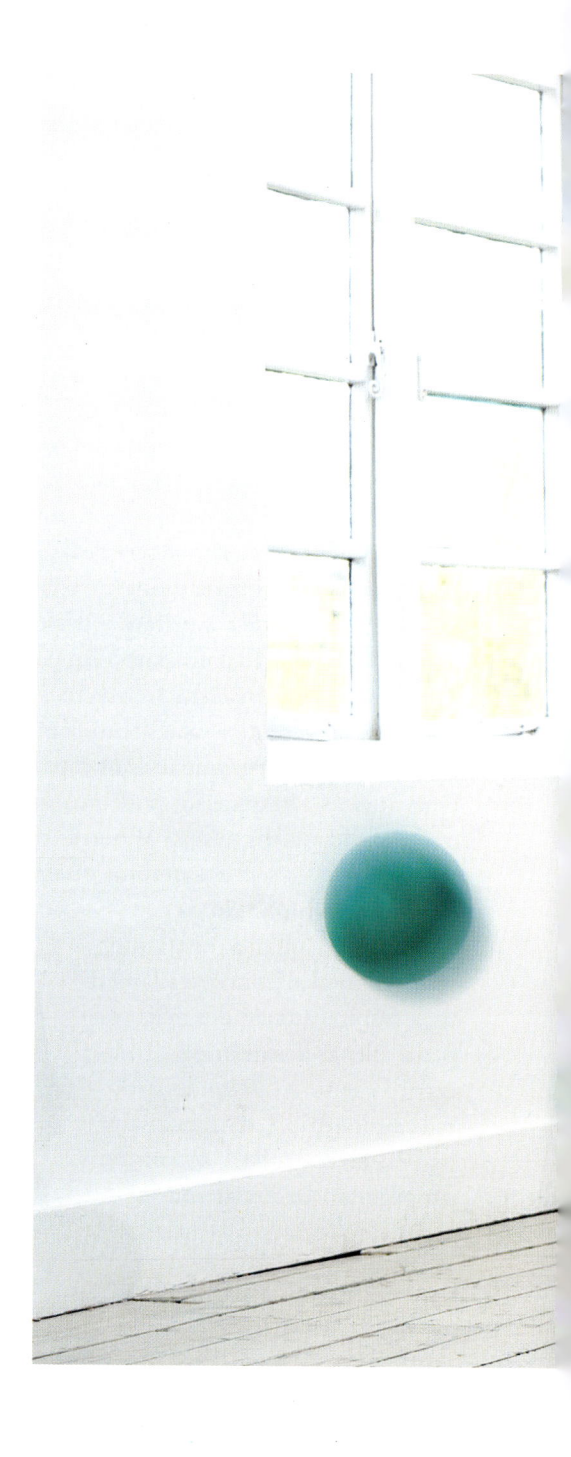

35 ☼ Por trás do programa

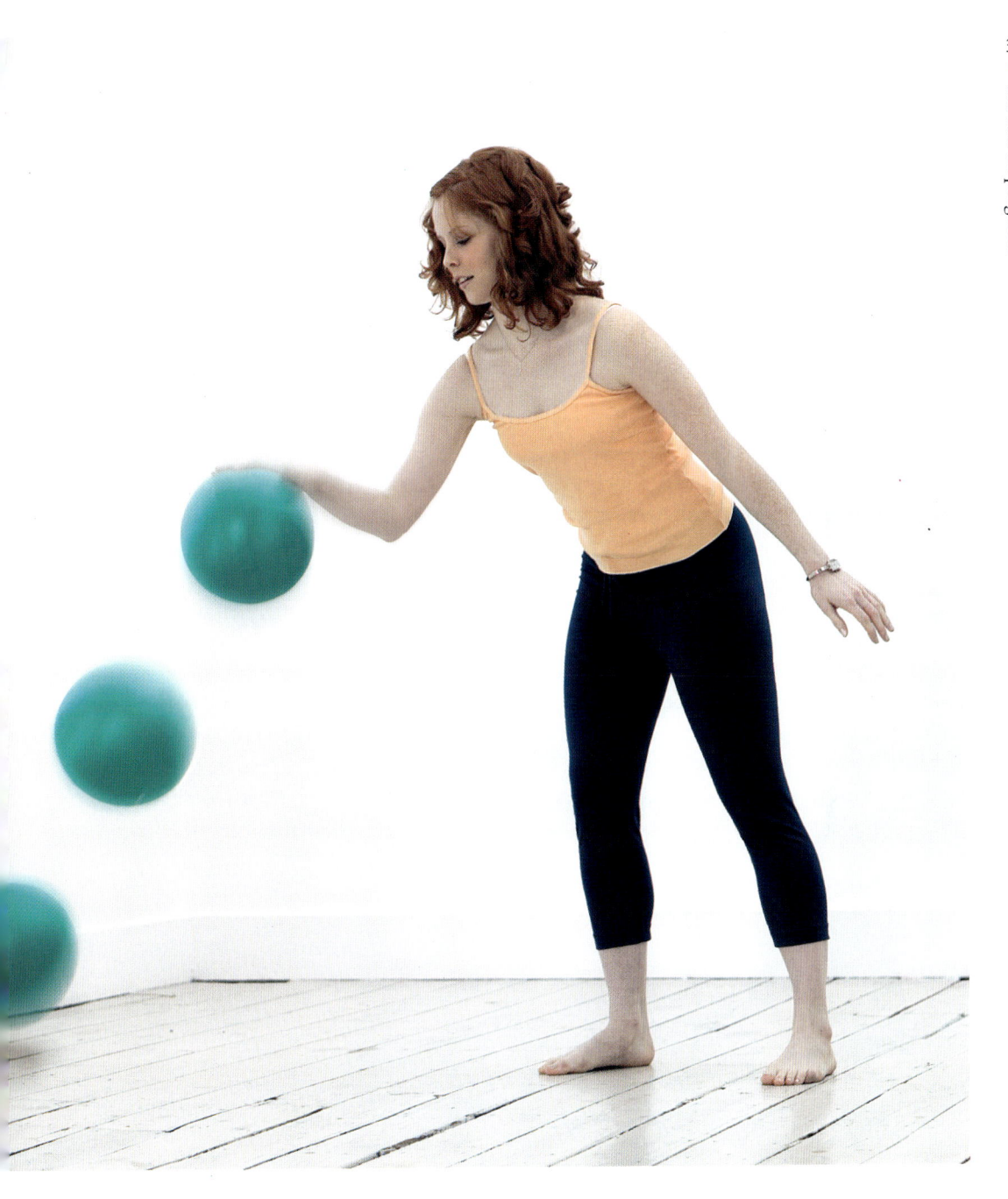

A Espinha

A espinha humana evoluiu de tal forma que a gravidade passa diretamente por ela. A espinha é constituída por quatro curvas opostas, as quais contrabalançam umas às outras, permitindo a nós permanecermos eretos e mais livres ao mesmo tempo que dá o suporte ideal à cabeça. Uma série de músculos interligados, conhecidos como músculos antigravitacionais posturais, ajudam a manter a espinha no lugar. Ao sustentar a espinha juntamente com os ligamentos, esses músculos dão estabilidade e também proporcionam elevação. Todo movimento começa nesses músculos profundos.

Além de ser importante para os movimentos, a espinha abriga o sistema nervoso central, o qual sustenta a vida. A parte inferior do cérebro se ramifica para todos os músculos e órgãos internos do corpo, controlando a sensação, o bem-estar geral e os movimentos. Se a espinha se torna pressionada, comprimida ou dormente, isso pode comprometer a capacidade que o sistema nervoso tem de trabalhar com eficiência; no entanto, à medida que despertamos e damos mais abertura à espinha, revigoramos nosso sistema nervoso, permitindo que mais informações fluam do cérebro para o resto do corpo e vice-versa.

Se a espinha é o âmago do corpo, então aquilo que chamamos de centro — a área em torno do umbigo — é a semente. Como uma planta cujas raízes e caule crescem em sentidos opostos, o corpo se expande a partir do centro, arraigando-se e, ao mesmo tempo, erguendo-se de maneira natural. Uma vez que entendemos isso, não teremos mais de nos erguer a partir dos pés para alongar o corpo. Em vez disso, descobrimos que conforme expiramos, a própria espinha é capaz de se alongar. A expiração movimenta os pulmões, o diafragma e o abdômen para trás em direção à espinha, soltando os músculos profundos que a mantêm no lugar e possibilitando que ela se alongue. Conforme inspiramos, o reverso acontece e a espinha se contrai. Esse é um movimento involuntário que não pode ser forçado. Podemos sentir esse movimento profundo apenas quando começamos a nos livrar do excesso de tensão, deixando que todo o corpo reaja à respiração como se ele fosse um acordeão.

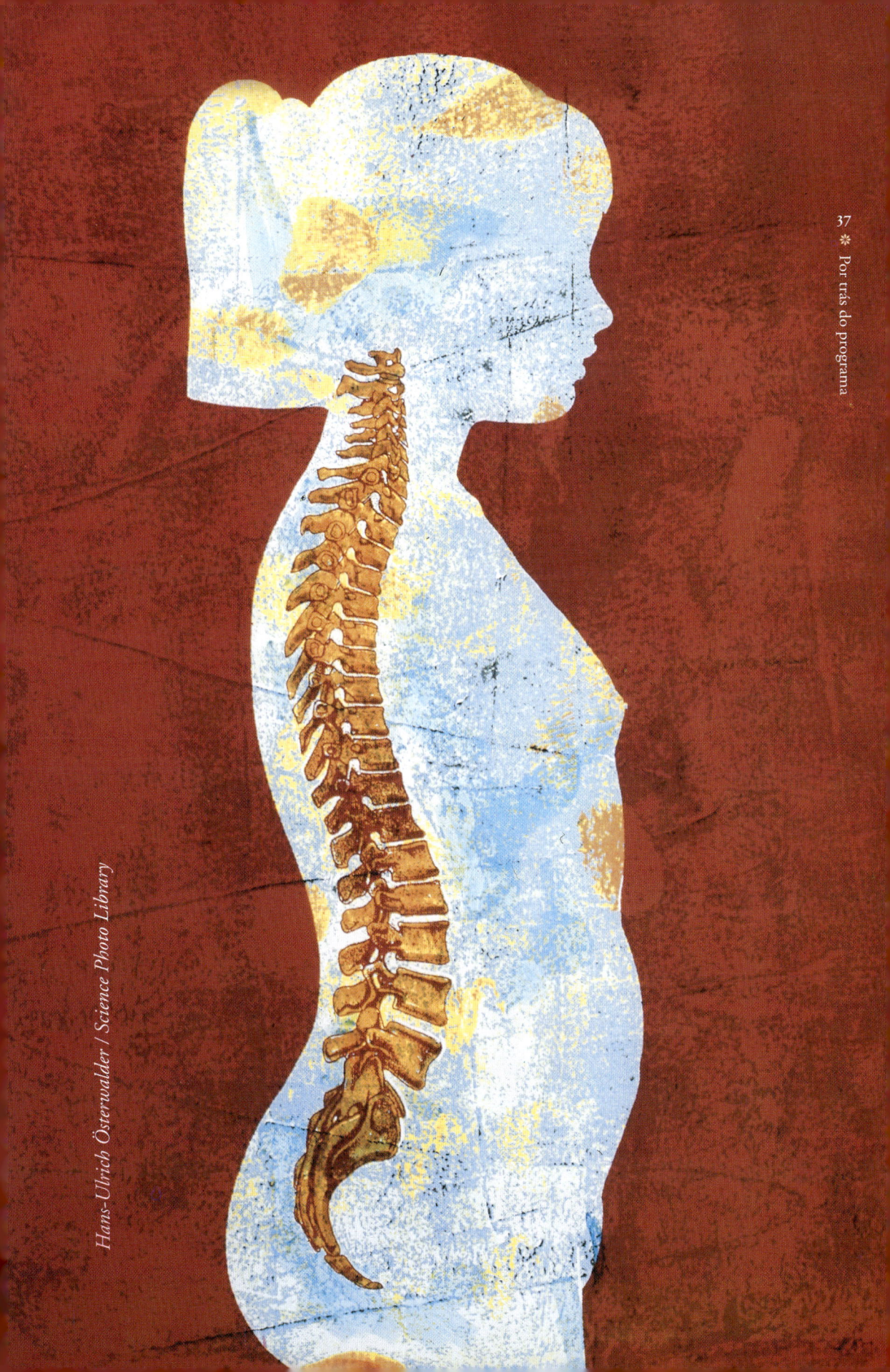

Hans-Ulrich Österwalder / Science Photo Library

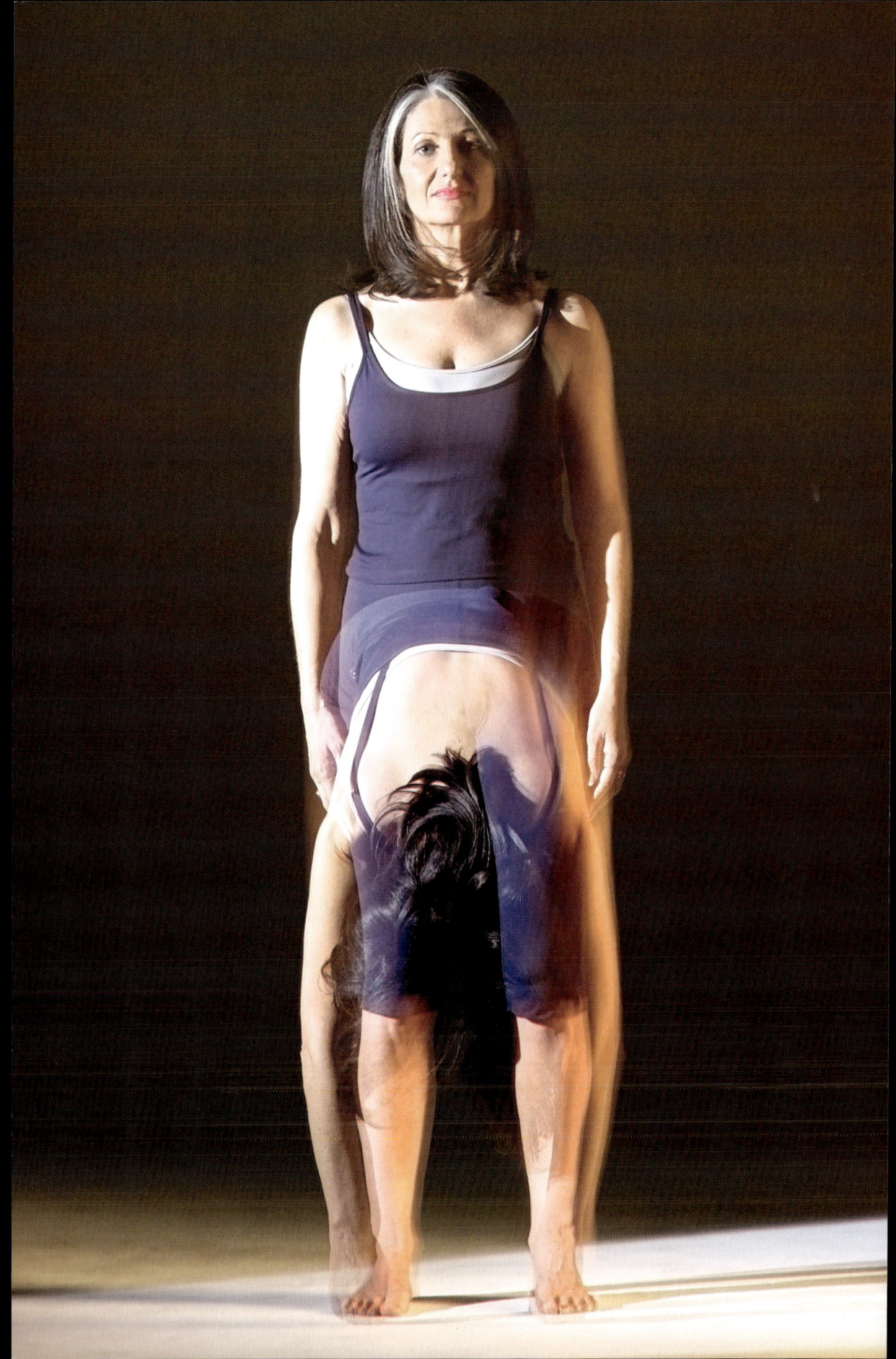

3 Preparação para os exercícios

Como se Preparar

Equipamento:

- uma esteira acolchoada antiderrapante ou uma esteira de yoga dobrada ao meio
- uma toalha dobrada ou um pequeno travesseiro
- um travesseiro roliço
- um travesseiro comum
- uma bola de tênis
- um cinto de yoga ou uma faixa de roupão
- roupa folgada e pés descalços

Antes de Começar

Prepare a área de exercícios de modo que ela seja aquecida, confortável e livre de distrações. Não faça os exercícios se:

- você estiver se sentindo mal;
- tiver acabado de fazer uma refeição pesada;
- tiver tomado alguma bebida alcoólica;
- tiver dores por causa de uma lesão (consulte sempre seu instrutor antes de fazer os exercícios; às vezes é preciso descansar antes de se exercitar);
- tiver tomado analgésicos, pois eles podem mascarar qualquer sinal de alerta;
- estiver em tratamento médico ou tomando medicamentos (será também preciso consultar o instrutor antes).

Lembre-se de que é sempre recomendável consultar um médico antes de se submeter a um novo programa de exercícios. Por exemplo, muitos dos exercícios são excelentes para problemas nas costas, mas é preciso ter sempre a orientação de um especialista.

É preciso perceber que nenhum dos exercícios deste programa é aconselhável durante a gravidez.

Como Usar Este Livro

Esse programa foi elaborado para ser direto, metódico e dinâmico. Usamos uma marca para indicar se o exercício é de Pilates (*p*), yoga (*y*) ou de ambos (*p+y*) e, em nome da simplicidade, não utilizamos os termos em sânscrito para indicar as posturas de yoga. Indicamos também o grau de dificuldade do exercício. O Capítulo 4 prepara o leitor para os exercícios, mostrando a ele a maneira correta de respirar, alinhar o corpo e alongar a espinha. O Capítulo 5 é dedicado aos componentes do bom condicionamento físico. É preciso lê-los por inteiro antes de começar, uma vez que eles ensinam os diferentes movimentos que podem ser executados com o corpo. O leitor deve se esforçar para aprender esses princípios fundamentais.

Em seguida, deve-se ir para o Capítulo 6 e começar com um exercício de cada uma das quatro seções principais: dobrar o corpo para a frente, para trás, fazer uma rotação e dobrar o corpo para o lado. O programa que elaboramos se baseia nesses movimentos; então, experimente, aprenda os exercícios e tome o cuidado de executá-los corretamente. É assim que se começa a praticar exercícios com inteligência: você decide como misturar os exercícios de Pilates e de yoga. Ao variarmos a maneira de realizar esses exercícios, podemos sentir como o corpo responde a essas variações. Pode ser que ao corpo, nesse caso, não agrade um determinado movimento ou que esse movimento seja difícil para ele. Por quê? Se o corpo estiver travado ou bloqueado será preciso procurar um instrutor de yoga ou de Pilates; por outro lado, os exercícios podem ser aquilo que está faltando para que você se liberte da tensão. Entretanto, se de algum modo os exercícios lhe causarem algum tipo de dor ou coisa parecida, você deverá interrompê-los e descobrir o que está acontecendo.

Nós também desenvolvemos outras quatro seções que o ajudarão a abrir mais os quadris, adquirir bons movimentos nos ombros, sentir os benefícios da inversão de posturas e relaxar. Apenas quando você estiver pronto deve tentar as seqüências coreográficas mais complexas (a partir da p. 187). Então deverá ir para o Capítulo 7, o qual mostra uma variedade de trabalhos de equilíbrio que utiliza exercícios tirados de cada uma das quatro seções. Ao entendermos os princípios, podemos aplicá-los a movimentos mais complexos e progredir em etapas, desafiando cada vez mais a inteligência do corpo à medida que nos exercitamos.

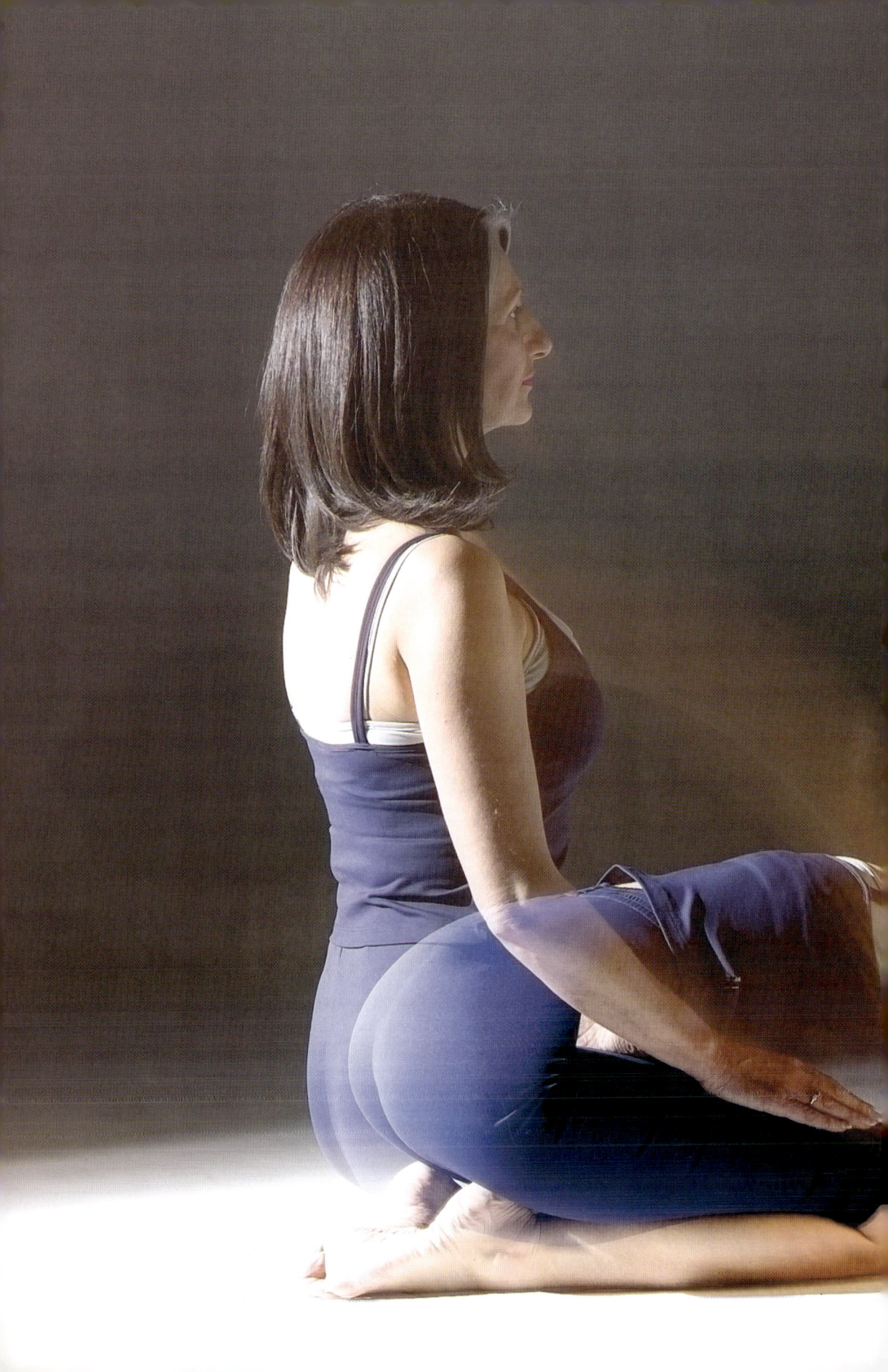

4 De volta ao básico

Joseph Pilates gostava de citar o filósofo alemão Schiller que afirmou: "É a própria mente que constrói o corpo." Na filosofia da yoga não existe separação entre mente e corpo. Quando se permite que os dois trabalhem em harmonia, criamos o equilíbrio perfeito.

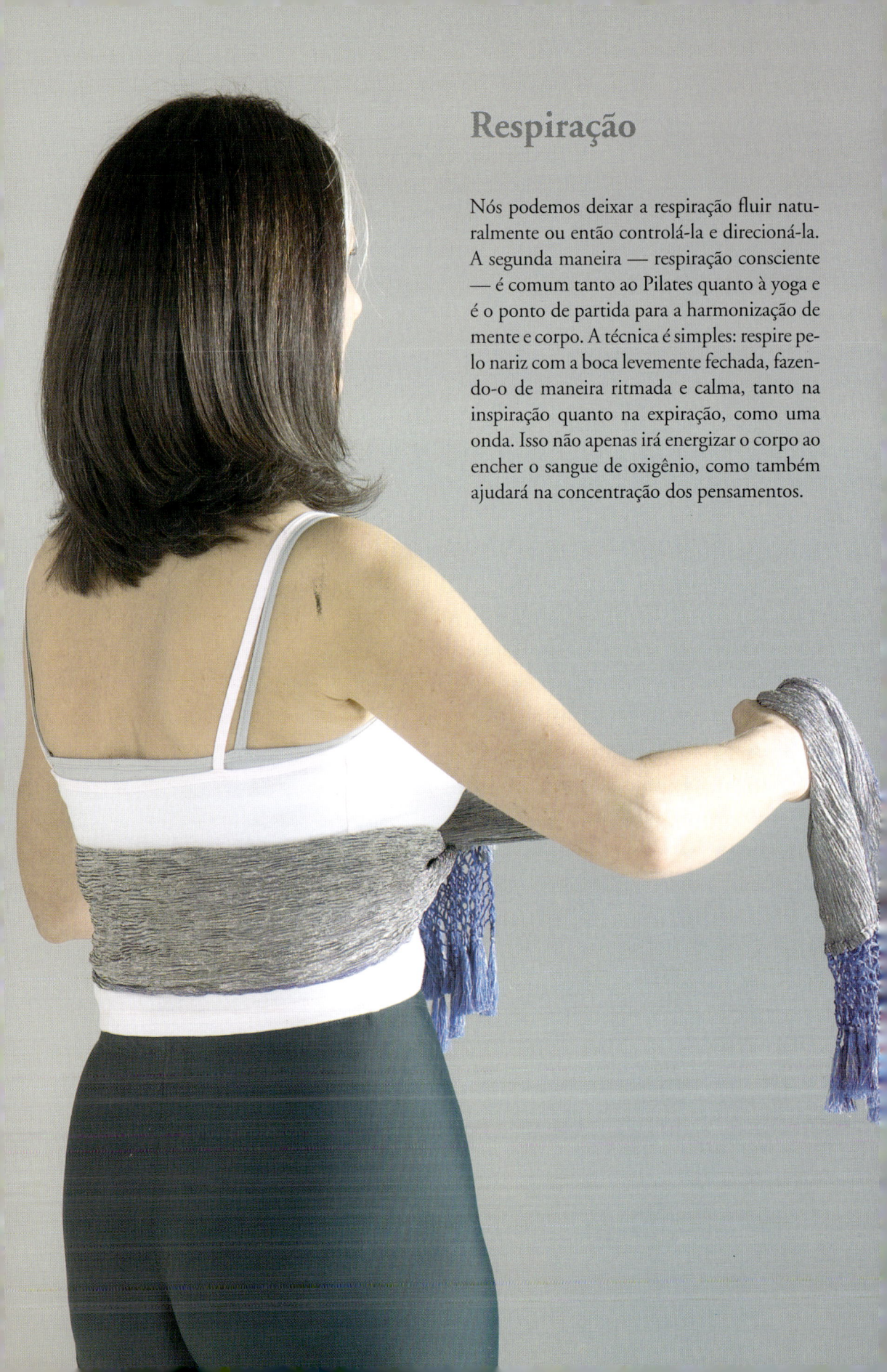

Respiração

Nós podemos deixar a respiração fluir naturalmente ou então controlá-la e direcioná-la. A segunda maneira — respiração consciente — é comum tanto ao Pilates quanto à yoga e é o ponto de partida para a harmonização de mente e corpo. A técnica é simples: respire pelo nariz com a boca levemente fechada, fazendo-o de maneira ritmada e calma, tanto na inspiração quanto na expiração, como uma onda. Isso não apenas irá energizar o corpo ao encher o sangue de oxigênio, como também ajudará na concentração dos pensamentos.

A Respiração no Pilates

Com a respiração torácica e lateral, os pulmões funcionam como foles. A parte inferior da caixa torácica se expande à medida que inspiramos e se retrai conforme expiramos. Esse tipo de respiração estimula os padrões corretos de movimento fazendo com que permaneçamos centralizados durante o movimento.

Para exercitar essa respiração, faça o seguinte:

1. Sentado ou de pé. Amarre um cachecol ou uma toalha em torno das costelas fazendo com que as duas pontas se cruzem na frente do corpo.
2. Segure as duas pontas cruzadas do cachecol e puxe-as para o lado apertando levemente o corpo; inspire deixando que suas costelas expandam o cachecol (cuidado para não erguer muito as omoplatas).
3. Ao soltar o ar, aperte o laço da toalha aos poucos, ajudando os pulmões a se esvaziarem por completo e as costelas a relaxarem, o que aliviará as omoplatas.

Ao soltar o ar, você estará empregando o soalho pélvico e puxando o abdômen (ver explicação em "A Criação de um Centro de Força" na p. 54) para dar estabilidade pélvica e lombar durante o movimento. Por fim, você precisará manter esses músculos abdominais em ação durante a inspiração e a expiração.

A Respiração na Yoga

Há muitos modos de se utilizar a respiração na yoga, mas todas elas visam energizar e conectar mente e corpo. Este livro trata de um tipo de respiração geralmente conhecido como respiração do umbigo.

Os outros tipos principais de respiração comumente usados em yoga são: respiração lateral, muito semelhante à respiração lateral utilizada no Pilates, e respiração Ujjayi, usada em formas de yoga como Astanga. Respiração Ujjayi significa respiração vitoriosa e é caracterizada por um leve rugido na parte de trás da garganta.

A respiração do umbigo concentra-se na expiração. Em yoga ela é conhecida como *aspana*, o que significa respirar para baixo. Ela funciona em harmonia com o prana, que entra com a inspiração. Quando se usa a respiração por completo, a inspiração ocorrerá de maneira automática, preenchendo os pulmões sem esforço. Um dos benefícios dessa respiração encontra-se na expiração que ocorre quando se espera que a inspiração se mova ao longo de nós. É nessa quietude que uma profunda sensação de abandono do corpo e da mente pode ser atingida.

Uma vez que estivermos conectados com a respiração, a ênfase estará em se fazer o exercício por completo e não no tempo que se leva para fazê-lo. A respiração pode ser curta, longa ou combinada, mas o importante é descobrir a respiração profunda — aquela que se espalha profundamente por todo o corpo. É necessário seguir o movimento criado pela respiração (conforme explicado nos Princípios da Yoga na p. 32) e deixar que a respiração nos guie sem que fiquemos ansiosos a respeito dela ou a forcemos.

A maioria das posições, na yoga, está orientada para a expiração. Uma vez nessa posição, passe a se conectar com a respiração:

- Respire pelas narinas.
- Quando soltar o ar até o fim, preste atenção ao abdômen.
- Deixe que o abdômen se movimente para trás na direção da espinha.
- Observe como o abdômen está sendo utilizado, vagarosa mas profundamente. Isso é semelhante ao que acontece no Pilates com o movimento de contração dos músculos inferiores do abdômen.
- Deixe a respiração terminar e aguarde a vinda natural da inspiração. Permita que seu corpo se entregue.
- Deixe a respiração ocorrer naturalmente.

A Manutenção das Posturas

Uma posição deve ser mantida durante todo o período de tempo em que você puder respirar por completo e por igual sem sentir tensão. Sua habilidade vai melhorar a cada dia, por isso alegre-se de permanecer em uma posição por tanto tempo quanto seu corpo for capaz. Para um músculo se preparar para um movimento são necessários entre vinte e trinta segundos no mínimo, por isso não procure fazer tudo de uma só vez em uma única posição. Deixe o músculo se abrir. Não deixe a tensão determinar a sua posição também — livre-se dela, uma vez que ela provoca sentimentos negativos.

Alinhamento

O alinhamento é uma postura comum para a yoga e para o Pilates — ambas as disciplinas trabalham com a posição neutra, natural do corpo. Desde a cabeça e do pescoço, até os quadris e os pés, a posição, suave e relaxada, é a mesma.

Para nos exercitarmos, o corpo deve estar em perfeito alinhamento postural. Duas boas posições para se observar e corrigir o alinhamento são em pé e deitado. A postura em pé é utilizada para se encontrar o alinhamento em yoga. No Pilates, utiliza-se a posição em pé e a posição de relaxamento (ver p. 48) para o alinhamento. Nós nos referiremos às duas ao longo do livro uma vez que elas são utilizadas para se iniciar os exercícios (e no Pilates para finalizá-los), mantendo-nos firmes no solo e proporcionando-nos consciência do corpo.

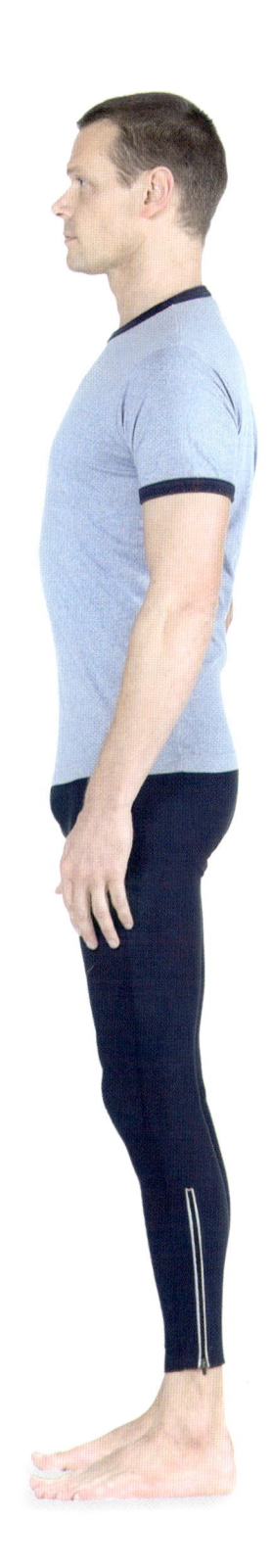

Alinhamento no Pilates

Posição de Relaxamento

1. Deite-se com as costas retas no chão e coloque uma pequena toalha ou um travesseiro firme sob a cabeça, se necessário, para que a nuca fique esticada.
2. Mantenha os pés paralelos e as coxas separadas; os joelhos dobrados e as mãos colocadas sobre a parte inferior do abdômen.
3. Relaxe o pescoço, alivie o esterno e estique o corpo por meio da espinha.
4. A pelve e a espinha deverão estar na posição neutra (ver a Bússola), acompanhando respectivamente a inclinação e a curvatura naturais delas.
5. Os braços estarão repousando suavemente sobre a bacia, com os cotovelos afastados. (Quando estiver se preparando para os exercícios, deixe os braços relaxados ao lado do corpo.)

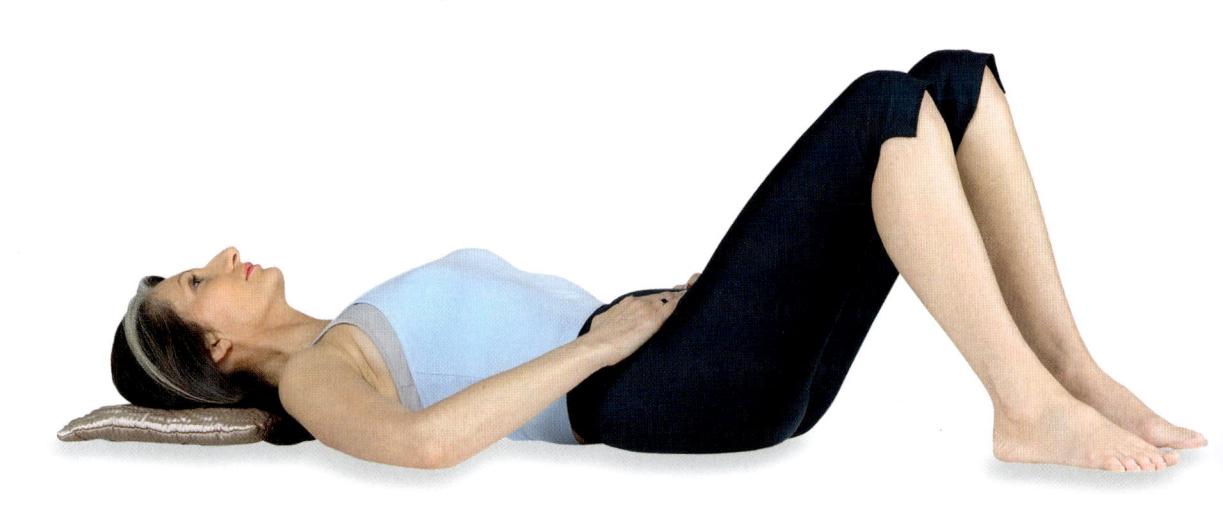

A Bússola: a Posição Neutra

Se você se exercita com a pelve e a espinha mal posicionadas, pode provocar um desequilíbrio muscular e forçar a espinha. Em Pilates, o objetivo é manter a pelve e a espinha em suas posições naturais e neutras. Para se encontrar a posição neutra desses exercícios, acompanhe esta seqüência:

1. Deite-se na Posição de Relaxamento (ver página anterior).
2. Imagine que você tenha uma bússola sobre a parte inferior do abdômen. O umbigo é o norte e a púbis, o sul; o leste, o lado esquerdo e o oeste, o lado direito. Agora, vamos assumir duas posições incorretas com o objetivo de encontrar a certa.
3. Incline a pelve, ou o norte. A pelve se voltará para baixo, a cintura se achatará e a curvatura da parte inferior das costas desaparecerá à medida que o cóccix se levantar do solo. Você também contrairá os músculos em volta das coxas e os abdominais.
4. Em seguida, mova com cuidado e devagar a pelve em outra direção de forma que ela se incline para o sul (não execute essa passagem se tiver alguma lesão nas costas). A parte inferior das costas vai se arquear, as costelas se alargar e o estômago se firmar. Volte para a posição inicial.
5. Procure uma posição neutra entre esses dois extremos. Retome a imagem da bússola e considere a agulha uma bolha de nível. Quando se está em posição neutra, a púbis e os ossos da pelve estarão nivelados, e o sacro estará em prumo com o solo.

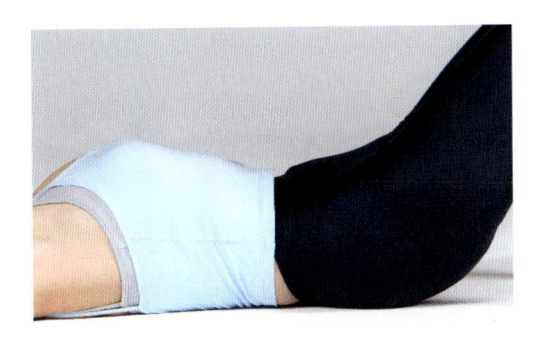

Norte

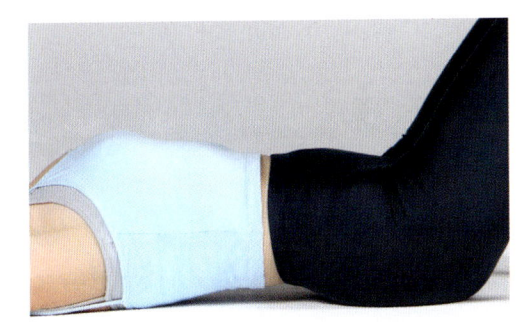

Sul

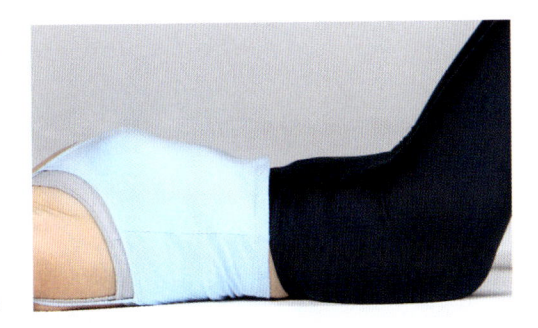

Neutra

Alinhamento na Yoga: Fundação

Um dos principais aspectos do correto alinhamento na yoga é a fundação — a maneira pela qual nos conectamos com o planeta. Se uma casa for construída sem uma fundação bem feita, o chão e as paredes não ficarão no prumo. O mesmo princípio se aplica ao corpo (em pé, sentado ou em posição invertida), assim deve-se começar pela construção de um apoio firme e sólido. Para isso, amplie sua base o máximo possível. Em todos os exercícios, você será orientado sobre que parte do corpo estará sendo usada como base; mas, falando genericamente, quando se está em pé, a base são os próprios pés; na posição sentada, a base são os ossos; numa posição invertida (como "O Cão que Olha para Baixo", da página 180), a base são as palmas das mãos e as bolas dos pés; e no apoio de mãos a base são os ombros e a parte de trás dos braços.

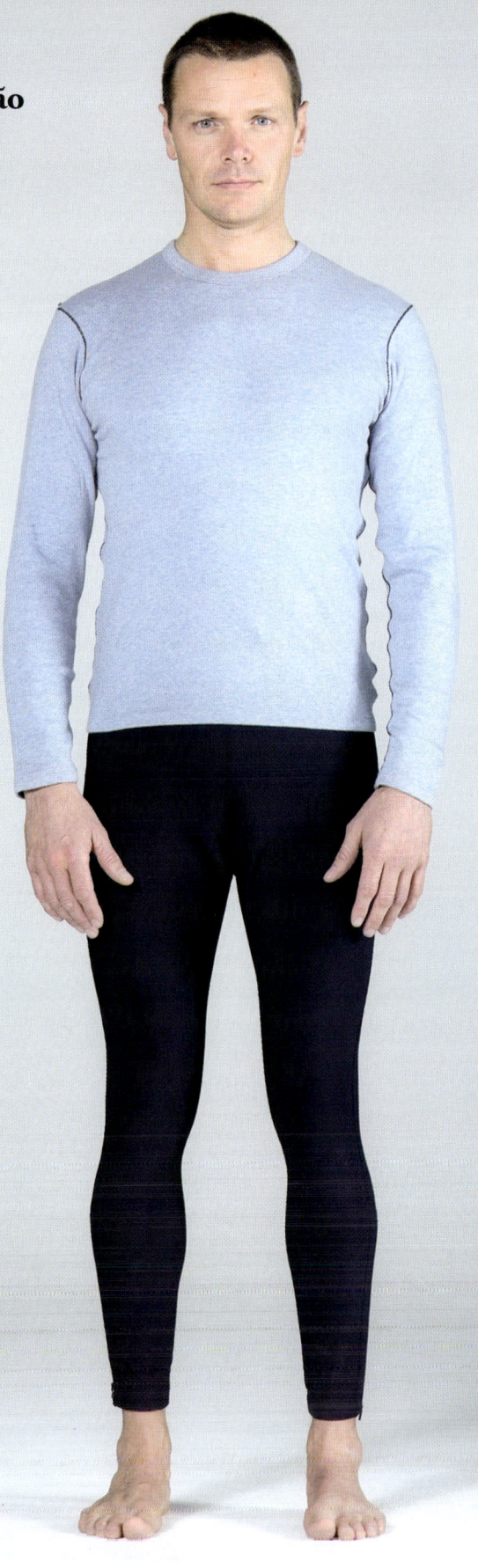

Como Descobrir a sua Conexão

Retomemos a imagem de uma casa. Depois de estabelecer as fundações de maneira apropriada, o peso deve se estabilizar de modo que se fixe. O mesmo ocorre com o corpo: é preciso esperar um pouco para que o peso se estabilize. Então, uma vez que estiver firme no solo, o corpo estará pronto para achar a segurança fora de si. Essa segurança é o apoio proporcionado pelo planeta. Você deve entender desde já que o chão nos sustenta, mas a compreensão intelectual disso não se traduz imediatamente em um efeito sobre o corpo. É preciso sentir a força da gravidade e firmar-se por meio dela. Será então, e apenas então, que o corpo começará a se abrir.

Se você estiver tendo dificuldade com uma posição, a primeira coisa que precisará verificar é sua fundação. Sem ela, você acaba por buscar uma posição segura para o corpo de outras maneiras — normalmente aplicando uma tensão desnecessária (nos ombros ou nas coxas, por exemplo), em vez de contar com os músculos estruturais principais.

Uma vez que as fundações estejam estabelecidas, pode-se começar a construção. Isso se torna mais evidente na posição em pé, mas o mesmo se dá em qualquer posição.

Posição em Pé

Não importa o que se esteja fazendo, as funções do corpo trabalham melhor de acordo com o alinhamento apropriado. Nós veremos o alinhamento na "Posição em Pé" da yoga nos próximos capítulos. Esse exercício é muitas vezes chamado de Montanha pois ele comporta toda a majestade que a montanha simboliza, promovendo tranqüilidade, energia e estabilidade. Não subestime a importância dessa posição, pois ela é a base de tudo o que você faz — encontrar imediatamente o alinhamento do seu corpo será a melhor maneira de entender e de melhorar a sua prática da yoga.

Os Pés

1. Para iniciar o exercício, separe os pés de modo que eles fiquem paralelos entre si e em linha com os quadris.
2. Expanda a sola dos pés e estique os artelhos. Existem 26 ossos em cada pé e abrir um espaço entre eles é a melhor maneira de ampliar a fundação do seu corpo.
3. Distribua o peso por igual entre os dois pés. Feito isso, transfira com cuidado o peso para a frente dos pés e para trás nos calcanhares. Por último, leve o peso para o meio dos pés de forma que o centro de gravidade fique sobre o arco do pé.
4. Mantenha os arcos levantados erguendo o peso central e não deixando os pés rolarem ou se deslocarem.

As Pernas

1. Libere a tensão no fêmur de forma que a rótula desça. O propósito é que as pernas relaxem, e não que se dobrem.
2. As pernas devem estar retas e prontas para sustentar o peso do corpo, mas sem travar a parte de trás dos joelhos, nem projetá-los para a frente.

Os Quadris

1. Liberar a tensão na coxa liberará também a parte frontal do quadril.
2. Procure encontrar a relação entre o centro de gravidade nos pés e nos quadris, sentindo os quadris flutuarem acima dos pés.
3. Mantenha o alinhamento central. Se os quadris estiverem muito projetados para a frente, corrija a posição retraindo os tendões dos joelhos em direção à parte frontal dos quadris; se estiverem muito projetados para trás, corrija a posição retraindo os joelhos em direção às nádegas.
4. Procure descobrir o ponto em que você começa a liberar as tensões superficiais que vinha mantendo desnecessariamente.

A Cintura

1. Quando o abdômen se move para trás na direção da espinha durante a expiração, a parte inferior das costas é liberada e a cintura pode se afastar dos quadris.
2. Cria-se um espaço na parte inferior das costas quando as costelas se afastam dos quadris. Não force esse movimento, deixe-o acontecer naturalmente.

O Peito

1. Para que o tórax se libere de modo a encontrar o centro de gravidade sobre os quadris e os pés, relaxe a área entre as omoplatas, que é normalmente a que contém mais tensão.
2. Deixe as omoplatas se moverem para baixo em direção à parte inferior das costas, suavizando o esterno. Isso permite que a parte frontal do peito se abra e se levante a partir de dentro e, também, que os ombros possam se abrir e se soltar.
3. O peito deve flutuar acima dos quadris e dos pés.

A Cabeça

1. Deixe que a cabeça acompanhe o resto do alinhamento, retraindo o queixo de modo que você fique em posição de quem esteja olhando o horizonte. Isso faz com que a cabeça recue em linha e crie um alongamento na nuca.
2. Libere a tensão superficial na nuca e na mandíbula para deixar a cabeça flutuar.

Leveza

A maioria de nós faz uma destas duas coisas na posição em pé: ou despenca, o que resulta em má postura, ou faz o contrário tentando se esticar e, assim, afastar-se do planeta. Este último movimento pode ser percebido quando alguém tenta se esticar ou empinar o corpo — joelhos contraídos, peitos e ombros empinados, espinha empurrada para a frente, às vezes com as mãos acima da cabeça e com a ponta dos dedos esticada em direção ao teto, encolhendo o pescoço e os ombros. Isso pode parecer melhor do que se andar desengonçado, mas, quando se insiste nessa postura, tudo o que se está fazendo é criar tensão.

Nenhum desses dois extremos promove a capacidade natural do corpo de dar apoio a ele mesmo por meio da estrutura esquelética e do centro estabilizador. O que você sentirá se se mantiver em um alinhamento aberto e correto e deixar o planeta agir sobre você é que a gravidade o atrairá e o levitará ao mesmo tempo. Ficar em pé se torna algo que se faz sem esforço: conforme se libera a tensão superficial do corpo, se adquire uma forte sensação de firmeza e também de leveza. À medida que o peso desce devido à atração da gravidade, algo incrível acontece: como uma bola de basquete, você recebe algo de volta, que é a leveza. Essa leveza é a reação à força da gravidade e ela o levanta e o abre a partir do seu centro e você se torna como uma árvore: arraigado da cintura para baixo e crescendo da cintura para cima. Essa sensação de leveza não pode ser imposta; ela surgirá quando desenvolvermos um centro móvel e livre.

A Criação de um Centro de Força

Alguns exercícios se concentram no movimento interior — você pode não sentir que está fazendo muito, mas a precisão e o controle adquirido por meio dessas mudanças sutis no corpo cumprem um papel essencial na aquisição de força do centro externo. O modo pelo qual controlamos esses músculos durante os exercícios é normalmente considerado uma área de conflito entre o Pilates e a yoga, mas na verdade descobrimos que as duas modalidades utilizam os mesmos princípios quando a terminologia é deixada de lado.

O Centro de Força do Pilates

O uso da cintura de força, ou centro de estabilidade, é fundamental no Pilates. Isso significa aprender a estabilizar a coluna lombar, a pelve e as omoplatas sobre a caixa torácica. Você deve dominar essas técnicas antes de continuar. Cada um dos exercícios seguintes deve ser praticado regularmente para assegurar que você esteja se estabilizando de maneira correta.

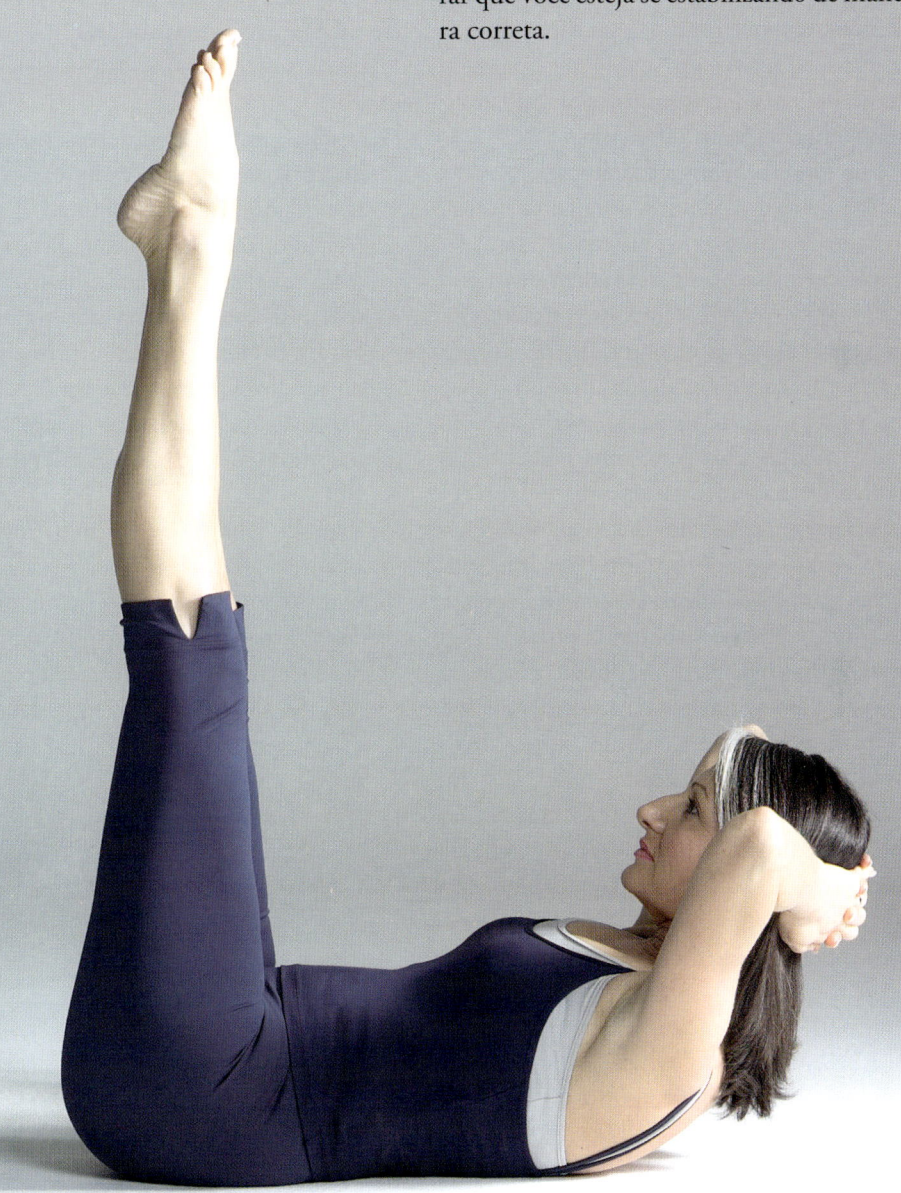

O Elevador Pélvico (Assento)

Objetivo

Este exercício foi desenvolvido com o propósito de isolar e usar os músculos estabilizadores profundos da pelve, o soalho pélvico e a espinha — o transverso do abdômen e o multífido. Para alcançar a melhor estabilidade possível, você precisará ser capaz de contrair os músculos do soalho pélvico e, ao mesmo tempo, retrair os inferiores do abdômen para empregar o transverso.

No começo, não será fácil isolar e usar o soalho pélvico e adquirir uma concentração considerável. O soalho pélvico são os músculos da vagina, no caso da mulher, e a uretra, em ambos os sexos (os homens devem pensar em erguer as "jóias da coroa"!). Há um procedimento que pode ajudar a localizar esses músculos: sugar o dedão e, ao mesmo tempo, puxar os músculos para cima pelo lado de dentro. Parece loucura, mas funciona! Nessa etapa, não pretendemos que o praticante use os músculos situados em torno do ânus, pois é fácil para os músculos das nádegas exercer essa função. Se possível, tente puxar todo o soalho pélvico de uma vez, de lado a lado, como se fosse o obturador da lente de uma máquina fotográfica se fechando; isso facilita o uso correto dos músculos.

Uma vez descobertos os músculos do soalho pélvico, será mais fácil isolar o transverso do abdômen. Para usar esses músculos corretamente (em não mais do que vinte por cento) pense em:

- esvaziar
- cavar
- mover os abdominais em direção à espinha
- aspirar ou sugar

Preparação

Sente-se numa cadeira assegurando-se de que está sentado corretamente, com o peso bem distribuído nas nádegas. Imagine que seu soalho pélvico seja como um elevador de um prédio e que este exercício exige que você suba para diversos andares.

Ação

1. Inspire profundamente nas costas e nas ilhargas; em seguida, estique as costas para cima utilizando a espinha.
2. À medida que soltar o ar, contraia os músculos do soalho pélvico como se estivesse tentando reter a urina (ver nota acima). Faça a pelve subir para o primeiro andar do prédio. Observe se os músculos inferiores do abdômen se contraem.
3. Inspire e solte o elevador levando-o de volta para o térreo.
4. Expire e suba para o segundo andar.
5. Inspire e relaxe.
6. Expire e suba para o terceiro ou quarto andar. Observe, quando estiver fazendo isso, se os músculos superficiais da parte superior do abdômen são empregados automaticamente.
7. Inspire e relaxe.

Atenção

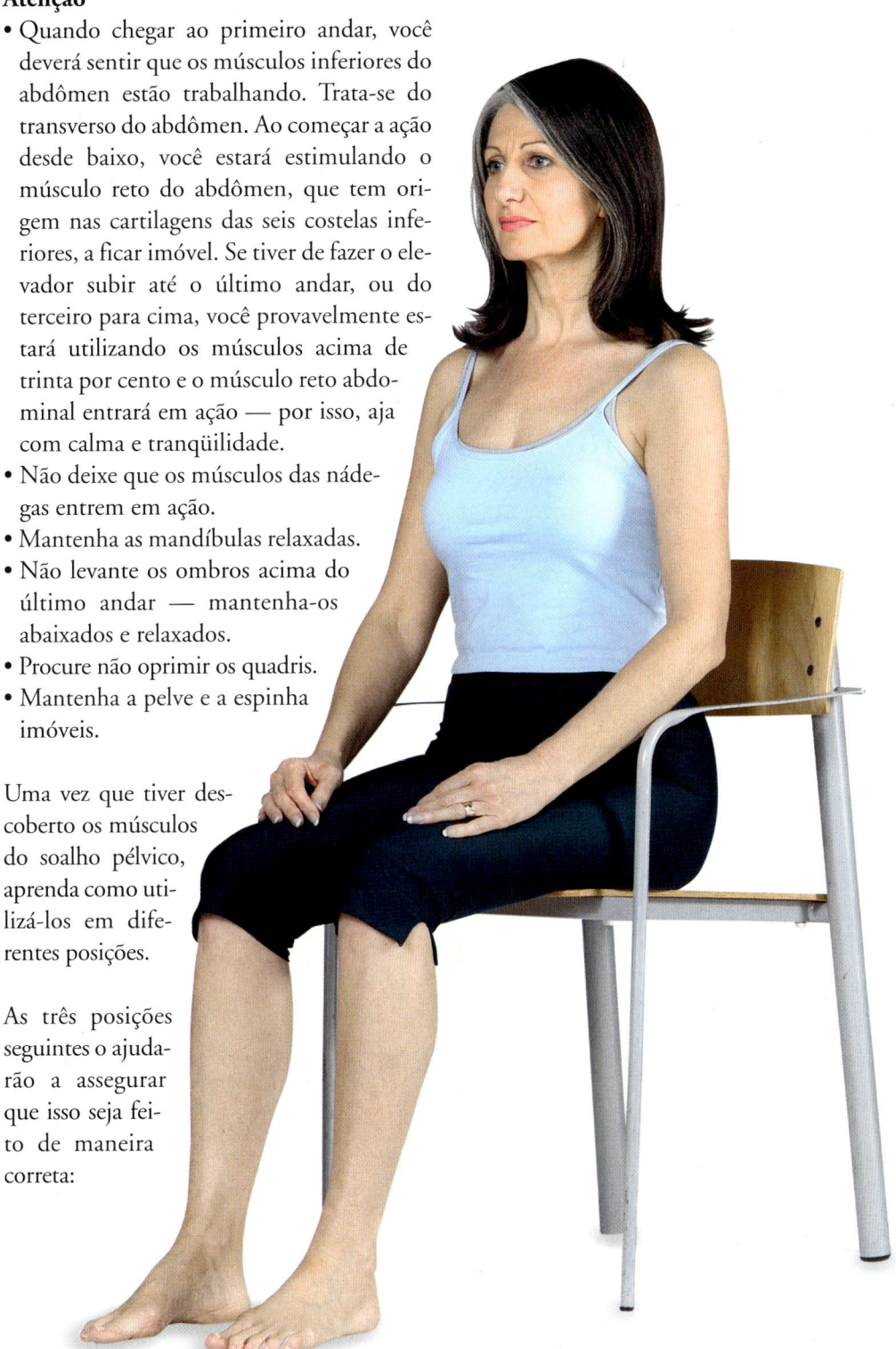

- Quando chegar ao primeiro andar, você deverá sentir que os músculos inferiores do abdômen estão trabalhando. Trata-se do transverso do abdômen. Ao começar a ação desde baixo, você estará estimulando o músculo reto do abdômen, que tem origem nas cartilagens das seis costelas inferiores, a ficar imóvel. Se tiver de fazer o elevador subir até o último andar, ou do terceiro para cima, você provavelmente estará utilizando os músculos acima de trinta por cento e o músculo reto abdominal entrará em ação — por isso, aja com calma e tranqüilidade.
- Não deixe que os músculos das nádegas entrem em ação.
- Mantenha as mandíbulas relaxadas.
- Não levante os ombros acima do último andar — mantenha-os abaixados e relaxados.
- Procure não oprimir os quadris.
- Mantenha a pelve e a espinha imóveis.

Uma vez que tiver descoberto os músculos do soalho pélvico, aprenda como utilizá-los em diferentes posições.

As três posições seguintes o ajudarão a assegurar que isso seja feito de maneira correta:

Estabilizar na Posição de Engatinhar

Procure executar essa posição usando apenas a roupa de baixo e com um espelho abaixo de si. Dessa forma, você poderá verificar se o transverso do abdômen permanece imóvel. Deixe que os abdominais relaxem.

Preparação
- Fique de quatro, com as mãos em posição perpendicular aos ombros e com os joelhos perpendiculares aos quadris.
- Estique o alto da cabeça para a frente desde o cóccix, mantendo a pelve neutra. Imagine que há uma pequena bacia de água apoiada na base da sua espinha.

Ação
1. Inspire para se preparar.
2. Expire e contraia os músculos abdominais inferiores. Não mova as costas.
3. Inspire e solte.
4. Em seguida, procure manter os músculos abdominais inferiores contraídos enquanto puxa e solta o ar.

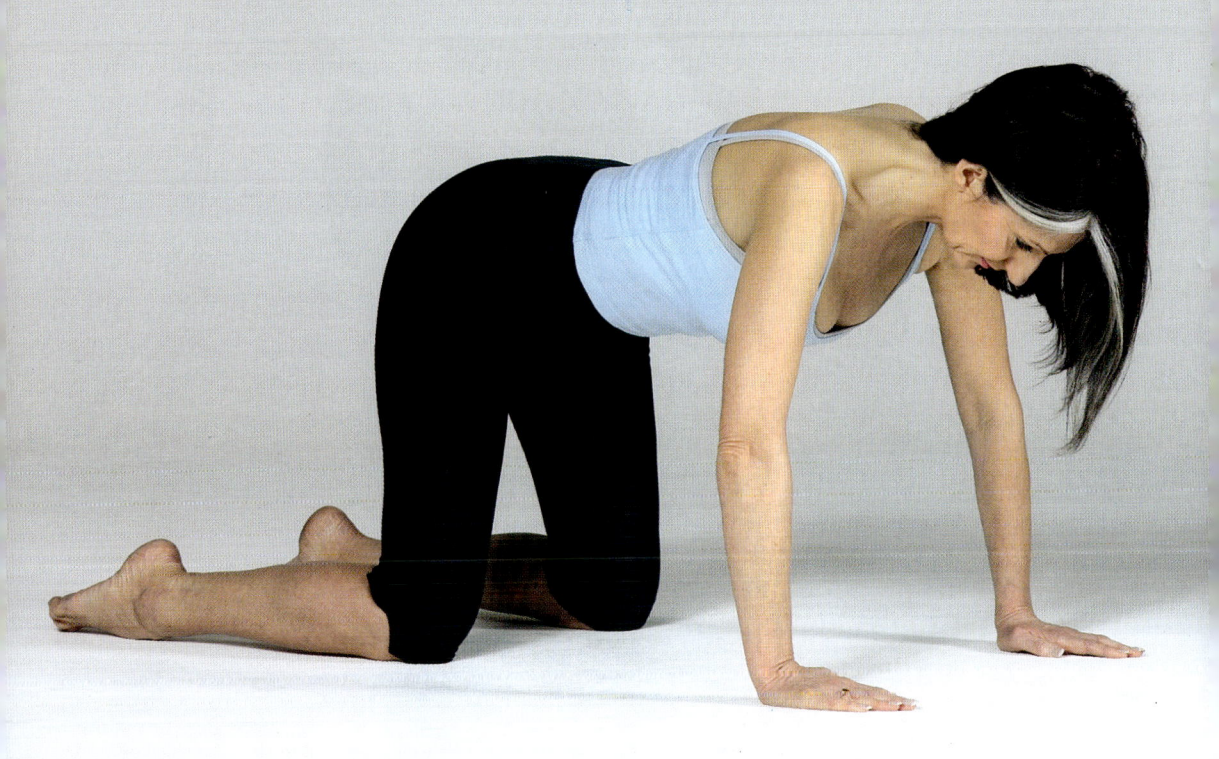

Estabilização Deitado de Bruços

Preparação
- Deite-se de bruços, repousando a cabeça nas costas das mãos.
- Alargue os ombros e relaxe a parte superior das costas (se a parte inferior não estiver acomodada, ponha um pequeno travesseiro ou almofada sobre o abdômen).
- Mantenha as pernas relaxadas e os pés em linha com os ombros.

Ação
1. Inspire para se preparar.
2. Solte o ar, contraia os músculos abdominais inferiores a partir do soalho pélvico e puxe os abdominais inferiores de modo que eles não fiquem mais em contato com o solo.
3. Imagine que há um ovo entre o osso púbico e o solo que não pode ser quebrado. Não aperte as nádegas. Não deverá haver movimentação da pelve ou da espinha.
4. Inspire e solte.
5. Mais uma vez, procure ficar com os músculos abdominais inferiores retraídos quando estiver inspirando e expirando.

Esse, então, será o seu centro de força. Para a maioria dos exercícios, você deverá contrair os músculos inferiores do abdômen, utilizando os músculos do soalho pélvico e puxando os abdominais inferiores em direção à espinha, antes e durante os movimentos, e alongando a partir do centro de força. Não se esqueça de executar os exercícios com calma e devagar. **Mas cuide para que nos exercícios Avançados, quando as duas pernas estiverem levantadas do chão, você esteja trabalhando a parte interna do abdômen com mais energia, de modo a manter as costas firmes.**

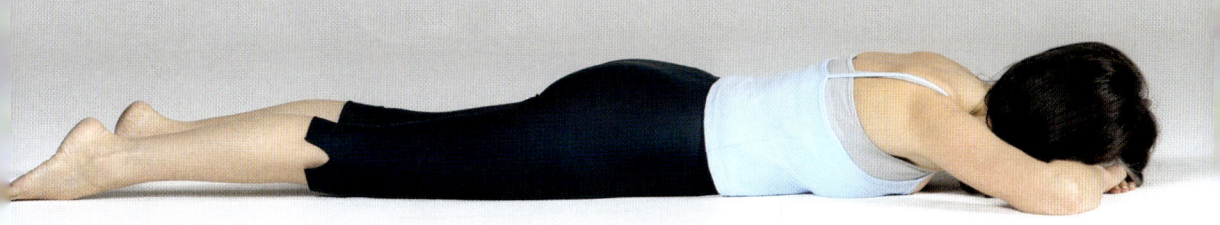

Estabilizar na Posição de Relaxamento

Preparação
Deite-se na Posição de Relaxamento (ver p. 48). Tome cuidado para que a pelve esteja na posição neutra.

Ação
1. Inspire para se preparar e estique o alto da cabeça.
2. Expire, contraia os músculos abdominais inferiores — seus abdominais devem estar quase afundados em direção à espinha.
3. Não deixe que a pelve se retraia para baixo. Não force a espinha. Mantenha o cóccix no solo e alongado para fora.
4. Inspire e relaxe.

Quando puder fazer isso com facilidade, pratique o movimento de retrair os músculos inferiores do abdômen, tanto na inspiração quanto na expiração. Use a respiração torácica lateral, profundamente nas ilhargas e nas costas, mantendo a retração desses músculos.

Deve-se tomar cuidado para não dobrar a pelve para baixo (inclinada para o norte). Se você o fizer, perderá a posição neutra. Isso também significa que outros músculos — o reto do abdômen e os flexores do quadril — estão trabalhando no lugar do transverso do abdômen e dos oblíquos internos. Coloque as mãos sob a cintura para verificar se está empurrando a espinha para baixo. Uma vez que aprender a criar um centro forte, você poderá adicionar movimentos, como rotação, flexão e extensão.

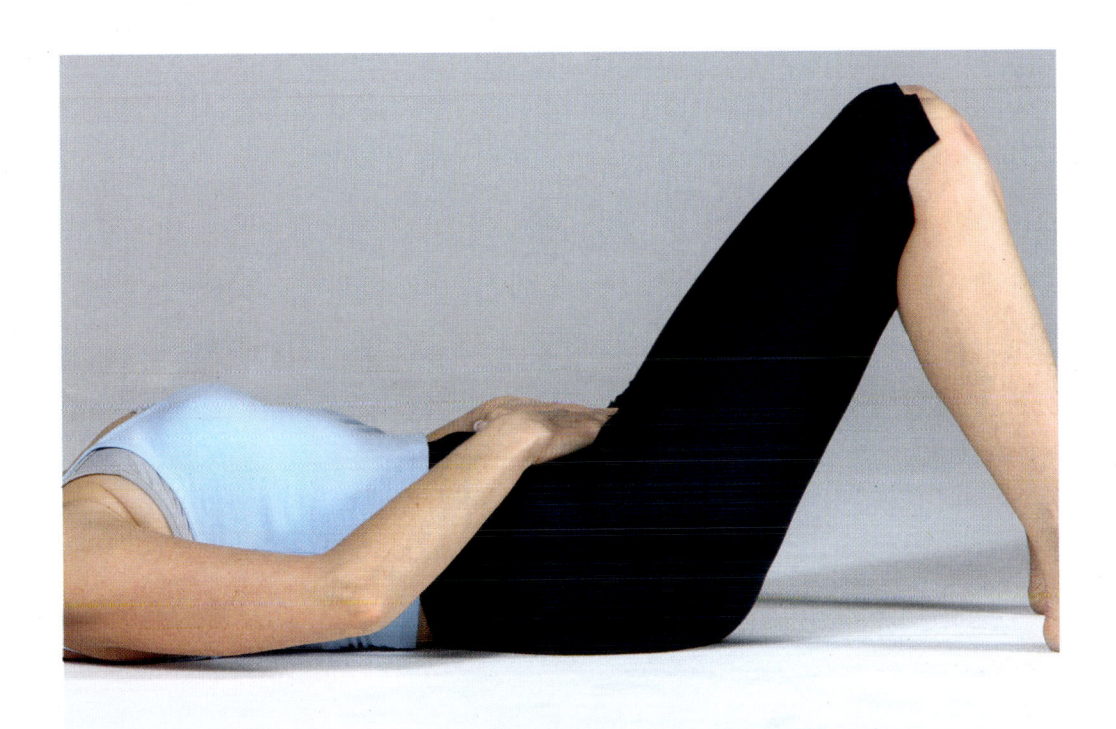

Estabilidade Pélvica
(A perna desliza, cai, dobra e se levanta)

Objetivo
Uma vez que tiver dominado a técnica de respiração, o correto alinhamento e a criação de um centro forte, você então poderá aprender a adicionar movimento coordenando tudo isso. Não é fácil no começo, mas logo se tornará automático. Enquanto isso, o processo de se aprender essa coordenação é um treinamento mental e físico fabuloso, uma vez que estimula a comunicação de duas vias entre o cérebro e os músculos.

Comece com pequenos movimentos, para depois passar para combinações mais complicadas. Abaixo, encontram-se quatro movimentos para serem praticados; todos eles exigem que a pelve permaneça completamente imóvel. Uma imagem útil para se usar é a de que você tem um conjunto de lanternas de automóvel em sua pelve, iluminando o teto. O feixe de luz deve ser concentrado e não disperso! Você pode variar de exercício a cada sessão, mas a posição de preparação é a mesma nas quatro.

Preparação
- Adote a Posição de Relaxamento (ver p. 48).
- Verifique se a pelve está na posição neutra e o cóccix abaixado e alongando para fora; feito isso, coloque as mãos sobre os ossos pélvicos para sentir se há algum movimento não desejado.

Ação para Deslizamento da Perna
1. Inspire para se preparar.
2. Expire e contraia os músculos abdominais inferiores.
3. Deslize uma perna para a frente ao longo do chão em linha com seus quadris; acione os músculos inferiores do abdômen e mantenha a pelve imóvel, estável e na posição neutra.
4. Respire na parte inferior da caixa torácica, enquanto leva a perna de volta à posição curva; procure manter o estômago retraído. Se você ainda não puder inspirar e manter um centro forte, tome um fôlego extra e leve a perna de volta quando soltar o ar.
5. Repita este exercício cinco vezes em cada perna.

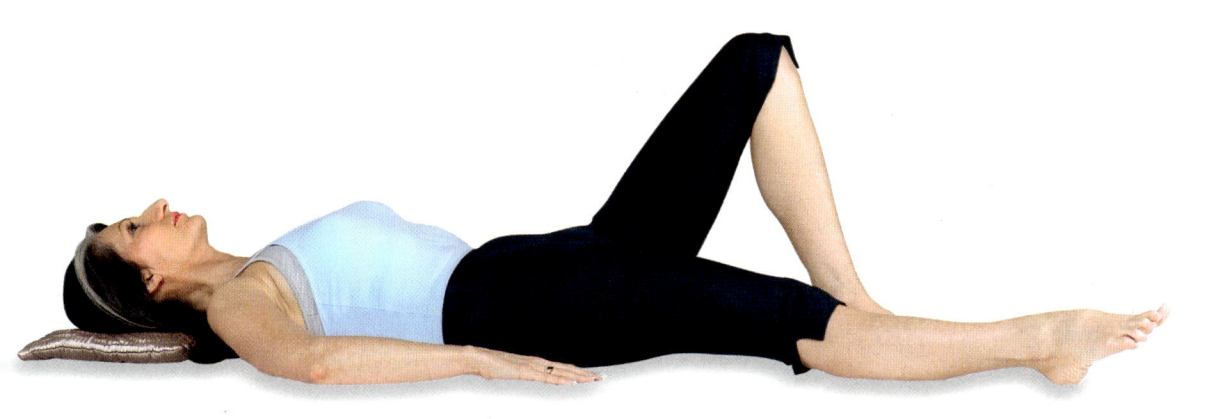

Ação para a Soltura dos Joelhos
1. Encha o peito para se preparar.
2. Solte o ar, contraia os músculos abdominais inferiores e deixe que um dos joelhos se abra lentamente para o lado. Só vá até onde a pelve puder continuar imóvel.
3. Inspire, contraia os músculos abdominais inferiores, enquanto o joelho volta para o centro.
4. Repita cinco vezes em cada perna.

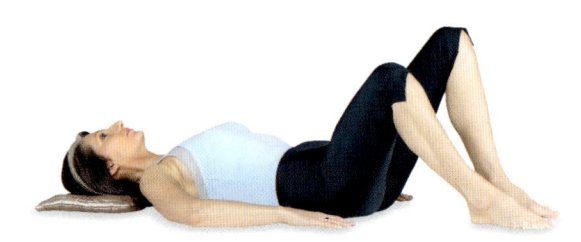

Ação para Dobrar o Joelho
Para este movimento é particularmente útil sentir que os músculos fiquem "murchos" e não inchados quando se dobra o joelho para dentro. Suavemente, sinta como os músculos inferiores do abdômen atuam quando você os retrai.

1. Encha o peito para se preparar.
2. Expire, contraia os músculos abdominais inferiores e, em seguida, dobre o joelho esquerdo para cima. Imagine que o fêmur está deslizando para dentro do quadril e se fixando ali.
3. Não deixe a pelve sair da posição neutra — o cóccix continua abaixado — e não use a outra perna para se estabilizar. Imagine que seu pé está sobre uma torta de creme e você não quer apertá-la.
4. Inspire e segure o ar.
5. Solte o ar, mas mantenha os músculos inferiores do abdômen retraídos, enquanto lentamente coloca o pé de volta no chão.
6. Repita cinco vezes em cada perna.

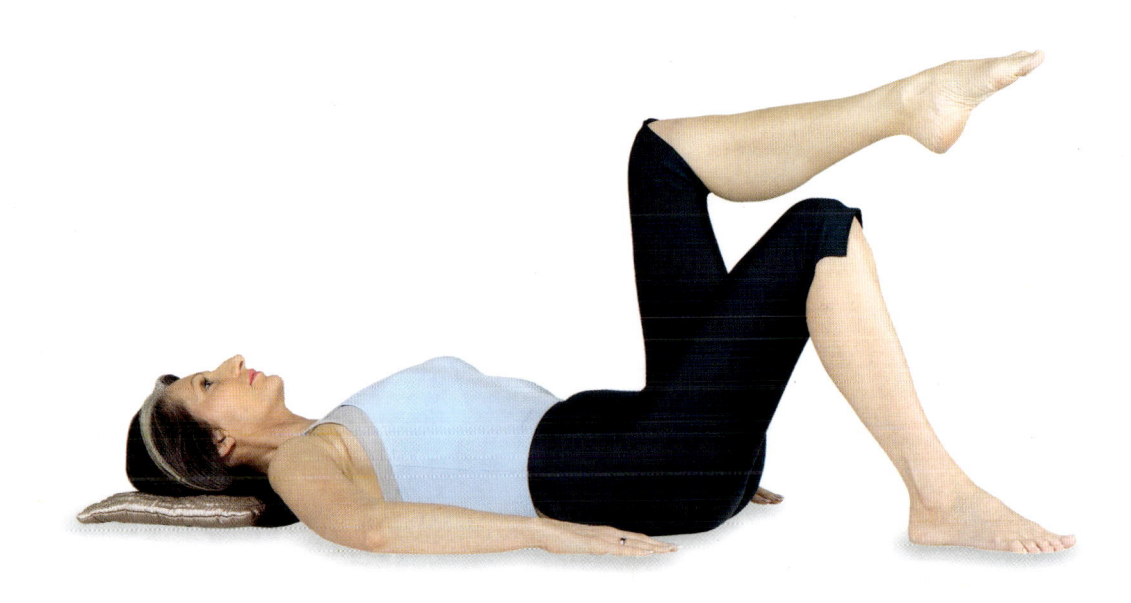

Ação para o Deslocamento da Perna

Esta próxima ação compreende afastar a perna do quadril, e é uma preparação para exercícios nos quais as pernas ficam em posição de afastamento. Este exercício trabalha os músculos profundos dos glúteos, especialmente o glúteo médio que é um dos principais músculos estabilizadores da pelve.

Advertência: se sofrer de ciática procure orientação.

1. Encha o peito para se preparar.
2. Expire, contraia os músculos abdominais inferiores e, em seguida, dobre o joelho direito para cima. Imagine que o fêmur está deslizando para dentro do quadril e se fixando ali.
3. Inspire e expire, retraindo os músculos inferiores do abdômen; afaste a perna direita dos quadris fazendo com que o pé direito toque o joelho esquerdo se puder.
4. Não deixe a pelve inclinar-se, torcer ou virar; mantenha-a centralizada e estável. (Lembre-se do exemplo dos faróis do carro apontados para o teto!)
5. Inspire e expire, contraindo os músculos abdominais inferiores à medida que inverte o movimento para devolver o pé ao chão.
6. Repita cinco vezes em cada lado.

Atenção

- Lembre-se de que você está tentando evitar a movimentação da pelve, por mais leve que seja. Pense que a cintura é longa e plana em ambos os lados quando estiver fazendo o movimento.
- Tente manter o pescoço e a mandíbula soltos ao longo do exercício.

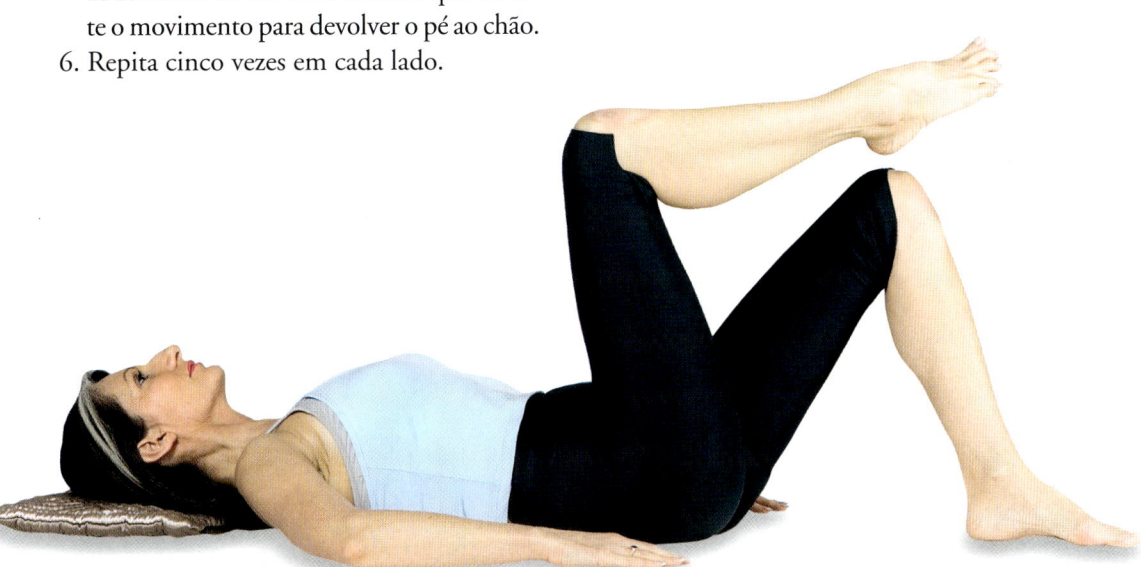

Estabilidade Escapular

Para encontrar esses músculos, tente o exercício da página seguinte.

A parte final do nosso cinto de força envolve a aprendizagem de como estabilizar as omoplatas e mover a parte superior do corpo corretamente com uma boa mecânica. Para isso, você precisará encontrar o músculo trapézio inferior e o serrato anterior, os quais mantêm as omoplatas abaixadas nas costas, mantendo-as na posição correta para permitir que o braço se mova livremente e com facilidade, e que a junta do ombro se posicione corretamente.

Visão Dorsal

Trapézio superior

Médio

Inferior

Visão Lateral

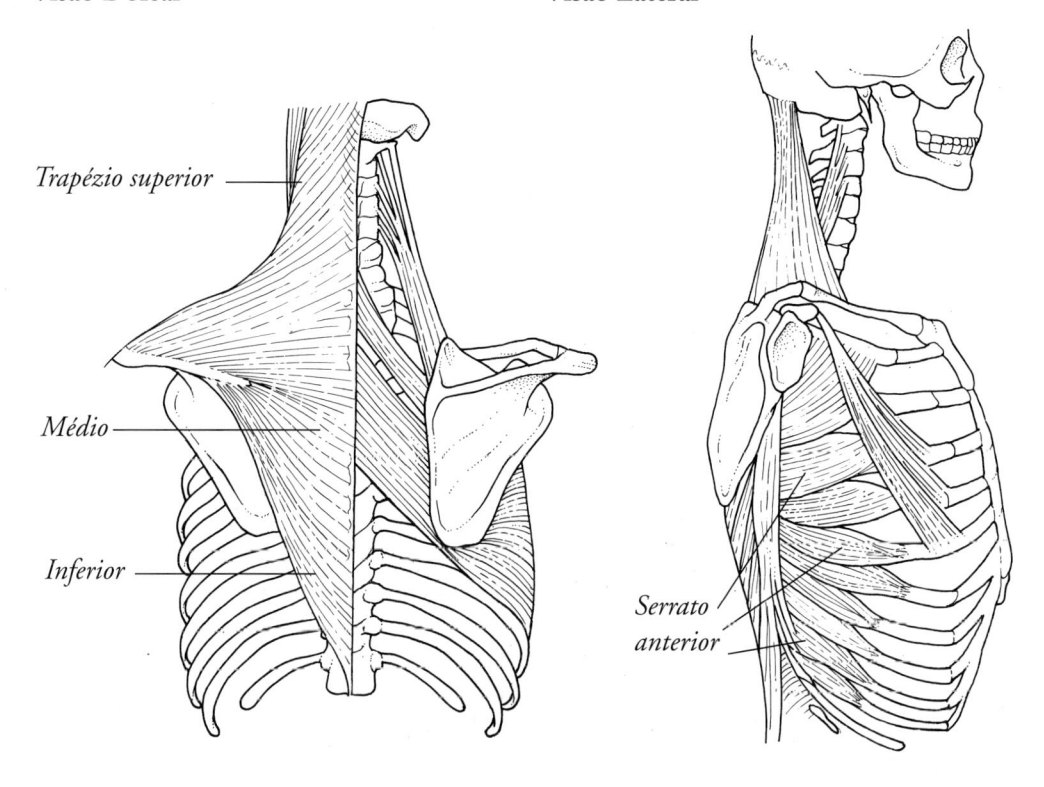

Serrato anterior

O Dardo (Fase Um)

Equipamento
Um travesseiro pequeno (opcional).

Preparação
- Deite-se de bruços (você pode colocar um travesseiro debaixo da testa para facilitar a respiração), com os braços para os lados e a palma das mãos para cima.
- Estique o pescoço, relaxe as pernas e as mantenha paralelas.

Ação
1. Inspire para se preparar e alongue a espinha, comprimindo o queixo suavemente para dentro, como se você estivesse segurando um pêssego maduro com ele.
2. Expire, contraia os músculos abdominais inferiores, e deslize as omoplatas para baixo nas costas; enquanto isso erga levemente a cabeça, esticando os dedos das mãos em direção aos pés e virando as mãos para o corpo.
3. O alto da cabeça deverá permanecer esticado.
4. Continue olhando diretamente para o chão. Não incline a cabeça para trás.
5. Inspire e sinta o alongamento do corpo desde o alto da cabeça até a ponta dos pés.
6. Expire, continue contraindo os músculos abdominais inferiores e solte.

Atenção
- Mantenha os abdominais inferiores sempre contraídos.
- Não force o pescoço — ele deve se manter solto enquanto os ombros se abaixam e se engatam nas costas. Pense no pescoço de um cisne se alongando entre as asas.
- Mantenha os pés no chão.
- Pare, se sentir que está forçando a parte inferior das costas.

Este exercício também pode ser feito mantendo-se os pés em linha com os quadris e a coxa e os músculos das nádegas relaxados.

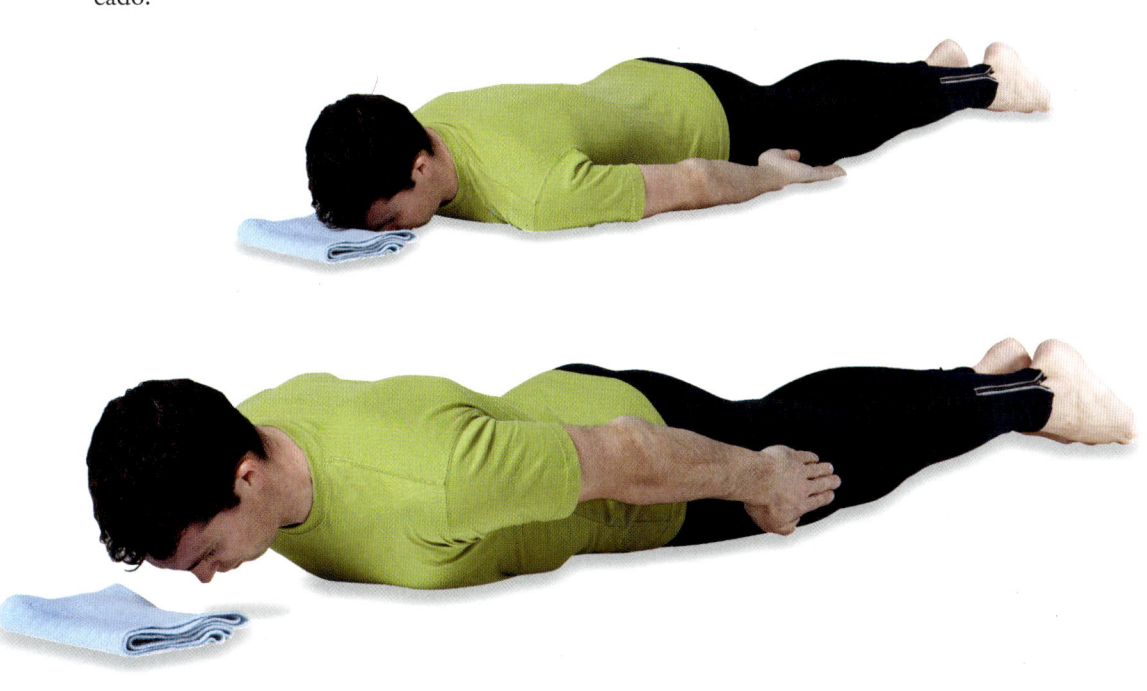

Continuação...

Os músculos que você sentia que puxavam as omoplatas para baixo nas costas são os músculos estabilizadores — o trapézio inferior e o serrato anterior. Agora que você os localizou, tente senti-los, trabalhando neste próximo exercício.

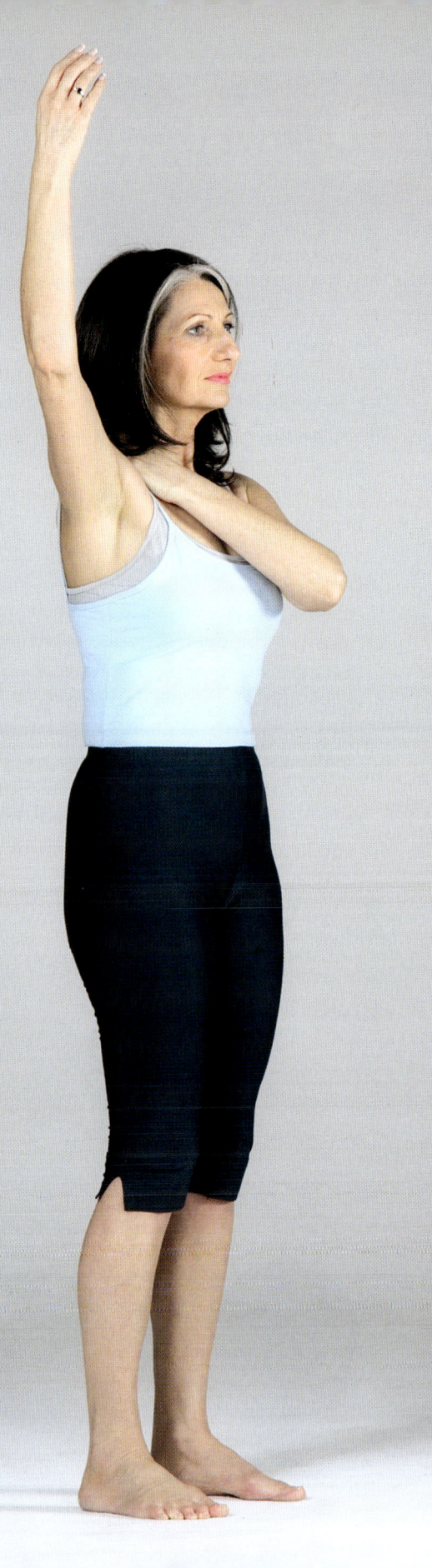

Braços Flutuantes

Objetivo
Entender a mecânica correta da parte superior do corpo.

Preparação
- Comece na Postura em Pé (p. 51).
- Coloque a mão esquerda no ombro direito para verificar se a parte superior do músculo trapézio continua imóvel o maior tempo possível. É comum que esse músculo se sobrecarregue quando o braço se levanta; por isso, imagine que ele esteja leve e solto.

Ação
1. Inspire para se preparar e estique a espinha, deixando o pescoço relaxar.
2. Expire e contraia os músculos abdominais inferiores. Lentamente, comece a levantar o braço direito, afastando-o da omoplata como se fosse a asa de um pássaro. Imagine que a mão conduz o braço; o braço segue a mão que flutua acima dele.
3. Gire o braço de modo que, quando alcançar o nível do ombro, a palma esteja aberta e voltada para o teto. Tente manter o ombro abaixo da mão o mais imóvel possível e as omoplatas abaixadas nas costas o mais que puder.
4. Inspire quando abaixar os braços para os lados.
5. Repita três vezes com cada braço.

Atenção
- Procure sentir uma abertura na parte superior do corpo.
- Não deixe a parte superior do corpo se mover para o lado, mantenha-se centralizado.
- Enquanto o braço estiver flutuando, pense na omoplata primeiro deslizando para baixo e depois movendo-se em círculos para fora da caixa torácica.

A Estrela-do-mar

Objetivo
Combinar os movimentos aprendidos até agora.

Primeira Etapa: a Parte Superior do Corpo

Preparação
- Deite-se na Posição de Relaxamento (ver p. 48).

Ação
1. Inspire o máximo possível na parte inferior da caixa torácica para se preparar.
2. Expire, retraia os músculos inferiores do abdômen e jogue um dos braços para trás como se fosse tocar o chão atrás da cabeça. É possível que você não consiga tocar o chão sem forçar um pouco o braço, por isso jogue o braço apenas até a posição que conseguir alcançar sem fazer esforço.
3. Não force o braço — mantenha-o leve e solto com o cotovelo dobrado. Pense na omoplata que se liga em suas costas. As costelas estão abaixadas e ficam imóveis. Não deixe as costas arquearem de modo algum.
4. Ponha o braço de volta ao lado do corpo; inspire durante este movimento.
5. Repita cinco vezes em cada braço.

Atenção
- Nem todo mundo consegue tocar o chão atrás da cabeça sem arquear a parte superior das costas; por isso, não force. É melhor manter as costas abaixadas do que forçar o braço.

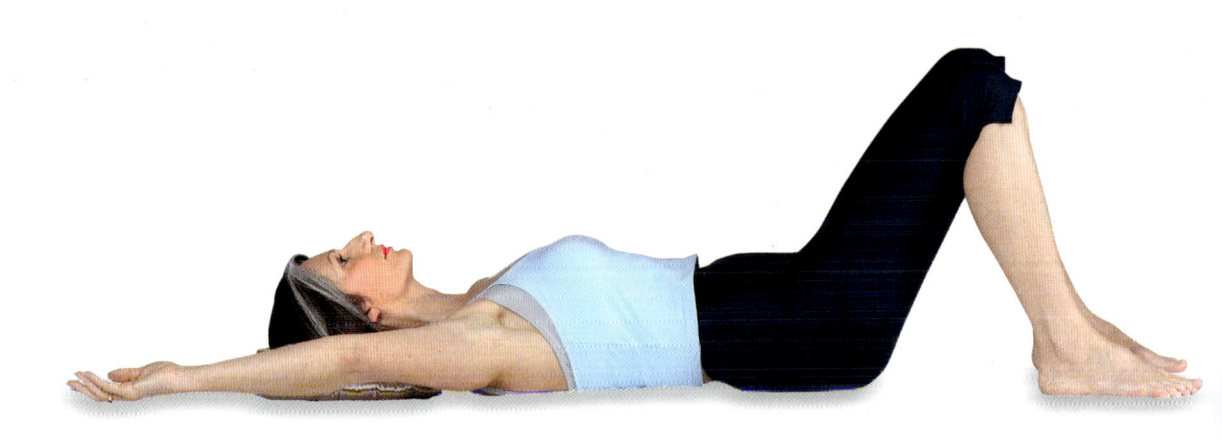

Segunda Etapa: o Exercício da Estrela-do-mar Completo

Vamos então coordenar o movimento do braço oposto com o da perna afastando-os do nosso centro de força. Embora isso pareça simples, trata-se de um tipo sofisticado de movimento, que requer a utilização de tudo o que foi aprendido até agora.

Preparação
- Deite-se na Posição de Relaxamento (ver p. 48).

Ação
1. Encha o peito para se preparar.
2. Expire, mantenha retraídos os músculos inferiores do abdômen. Deslize a perna esquerda para fora ao longo do chão, formando uma linha com o quadril, e leve o braço direito para cima com um movimento de braçada.
3. Mantenha a pelve completamente neutra, estável e imóvel; empregue os músculos do estômago.
4. Procure sentir uma largura e abertura na parte superior do corpo e nos ombros; imagine que as omoplatas deslizam para baixo nas costas.
5. Inspire e mantenha retraídos os músculos inferiores do abdômen; volte os membros para a Posição de Relaxamento.
6. Repita cinco vezes alternando braços e pernas.

Atenção
- Não caia na tentação de se esticar demais — o cinto de força tem de ficar no lugar — mas mantenha as ações naturais e fluidas.
- Deslize a perna em linha com o quadril.

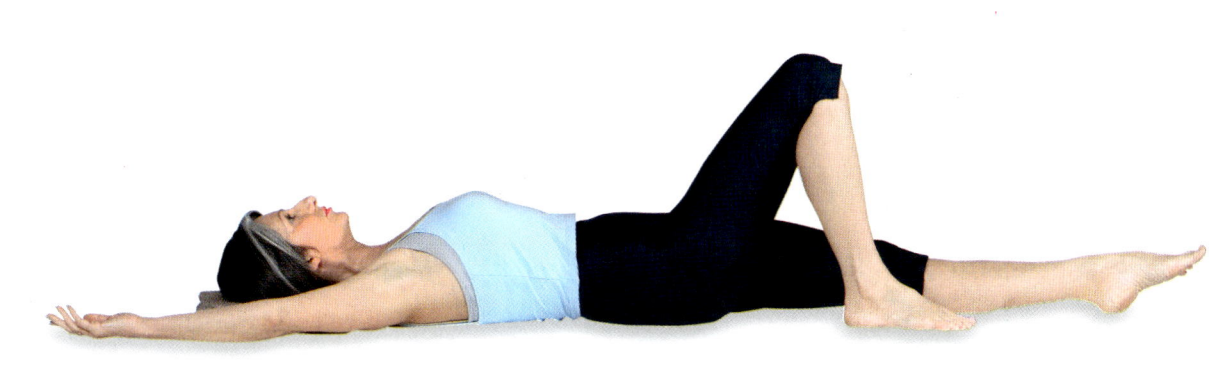

O Pescoço Rola e o Queixo se Retrai

Objetivo
Este exercício relaxará a tensão do pescoço, libertando a espinha cervical. Ele também utilizará os estabilizadores profundos do pescoço, os sub-occipitais anteriores, e alongará os músculos extensores do pescoço.

Outro aspecto importante de se reeducar a relação entre cabeça e pescoço reside na força relativa dos músculos extensores do pescoço (que inclinam a cabeça para trás) e dos flexores (que inclinam a cabeça para a frente). Se você pensar no corpo sentado a uma escrivaninha ou a um volante de automóvel, nessas posições a cabeça normalmente se projeta para a frente e se inclina para trás, provocando um desequilíbrio muscular. Os músculos flexores superficiais do pescoço precisam se soltar para os flexores profundos do pescoço entrarem em ação. Ao relaxar a mandíbula, alongando a parte de trás do pescoço e retraindo suavemente o queixo, esse equilíbrio poderá ser restabelecido.

Observe que esse é um movimento sutil — você deve retrair o queixo suavemente.

Equipamento
Um travesseiro (opcional).

Preparação
- Deite-se na Posição de Relaxamento (ver p. 48) com os braços descansando sobre a parte inferior do abdômen.
- Só use um travesseiro se se sentir incômodo sem ele (a cabeça rolará melhor se você não o usar).

Ação
1. Solte o pescoço e a mandíbula, de modo que a língua possa alargar-se na base. Mantenha o pescoço alongado corretamente e amoleça o esterno. Deixe que as omoplatas se expandam e se esparramem em contato com o solo.
2. Em seguida, deixe que a cabeça role lentamente para um dos lados.
3. Mova a cabeça de volta para o centro e para o outro lado, de acordo com seu próprio ritmo.
4. Quando sentir que o pescoço está solto, leve a cabeça até o centro e comprima suavemente o queixo, como se ele estivesse segurando um pêssego maduro. Mantenha a cabeça no chão e estique a nuca.
5. Mova a cabeça de volta para o centro.
6. Repita o rolamento para o lado e retraia o queixo oito vezes.

Atenção
- Não force a cabeça nem o pescoço — deixe que rolem naturalmente.
- Não erga a cabeça do chão quando estiver comprimindo o queixo para dentro.

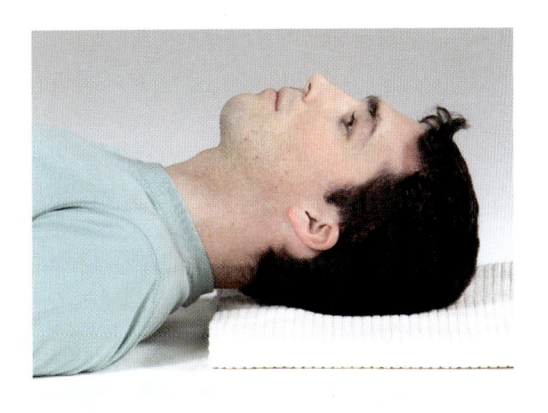

Neutro

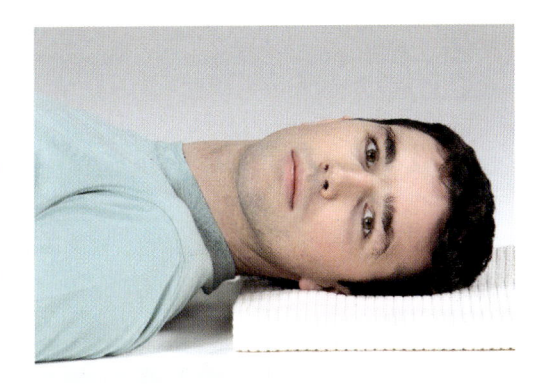

Solte a cabeça para um dos lados

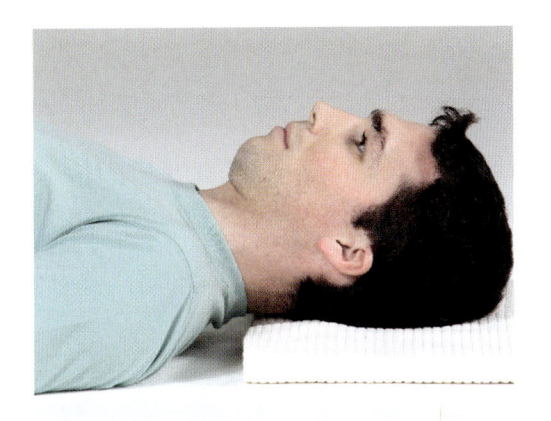

O queixo se comprime

O Centro de Força na Yoga

O Centro de Força na yoga é uma das chaves para a prática dessa modalidade e é chamado de *bandhas*, o que significa "fecho" ou "trancar" e é o equivalente à estabilização do Pilates. Existem três fechos desse tipo:

- *Mula-bandha* (fecho raiz) é o mesmo que utilizar o soalho pélvico.
- *Uddiyana-bandha* (fecho superior) é o mesmo que estabilizar o abdômen retraindo-o em direção à espinha. Esse movimento funciona do mesmo modo que o movimento do Pilates de retração dos músculos inferiores do abdômen.
- No *jalandhar-bandha* (fecho da garganta), o queixo é comprimido de modo que a sua linha de visão seja o horizonte. Isso alonga a nuca e estabiliza o tórax e os ombros.

Todos essas *bandhas* passam a funcionar naturalmente com o alinhamento correto. Mas como elas precisam trabalhar durante períodos longos de tempo, não aplique muita pressão nelas — é suficiente que elas atuem de maneira sutil, de acordo com o explicado em "Os Princípios do Corpo" (ver p. 18).

73 ❋ De volta ao básico

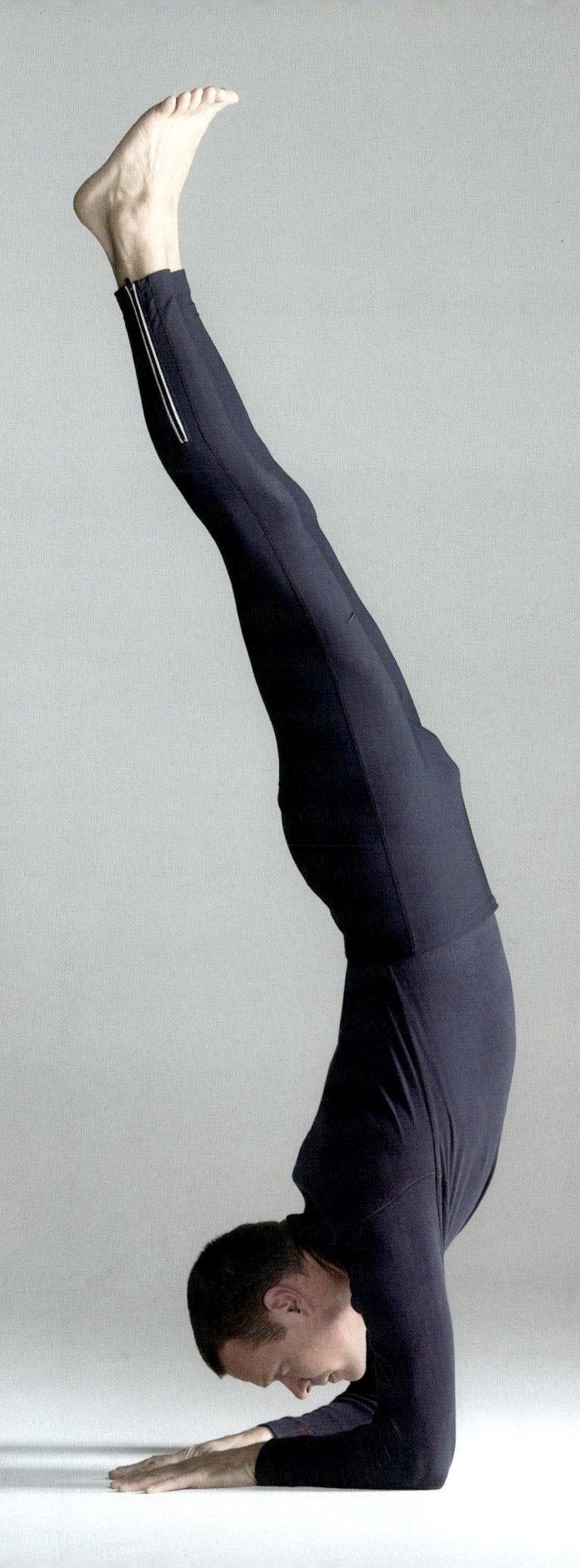

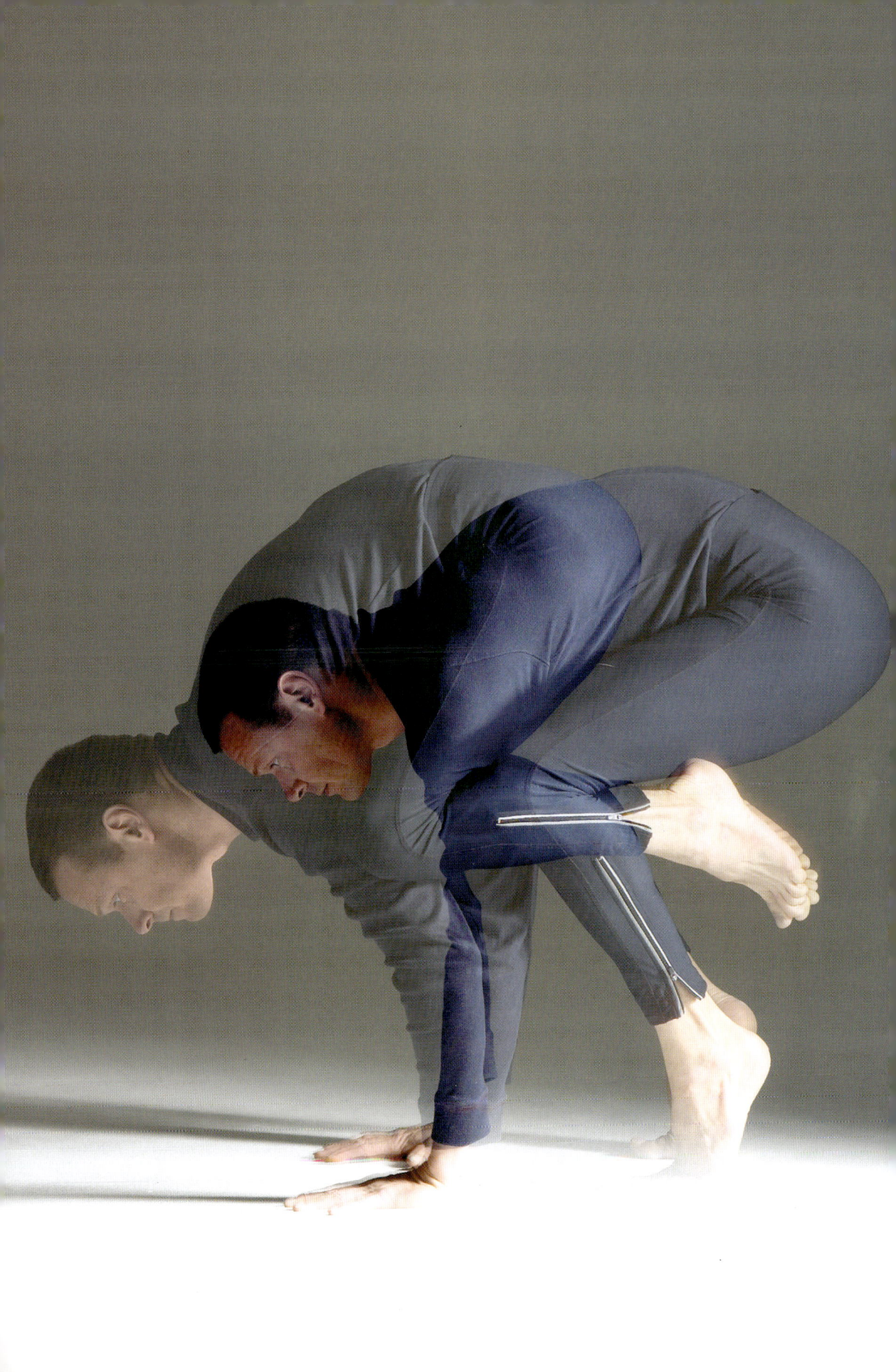

5 Os ingredientes de um bom treinamento

Existem bons e maus movimentos, e portanto bons e maus exercícios. Então, por que razão nós escolhemos estes exercícios e acreditamos que eles se complementariam uns ao outros? Simplesmente porque temos apenas um corpo e ele só pode se mover de determinadas maneiras. Há quatro movimentos principais em que o tronco é capaz de fazer uso da espinha: flexão, extensão, rotação e flexão lateral. O corpo pode mover-se normalmente usando uma combinação desses movimentos. Para cada movimento, nós escolhemos uma seleção de exercícios de Pilates e de yoga e, ao se concentrarem primeiro nesses grupos, vocês começarão a entender como o corpo se movimenta. Às vezes, a base do exercício estará na flexibilidade, outras vezes, na força; mas todo exercício trabalhará com a espinha. Assim, para elaborar um treinamento equilibrado e torná-lo mais variado e dinâmico, nós acrescentamos alguns exercícios para melhorar o alinhamento e a movimentação da pelve, dos quadris e dos ombros. As últimas seções do livro se concentram em sucessões flutuantes inversas e relaxamento.

No Capítulo 7, reunimos uma série de treinamentos com vários exercícios para cada movimento, na qual incorporamos equilíbrio e exercícios de fortalecimento da flexibilidade. Alguns desses exercícios servirão para revigorar e dar energia; outros, para relaxar e acalmar; mas em todos eles será possível trabalhar com inteligência ao decidir você mesmo como gostaria de se exercitar.

Conheça a Espinha

No útero, a espinha se desenvolve até adquirir sua forma natural, mas as curvas mais acentuadas da espinha se desenvolvem logo no começo da infância, o que dá a ela a capacidade de absorver parte do choque que de outra forma seria transmitido à cabeça durante a movimentação do corpo. Quando o corpo está em pé, os músculos posturais trabalham constantemente para mantê-lo ereto. Existe um equilíbrio delicado entre os músculos da frente do corpo e os da parte de trás — qualquer mudança na maneira pela qual o corpo se mantém ereto afetará esse equilíbrio.

Os ligamentos espinhais são afetados de modo semelhante. Se você arquear repetidamente o corpo para a frente ou para trás, o equilíbrio será perturbado. Além disso, a pressão interna nos discos espinhais aumentará. Sentar de qualquer jeito a uma escrivaninha o dia inteiro altera os ângulos das curvas da espinha e pressiona os ligamentos, músculos e discos, o que pode acabar provocando dores. É por isso que estes exercícios são executados com a espinha na posição neutra, mantendo o comprimento e as curvas naturais da espinha para evitar que ela seja comprimida.

Se você tiver as costas saudáveis, todos os segmentos da espinha agirão em conjunto para proporcionar o movimento desejado. Cada vértebra contribui para esse movimento — mais ou menos como uma corrente de bicicleta. No entanto, se um elo dessa corrente for obstruído, por exemplo por causa de uma postura inadequada, a corrente será sobrecarregada e algumas regiões das costas pressionadas. Muitas vezes, os elos situados logo abaixo e logo acima daquele que foi obstruído tornam-se flexíveis demais como modo de compensação, tornando as costas hipoativas em uma região e hiperativas abaixo e/ou acima dessa mesma região. O resultado disso é uma tensão enorme nas costas.

O Pilates e a yoga dão muita importância à espinha e à saúde dela.

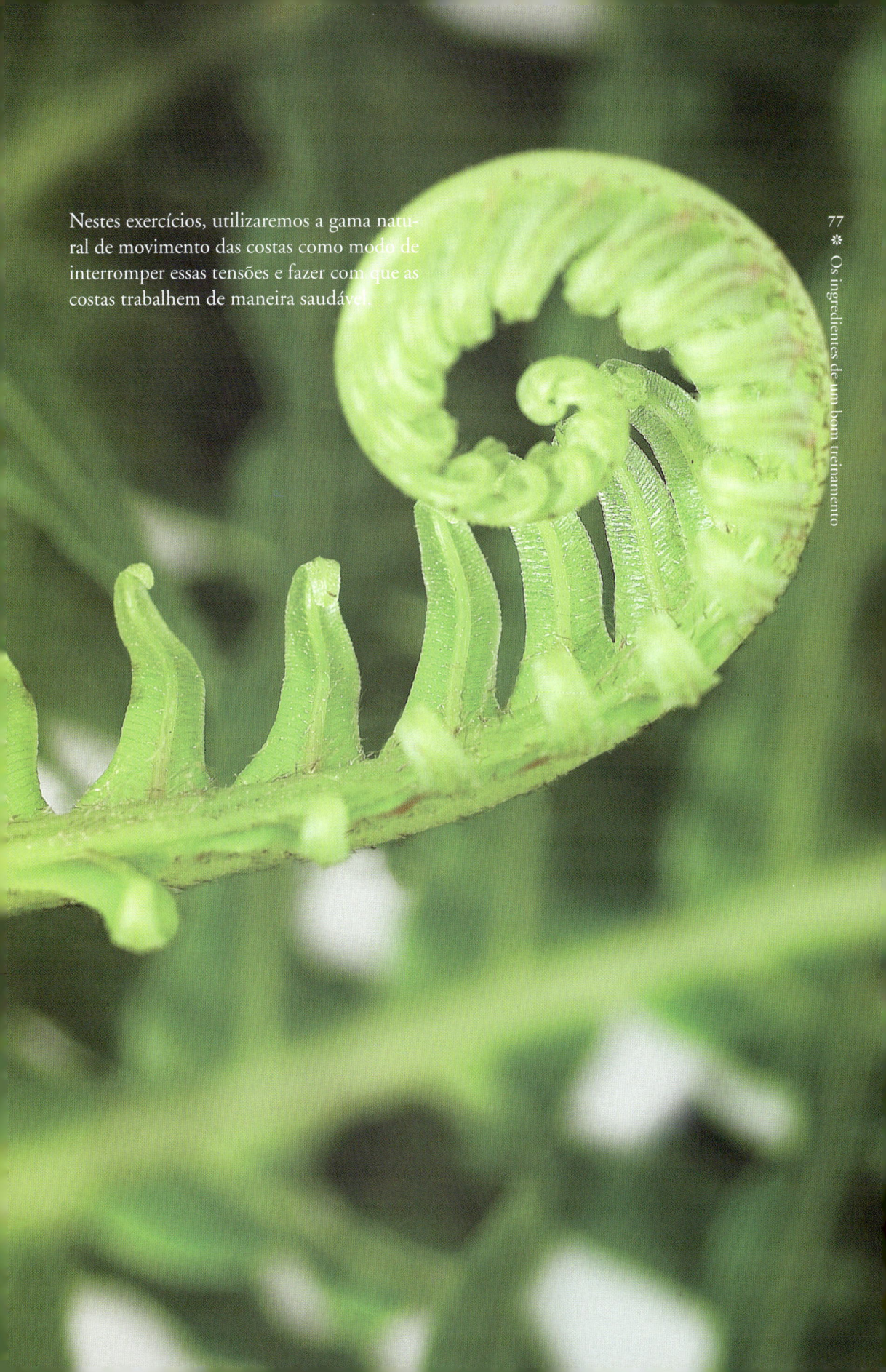

Nestes exercícios, utilizaremos a gama natural de movimento das costas como modo de interromper essas tensões e fazer com que as costas trabalhem de maneira saudável.

※ Os ingredientes de um bom treinamento

A Pelve e os Quadris

Dois terços da população do mundo não têm nenhuma dificuldade para se agachar, descansar, sentar ou comer, embora o mesmo não aconteça normalmente no mundo ocidental. A explicação é simples: cadeiras. Colocados em cadeiras desde os seis meses de idade, os ocidentais descobrem que seus quadris não são tão abertos quanto os dos orientais e, por isso, precisam fazer algo para melhorar a flexibilidade nessa região do corpo. Nós precisamos de um potencial de movimento nos quadris quase tão grande quanto o da espinha. Eles precisam ser capazes de flexão, extensão, adução e abdução, e de rotação externa e interna. Quando se movimentam os quadris desse modo, lubrificam-se as juntas, conseguindo-se o alinhamento correto e se prevenindo do desgaste diário, o que contribui para a saúde e mobilidade dos quadris. Nós ajudaremos o leitor a criar uma abertura nos quadris por meio de uma série de movimentos que acrescentamos a seu treinamento.

A pelve está ligada à espinha. Ela se equilibra nas juntas do quadril e pode se inclinar de um lado para o outro, puxando a espinha lombar consigo, o que tensiona os tecidos espinhais. Quando se aprende a encontrar a posição neutra da pelve e se atinge a estabilidade pélvica, aprende-se a equilibrar o corpo inteiro.

Os Ombros

A vida moderna — usar computadores e ficar assistindo televisão — bloqueia o corpo. Não apenas faz a espinha dobrar-se para a frente, como os ombros girar e a tensão pressionar os músculos. Acrescente-se a isso o modo pelo qual a cabeça é jogada para a frente e você verá que os músculos dos ombros e pescoço — o trapézio superior, o elevador escapular, o deltóide anterior, os peitorais e os músculos superficiais do pescoço, em particular o esternocleidomastóide — estão todos contraídos e sobrecarregados. Enquanto a tensão nesses músculos aumenta, os músculos do meio das costas, especialmente o trapézio inferior e o serrato anterior, ficam esticados e alongados demais e os flexores profundos do pescoço e os músculos suboccipitais se enfraquecem — até mesmo as omoplatas podem se abrir como asas. Os exercícios para os ombros apresentados neste livro servem para desenvolver a flexibilidade na parte superior do corpo, abrindo o peito e fortalecendo os músculos que estabilizam as omoplatas, o que estimula o correto alinhamento e a boa mecânica dos ombros.

Inversão

Acredita-se que as posições invertidas, muito comuns na yoga, proporcionem enormes benefícios aos nossos órgãos internos e sistemas cardiovascular, linfático e nervoso. Pesquisas indicam que as posturas invertidas aliviam a pressão nas artérias e no coração, estimulando a circulação venosa a beneficiar a circulação sangüínea por todo o corpo. Esse processo também estimula o sistema linfático, responsável pela eliminação de toxinas e outros dejetos do organismo. Acredita-se que essas posições invertidas sejam particularmente boas para aquelas pessoas com altos níveis de estafa, mas deve-se evitá-las durante a menstruação (as veias do útero são frágeis e deve-se tomar o cuidado de não congestioná-las com sangue).

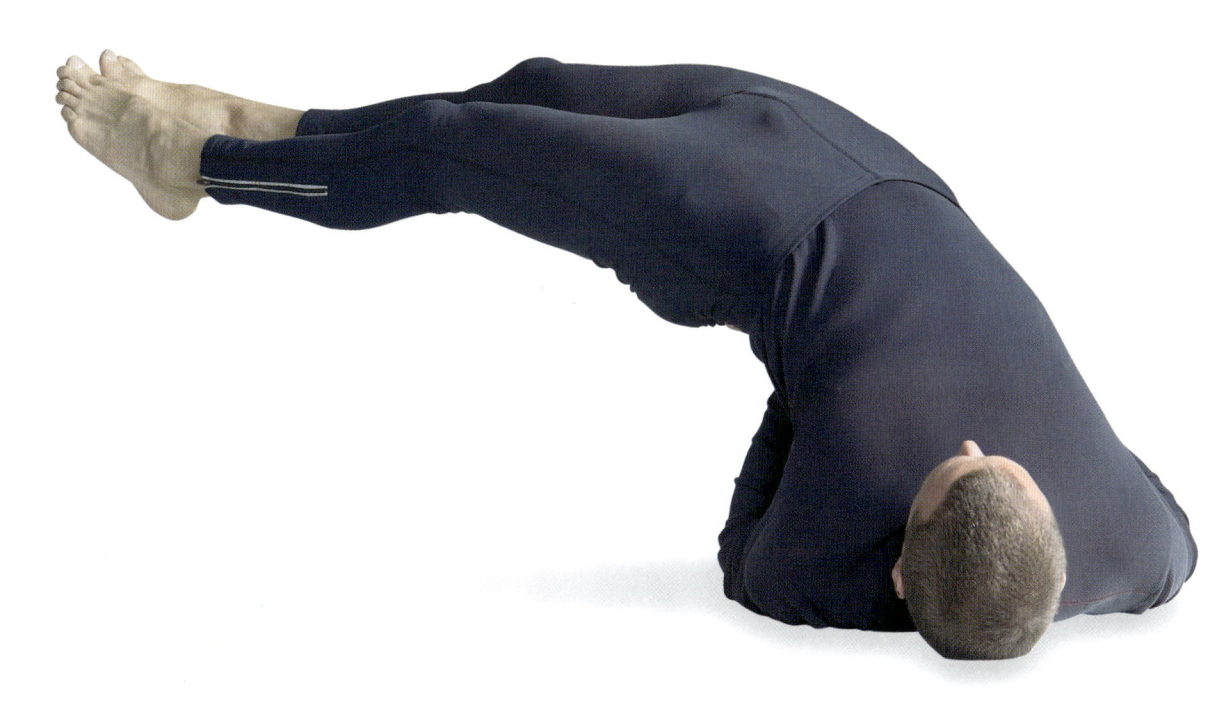

Seqüências Contínuas de Exercícios

Enquanto você estiver se exercitando ao longo do Capítulo 6, adquirirá as habilidades necessárias para executar as complexas seqüências coreográficas que compreendem a última seção do capítulo antes do relaxamento. Este livro trata, todo ele, de movimento — não apenas de movimento, mas do bom movimento — assim, uma vez que você tenha passado por todos os movimentos que o corpo é capaz de executar e os tenha aprendido da maneira apropriada, junte-os nestas seqüências para adquirir o equilíbrio completo em cada treinamento.

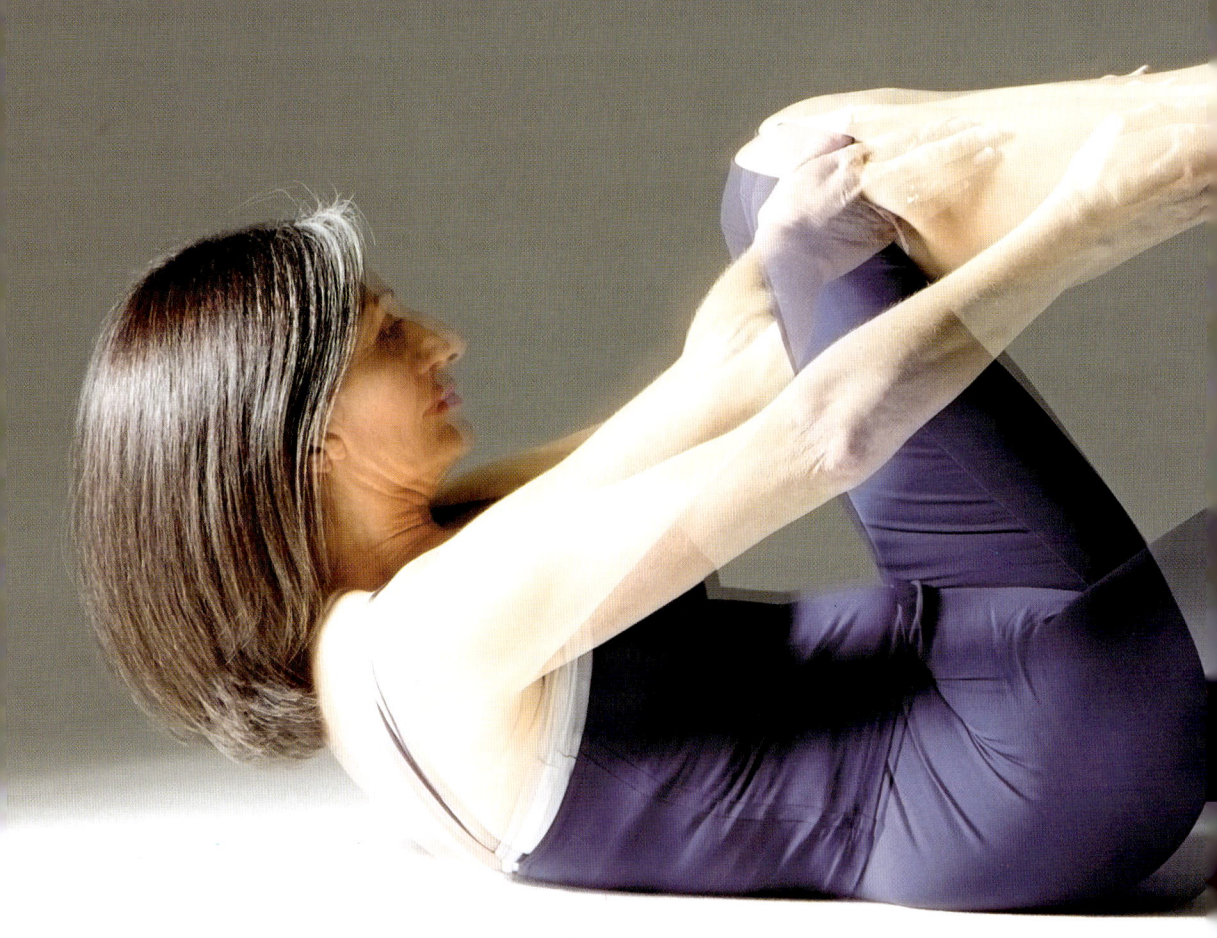

Relaxamento

Alguns dos exercícios deste livro são bastante estimulantes, mas também é importante relaxar. Tanto o Pilates quanto a yoga trabalham com o alívio dos músculos sobredominantes que mantêm a tensão no corpo — tensão que é muitas vezes tão profunda que mesmo quando é aliviada, o corpo volta a senti-la ao menor movimento. Os exercícios de relaxamento ajudarão o leitor a relaxar os músculos com eficiência e durante um determinado período de tal maneira que quando ele terminar seu programa de exercícios, poderá continuar a sentir os benefícios proporcionados por esses exercícios.

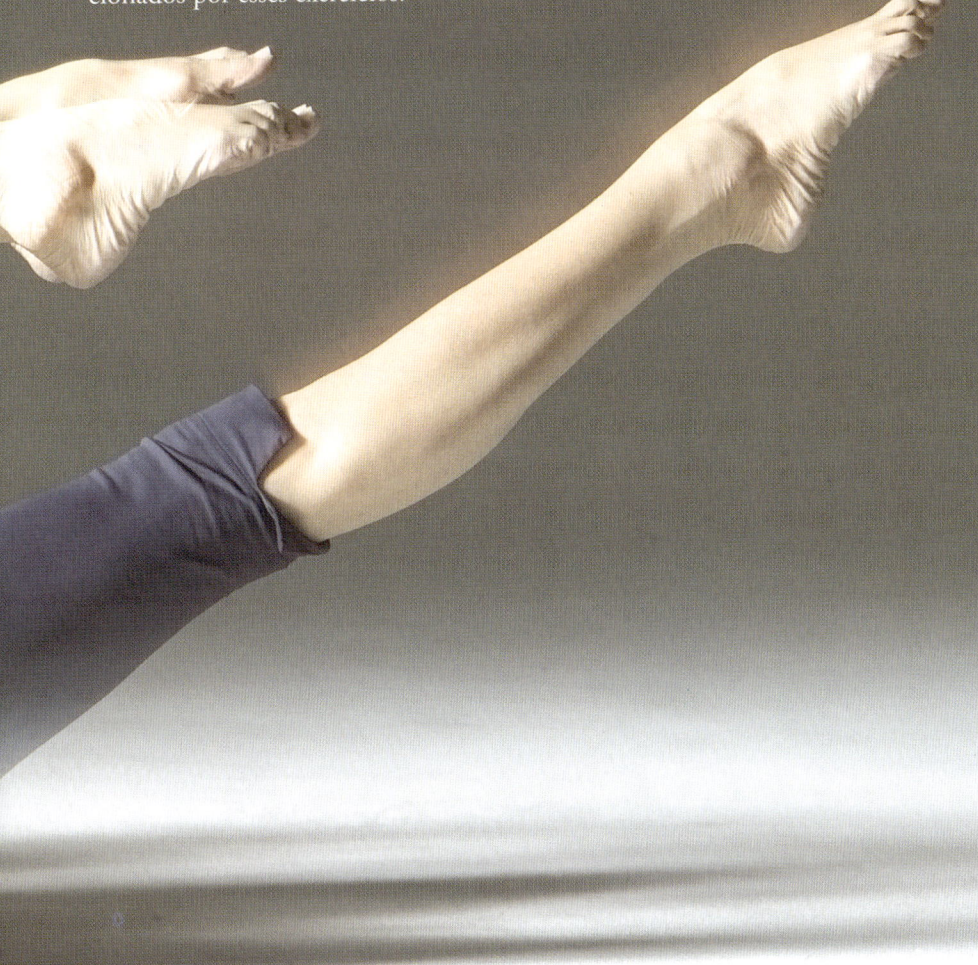

E, por Fim...

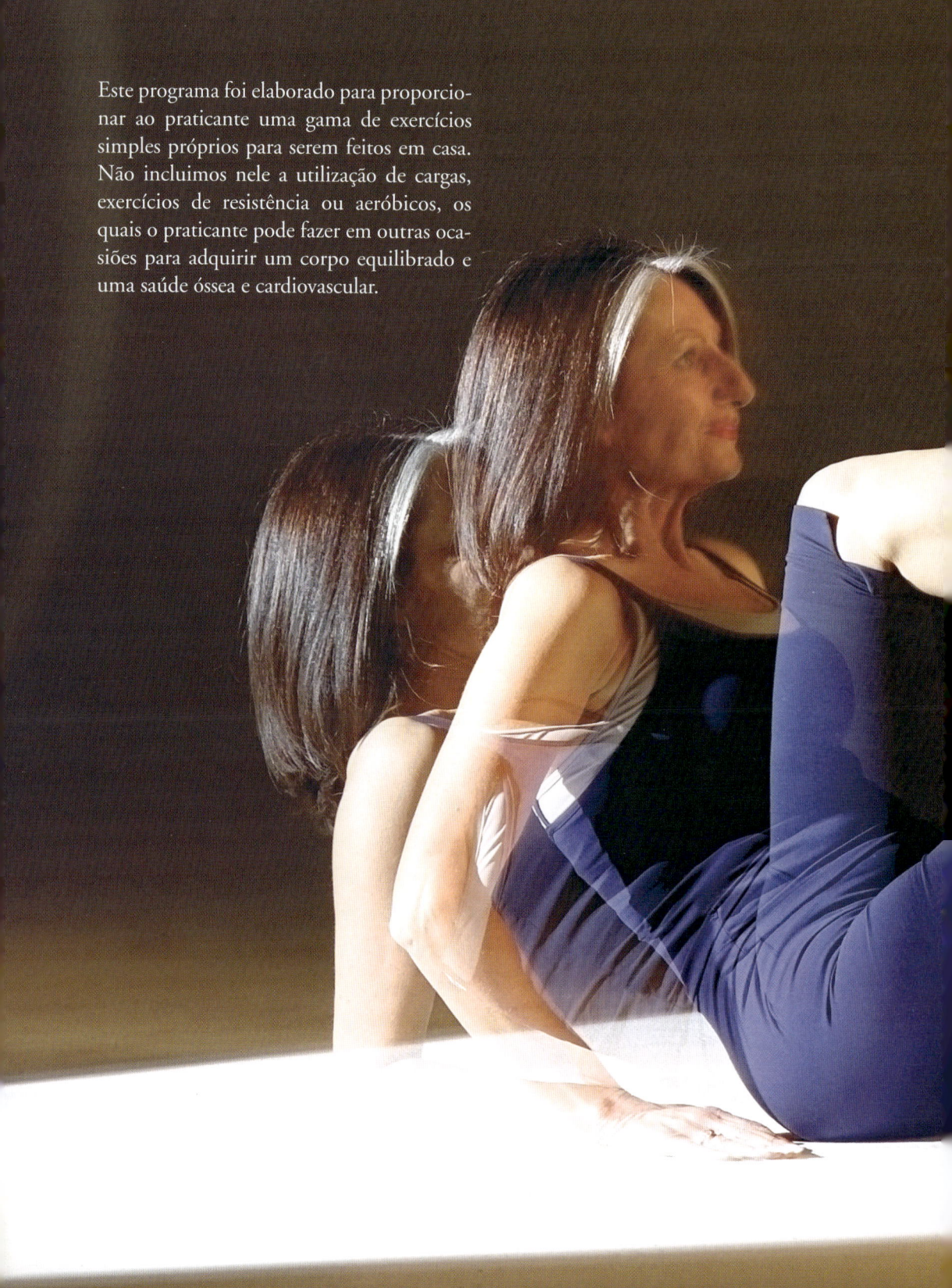

Este programa foi elaborado para proporcionar ao praticante uma gama de exercícios simples próprios para serem feitos em casa. Não incluimos nele a utilização de cargas, exercícios de resistência ou aeróbicos, os quais o praticante pode fazer em outras ocasiões para adquirir um corpo equilibrado e uma saúde óssea e cardiovascular.

6 O programa

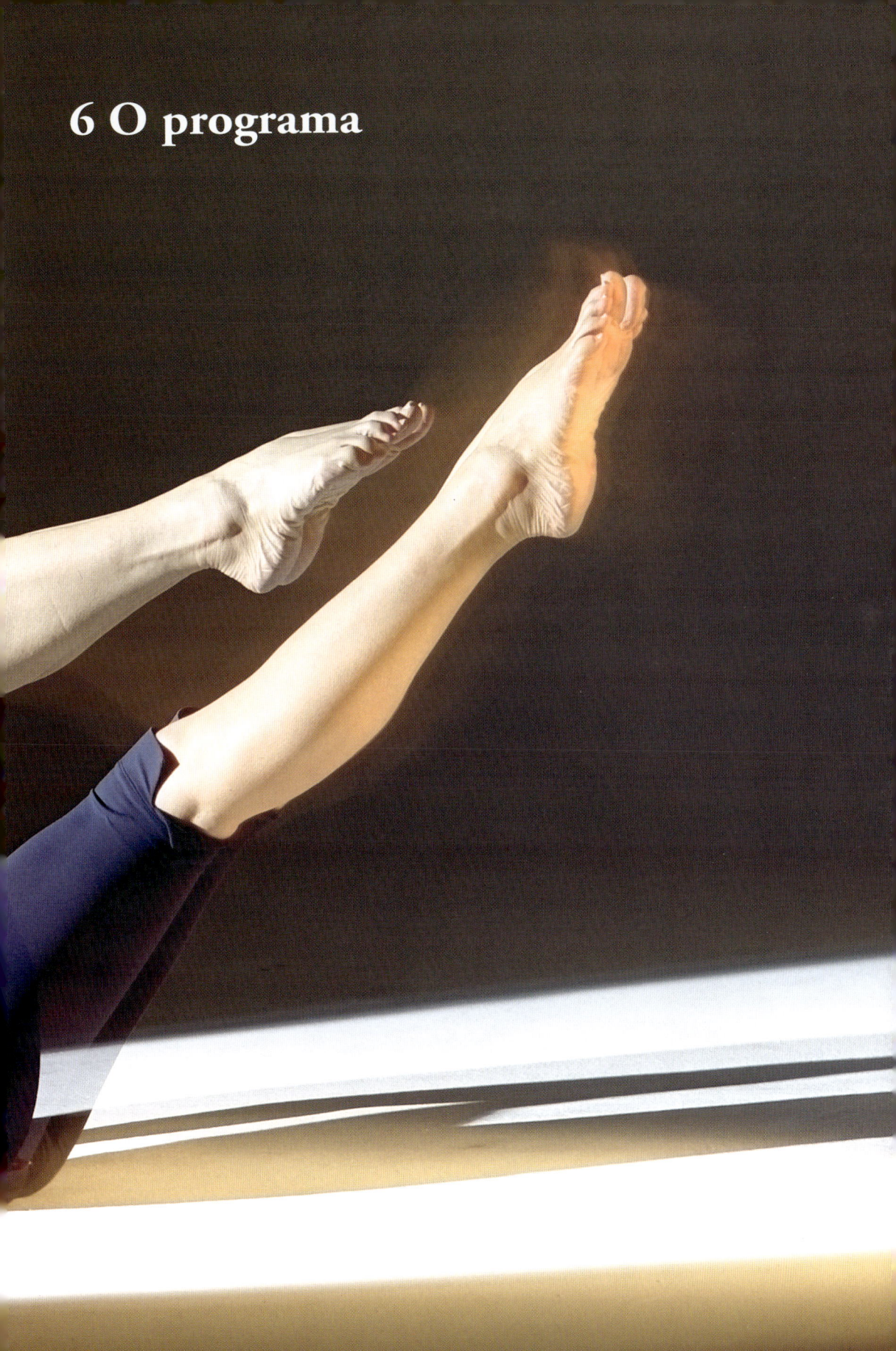

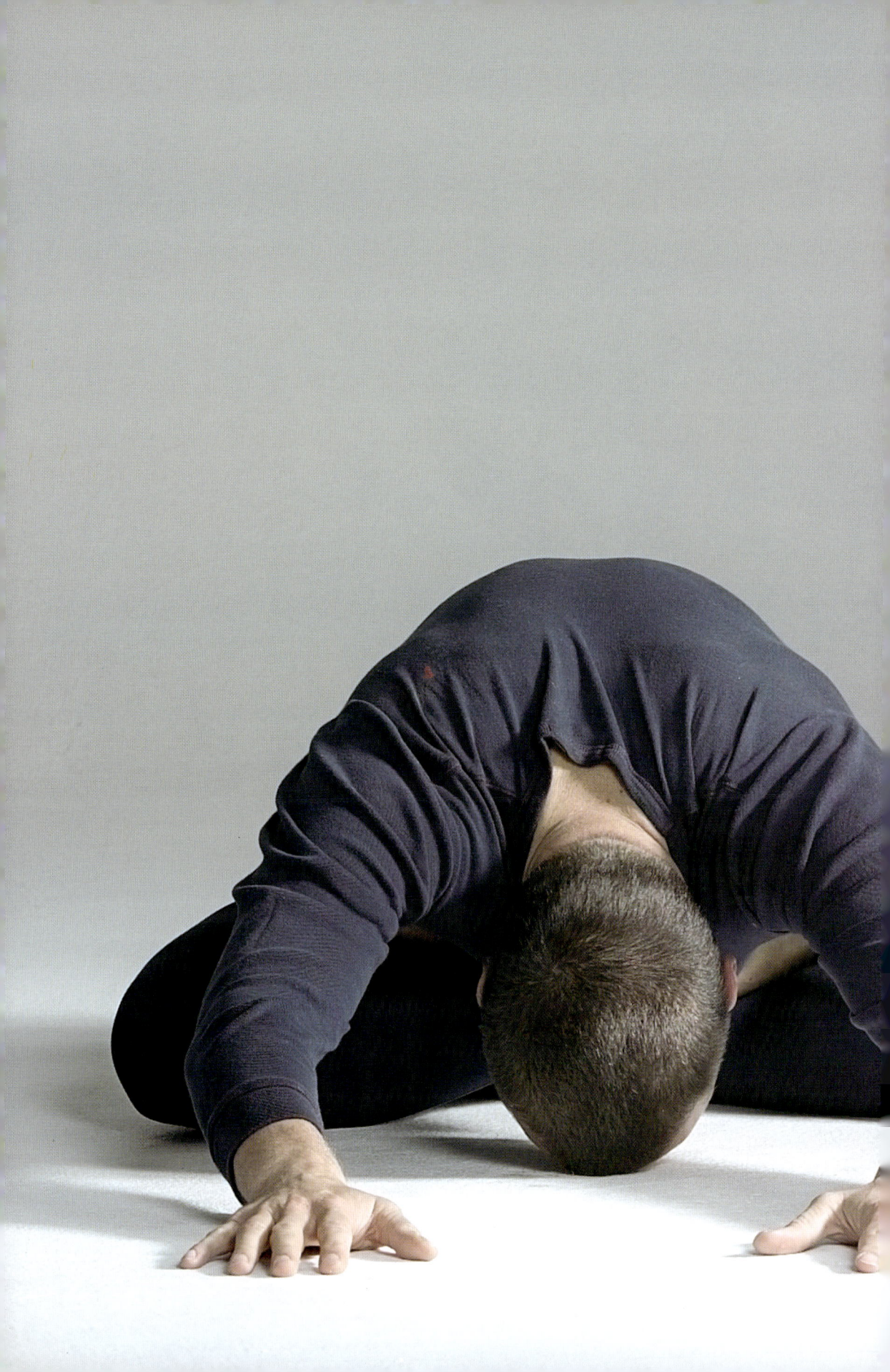

**Flexão /
Dobrar-se para a Frente**

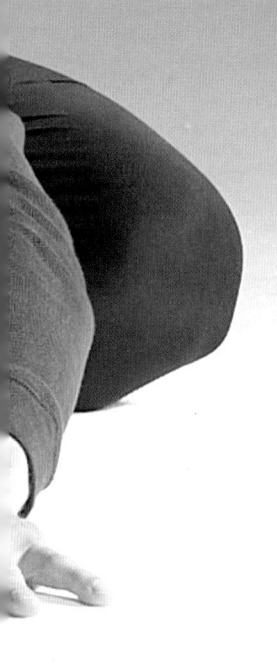

Bola de Praia – Esticar o Tendão da Perna (p)

Objetivo

Este exercício abre as juntas na espinha e alonga os músculos do tendão da perna, os quais ficam quase sempre dobrados quando o corpo está desalinhado. Este exercício também reforça a estabilidade escapular e a respiração profunda.

Aviso: procure orientação especializada se tiver problema nos joelhos ou nos quadris.

Preparação

- Sente-se diretamente no chão mantendo os joelhos dobrados e as solas dos pés juntas. Você deve sentir-se à vontade.
- Estique a perna esquerda para a frente, em linha com os quadris, mantendo a rótula voltada para cima. A sola do pé direito deverá se acomodar junto à dobra interna da panturrilha ou do joelho da outra perna. (Se você tiver de fazer muito esforço para executar esse movimento, procure sentar-se sobre uma toalha enrolada.) Não trave os joelhos.
- Verifique se essa ação não torce a pelve e se você está sentado sobre os ossos da bacia.

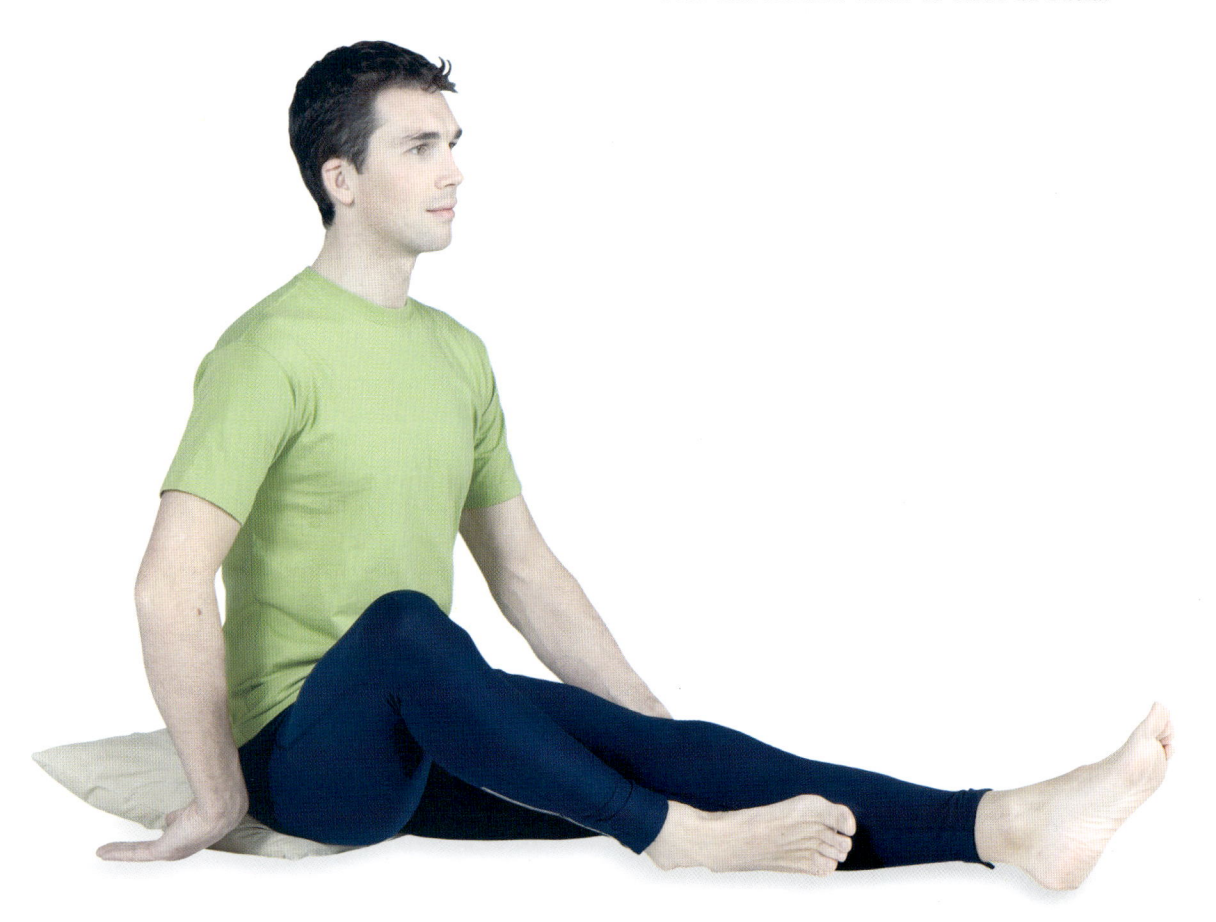

Ação

1. Encha o peito para se preparar e alongue o espaço entre a bacia e a caixa torácica. À medida que expirar, mantenha retraídos os músculos inferiores do abdômen; suba a partir de seus quadris e curve cuidadosamente a espinha alongando-a para a frente como se estivesse rolando sobre uma enorme bola de praia.
2. Permaneça centralizado e mantenha o peso bem distribuído sobre os ossos da bacia.
3. Mantenha o pescoço esticado, com o queixo levemente retraído, deslizando as omoplatas até a cintura. Mantenha relaxado o braço ao lado da perna esticada e coloque a outra mão atrás de você com a palma voltada para cima.
4. Acompanhe a respiração cinco vezes e, na próxima expiração, retraia os músculos inferiores do abdômen antes de ajeitar a espinha, vértebra por vértebra, coisa que deverá ser feita com muita delicadeza, até que você esteja sentado ereto. Repita do outro lado.

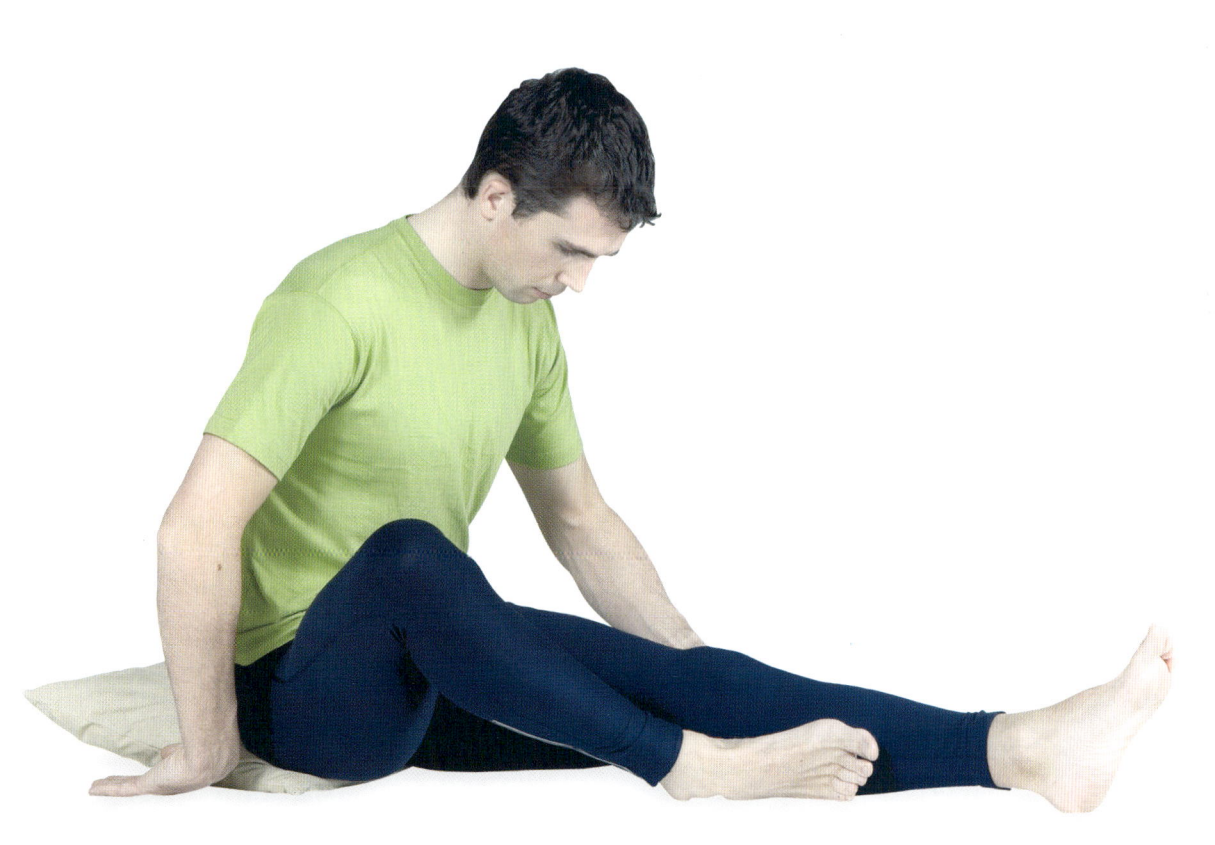

Curvar-se para Cima (*p*)

Objetivo
Com um alinhamento postural perfeito, este exercício fortalecerá os abdominais para deixar o estômago mais reto; assim, os músculos trabalharão na ordem correta.

Aviso: evite fazer este exercício se tiver problemas no pescoço ou osteoporose na espinha.

Preparação
• Deite-se na Posição de Relaxamento (ver p. 48) e com cuidado solte o pescoço rolando vagarosamente a cabeça de um lado para o outro.

Ação
1. Junte levemente as mãos atrás da cabeça, de modo que elas possam segurar a cabeça sem empurrar o pescoço. Comprima o queixo para dentro como se estivesse segurando um delicado pêssego maduro com ele.
2. Encha o peito para se preparar. À medida que estiver soltando o ar, mantenha retraídos os músculos inferiores do abdômen (eles deverão ficar retraídos o tempo todo).
3. Alivie o esterno e curve-se para cima.
4. Mantenha a largura e a distância na parte frontal da pelve, com o cóccix abaixado em contato com o solo e se distanciando da caixa torácica. Não deixe que os abdominais inferiores formem uma saliência — eles devem permanecer retraídos.
5. Inspire e, vagarosamente, curve as costas para baixo.
6. Repita dez vezes.

Atenção
• Procure não pressionar os quadris.
• Permaneça em posição neutra, com o cóccix contra o solo e se estendendo para fora. A frente do corpo mantém sua extensão — uma imagem útil é a de uma fita esticada ao longo da frente do corpo que não pode se enrugar.

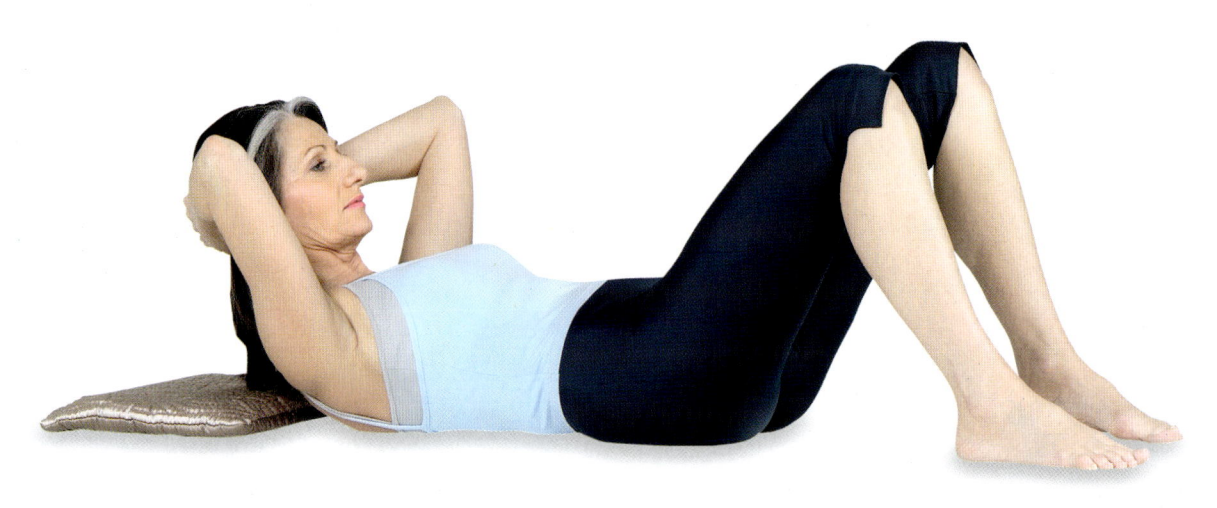

Curvatura Oblíqua (p)

Objetivo
Este exercício trabalha os músculos oblíquos.

Aviso: evite este exercício se tiver problemas no pescoço.

Preparação
- Deite-se na Posição de Relaxamento (ver p. 48) e coloque as duas mãos atrás da cabeça, mantendo os cotovelos abertos em linha com as orelhas. Retraia delicadamente o queixo.

Ação
1. Encha o peito para se preparar.
2. Expire, mantenha retraídos os músculos inferiores do abdômen, mova o ombro esquerdo em direção ao joelho direito. O cotovelo continua para trás — é o ombro que se movimenta para a frente.
3. O estômago deve permanecer retraído e a pelve estável.
4. Inspire no baixo abdômen.
5. Repita este exercício cinco vezes em cada lado.

Atenção
- Assegure-se de que a pelve permaneça reta e estável.
- Mantenha a parte superior do corpo aberta.
- Mantenha o pescoço solto.

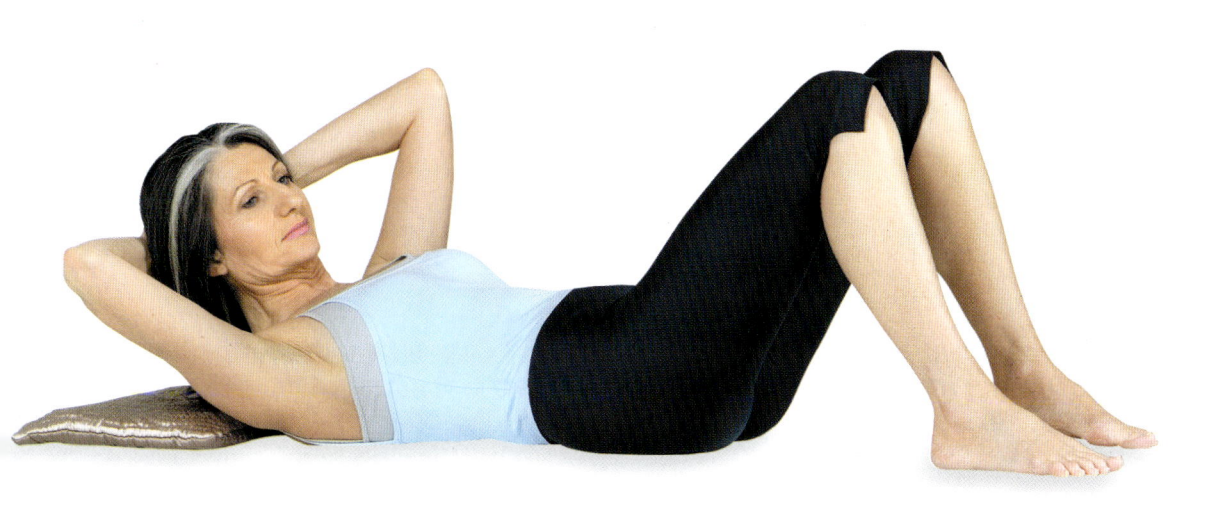

O Cem (*p*)

Objetivo
O Cem é um exercício clássico do Pilates; era usado tradicionalmente como aquecimento no início das aulas na esteira. Foi dividido em seções de modo que você possa ter tempo de dominar os padrões de respiração que estimulam o sistema circulatório antes de prosseguir. Este exercício fortalece os músculos peitorais e abdominais, e ao mesmo tempo ajuda a dominar a estabilização das omoplatas.

Equipamento para todas as etapas
Uma almofada dura e achatada (opcional).

Primeira Etapa: Respiração

- Deite-se na Posição de Relaxamento (ver p. 48) com a cabeça na almofada, se for mais confortável, e coloque as mãos sobre a parte inferior da caixa torácica.
- Encha o peito, preenchendo de ar as ilhargas e as costas enquanto conta até cinco.
- Expire, mantenha retraídos os músculos inferiores do abdômen.
- Repita este exercício dez vezes, procurando manter retraídos os músculos inferiores do abdômen durante a inspiração e a expiração. Se você achar difícil aguentar enquanto conta até cinco, procure contar até três.

Segunda Etapa: Ação do Braço

Preparação
- Deite-se na Posição de Relaxamento (ver p. 48) com a cabeça na almofada, se for mais confortável.
- Fique com os braços a poucos centímetros do solo com a palma das mãos voltadas para baixo e os dedos esticados.
- Mantenha os ombros abaixados e um sentimento de abertura na parte superior do corpo.

Ação
- Encha o peito para se preparar.
- Mova os braços para cima e para baixo deixando-os esticados e contando até cinco; não deixe que eles se aproximem mais do que quinze centímetros do chão.
- Expire e mova os braços para cima e para baixo enquanto conta até cinco.
- Repita dez vezes.

Terceira Etapa

Preparação
- Deite-se na Posição de Relaxamento (ver p. 48) com a cabeça na almofada, se for mais confortável.
- Retraia os músculos inferiores do abdômen. Dobre os joelhos para cima em direção ao peito, um de cada vez. Eles devem ficar paralelos entre si.
- Os braços devem ser estendidos ao lado ao corpo, com a palma das mãos para baixo e o pulso reto, a poucos centímetros do chão.

Ação
1. Mantenha os músculos inferiores do abdômen retraídos e encha o peito, movendo os braços para cima e para baixo enquanto conta até cinco, deixando-os ficar a menos de quinze centímetros do chão. Mantenha as omoplatas abaixadas e os dedos esticados.
2. Expire movimentando os braços para cima e para baixo enquanto conta até cinco.
3. Repita dez vezes.
4. Procure aprimorar-se até conseguir repetir este exercício vinte vezes, e daí até "Cem" vezes.

Atenção
- A respiração não deve ser forçada — não respire demais. Se se sentir um pouco tonto, faça uma pausa.
- Quando estiver batendo os braços, tome cuidado com tensões desnecessárias no pescoço; mantenha-o solto.
- As omoplatas devem permanecer abaixadas nas costas quando os braços forem esticados.

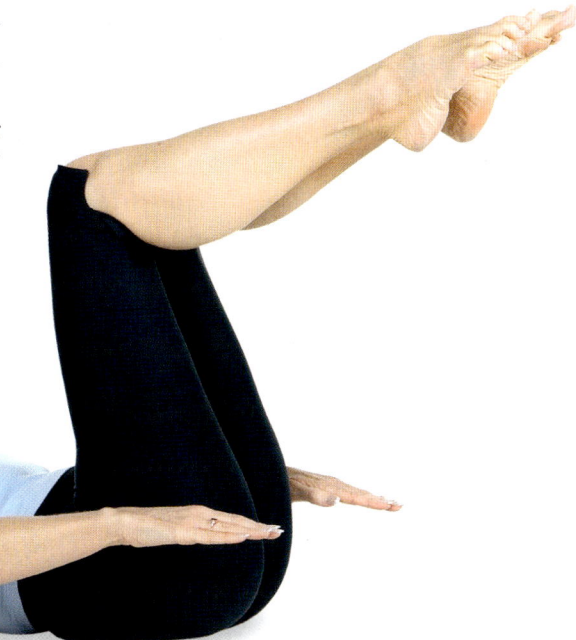

Quarta Etapa

Objetivo
Ao adicionar treinamento abdominal à técnica respiratória, você estará trabalhando os flexores profundos do pescoço. Procure manter os músculos superficiais do pescoço soltos.

Aviso: busque orientação especializada se você tiver problemas respiratórios, cardíacos ou no pescoço.

Preparação
- Deite-se na Posição de Relaxamento (ver p. 48) com a cabeça na almofada, se for mais confortável. Retraia os músculos inferiores do abdômen e leve os joelhos, um de cada vez, em direção ao peito, mantendo as pernas paralelas.
- Deixe os braços relaxados sobre a esteira e role a cabeça devagar de um lado para o outro para soltar o pescoço.

Ação
1. Encha o peito para se preparar.
2. Expire, mantenha retraídos os músculos inferiores do abdômen, encurve a parte superior do corpo tirando-a do chão, lembrando-se de tudo o que aprendeu na sessão "Curvar-se para cima" (ver p. 88). Mantenha o queixo levemente retraído com a mandíbula relaxada.
3. Ao mesmo tempo, levante os braços do chão.
4. Amoleça o esterno e solte o pescoço.
5. Com os músculos inferiores do abdômen retraídos, passe a respirar e a movimentar os braços para cima e para baixo da maneira que fizemos na Terceira Etapa. Inspire lateralmente enquanto conta até cinco e expire pelo mesmo tempo. Mantenha as omoplatas abaixadas em direção à cintura.
6. Repita vinte vezes até chegar a completar "Cem"; então, dobre os joelhos devagar em direção ao peito e abaixe a parte superior do corpo e a cabeça na esteira.

Atenção
- Volte a parte superior do corpo para o chão se sentir alguma pressão no pescoço.
- Para evitar as pressões e para aplicar os estabilizadores profundos, mantenha o queixo levemente retraído, mas não achatado. Sua linha de visão deve ser o meio das coxas. A nuca deve continuar esticada e a parte da frente do pescoço, relaxada.
- Você deve manter a respiração na parte inferior da caixa torácica ou sentirá falta de ar. Se isso acontecer, interrompa o exercício.
- Procure sentir uma abertura na parte superior do corpo e a mantenha. Não encolha os ombros, mantenha a parte superior do corpo aberta e o esterno aliviado.

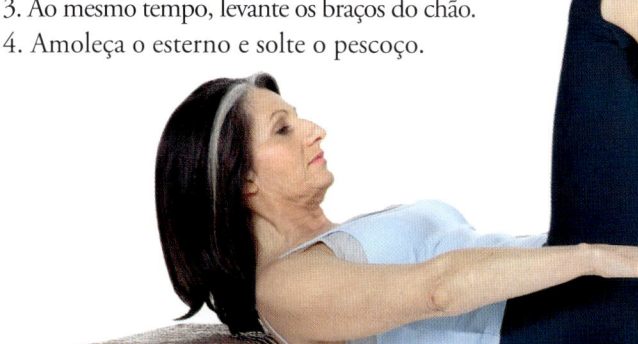

Quinta Etapa

Aviso: procure a orientação de um especialista se tiver problemas cardíacos, respiratórios ou no pescoço.

Preparação
- Deite-se na Posição de Relaxamento (ver p. 48) com a cabeça na almofada, se for mais confortável.
- Retraia os músculos inferiores do abdômen, leve os joelhos em direção ao peito, um de cada vez, mantendo as pernas paralelas e os braços ao lado do corpo.
- Role a cabeça devagar de um lado para o outro para soltar o pescoço.

Ação
1. Encha o peito para se preparar.
2. Expire, retraia os músculos inferiores do abdômen e curve a parte superior do corpo tirando-a do chão, lembrando-se do que foi visto anteriormente (p. 88). O queixo deve estar levemente retraído e as mandíbulas relaxadas. Mantenha o esterno aliviado e o pescoço solto.
3. Inspire e depois expire enquanto, retraindo os músculos inferiores do abdômen, você estica as pernas para cima o mais alto que puder sem forçar. Mantenha as pernas sob controle; não as deixe baixar ou as costas vão se dobrar — as costas devem permanecer fixas ao solo. Os pés deverão estar levemente esticados.
4. Com os músculos inferiores do abdômen retraídos, inicie a ação de respirar e movimentar os braços para cima e para baixo conforme visto nas etapas anteriores. Inspire lateralmente enquanto conta até cinco; conte até cinco enquanto expira. Mantenha as omoplatas recolhidas para baixo na direção da cintura.
5. Repita este exercício vinte vezes até chegar a cem; então, dobre devagar os joelhos em direção ao peito e abaixe a parte superior do corpo e a cabeça voltando-as para a esteira.

Atenção
- Volte a parte superior do corpo para o chão se sentir qualquer pressão no pescoço.
- Para evitar as pressões e para aplicar os estabilizadores profundos, mantenha o queixo levemente retraído, mas não achatado. Sua linha de visão deve ser o meio das coxas. A nuca deve continuar esticada e a parte da frente do pescoço relaxada.
- Você deve manter a respiração na parte inferior da caixa torácica ou sentirá falta de ar. Se isso acontecer, interrompa o exercício.
- Procure sentir uma abertura na parte superior do corpo e a mantenha. Não encolha os ombros, mantenha a parte superior do corpo aberta e o esterno aliviado.

Dobrar-se para a Frente (y)

Objetivo

Este exercício proporciona uma abertura profunda para a pelve, para a parte inferior das costas e para o tendão da perna. Ele também estimula o fluxo sangüíneo para o cérebro. Há duas opções — escolha a segunda, uma variação mais simples se você não tiver muita flexibilidade para executar a primeira postura.

Aviso: tenha cuidado se sofrer de algum problema nos discos.

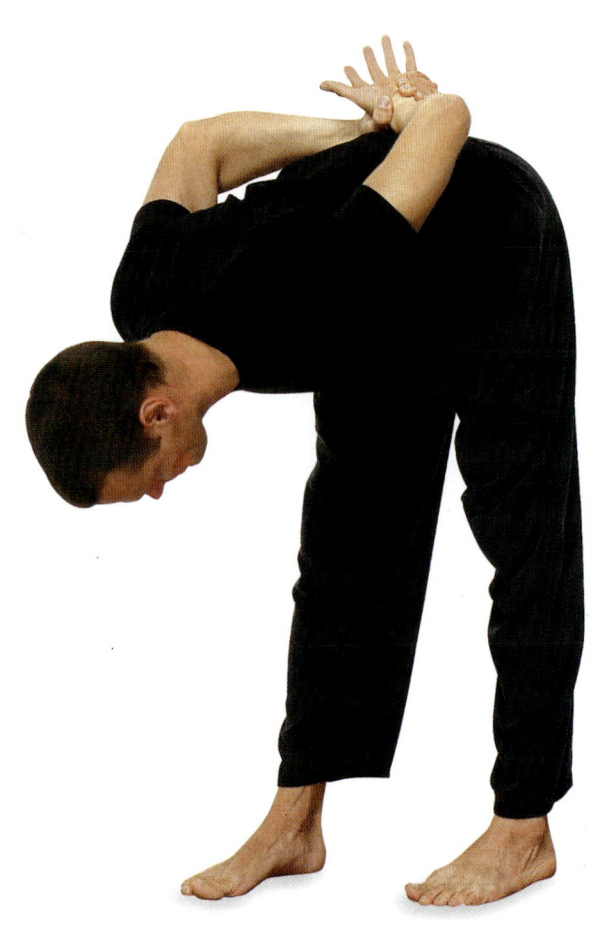

Ação

1. A partir da Posição em Pé (ver p. 51), leve as mãos atrás das costas e agarre um dos pulsos. Dê um ligeiro passo para a frente com o pé direito.
2. Mantenha a frente dos quadris relaxada e as omoplatas abaixadas nas costas, leve o torso para a frente mantendo a parte superior do corpo reta. Não se preocupe em empurrar a cabeça na direção dos pés.
3. Uma vez que estiver nessa posição, preste atenção na respiração. Siga o movimento do abdômen enquanto ele se afunda em direção à espinha durante a expiração.
4. Encontre o centro de equilíbrio nos pés e solte as coxas de forma que as rótulas desçam.
5. Solte o tornozelo e procure se manter nos quadris e na parte de trás da cintura.
6. Quando estiver pronto, dobre os joelhos, comprima o cóccix para baixo e volte o corpo para cima deixando os ombros e a cabeça por último.
7. Em seguida, faça o mesmo exercício com o pé esquerdo para a frente.

Variação Simples

Em vez de segurar as mãos atrás do corpo, leve-as para a frente e as apoie em um muro ou no espaldar de uma cadeira.

Atenção
- Não arqueie as costas — mantenha as omoplatas abaixadas na direção dos quadris.
- Mantenha a nuca esticada e o queixo levemente retraído.
- Mantenha um alinhamento central — não jogue o peso do corpo para um pé nem para o outro.

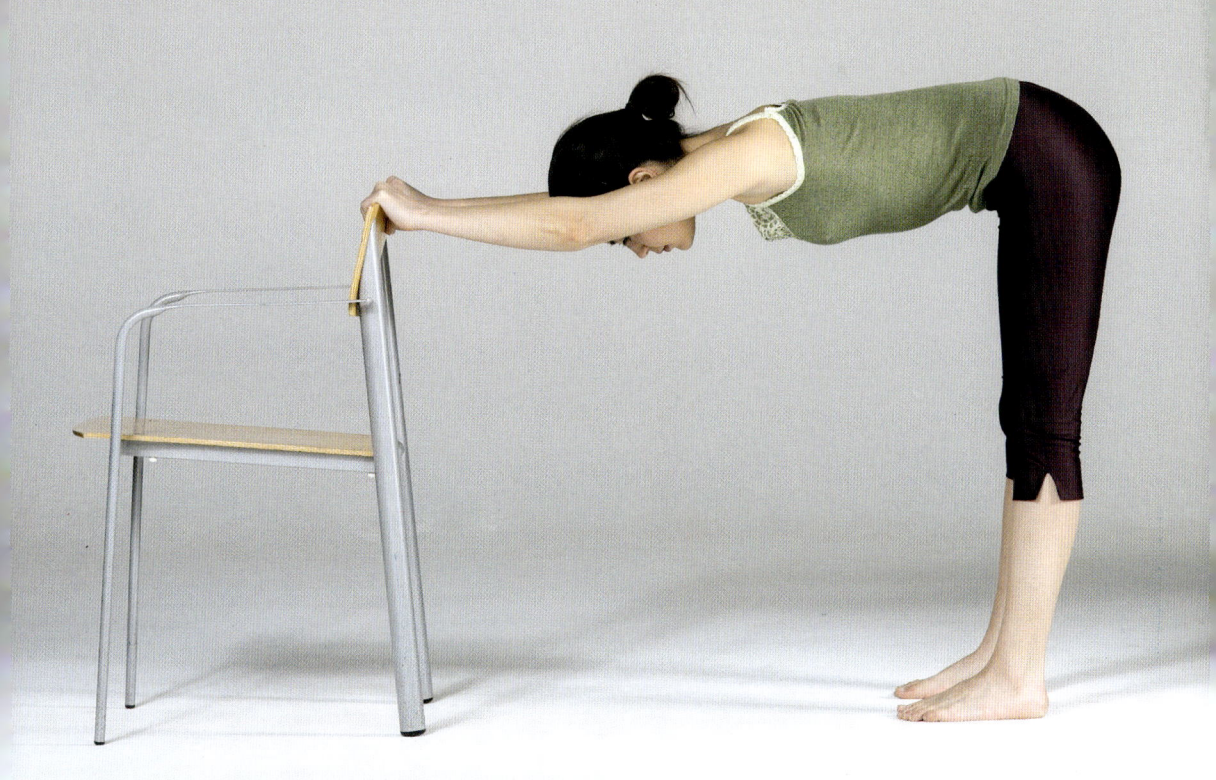

Sentado com o Tronco Curvado para a Frente e Segurando uma das Pernas (y)

Objetivo
Este exercício o ajudará a encontrar o seu alicerce nos quadris fazendo com que o peso se distribua por igual sobre os ossos da bacia. Isso estimula o fluxo do sangue para o cérebro e para os órgãos internos, resfria o corpo e acalma a mente.

Aviso: tenha cuidado se sofrer de algum problema nos discos.

Equipamento
Um travesseiro duro (opcional).
Uma cinta de yoga ou a faixa de um roupão.

Preparação
- Sente-se sobre a esteira com as pernas esticadas.
- Assegure-se de estar com um bom alinhamento postural — com a caixa torácica flutuando acima dos quadris — e faça uso dos ossos da bacia como alicerce.

Ação
1. Repouse o pé direito sob a parte interna da coxa esquerda.
2. Se o joelho direito se elevar, coloque um travesseiro sob ele para apoiá-lo.
3. Mantenha as costas retas e, com as omoplatas se movendo em direção à cintura, empine os quadris e, soltando o ar, dobre o torso para a frente.
4. Segure o tornozelo ou a coxa (ou o pé se o corpo estiver bem aberto). Se esse movimento for difícil para você, utilize uma cinta de yoga ou uma faixa de roupão em volta do arco do pé e a segure pelos dois lados.
5. Quando estiver sentado para a frente, relaxe a parte de trás dos quadris para baixo e estique a espinha para cima.
6. Retraia de leve o queixo como se estivesse segurando um pêssego maduro sob ele, alongando a nuca.
7. Quando estiver pronto, volte a subir devagar.
8. Repita do outro lado.

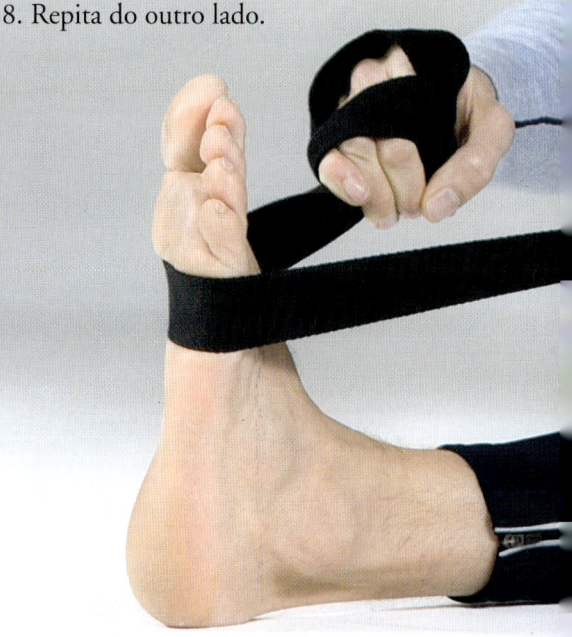

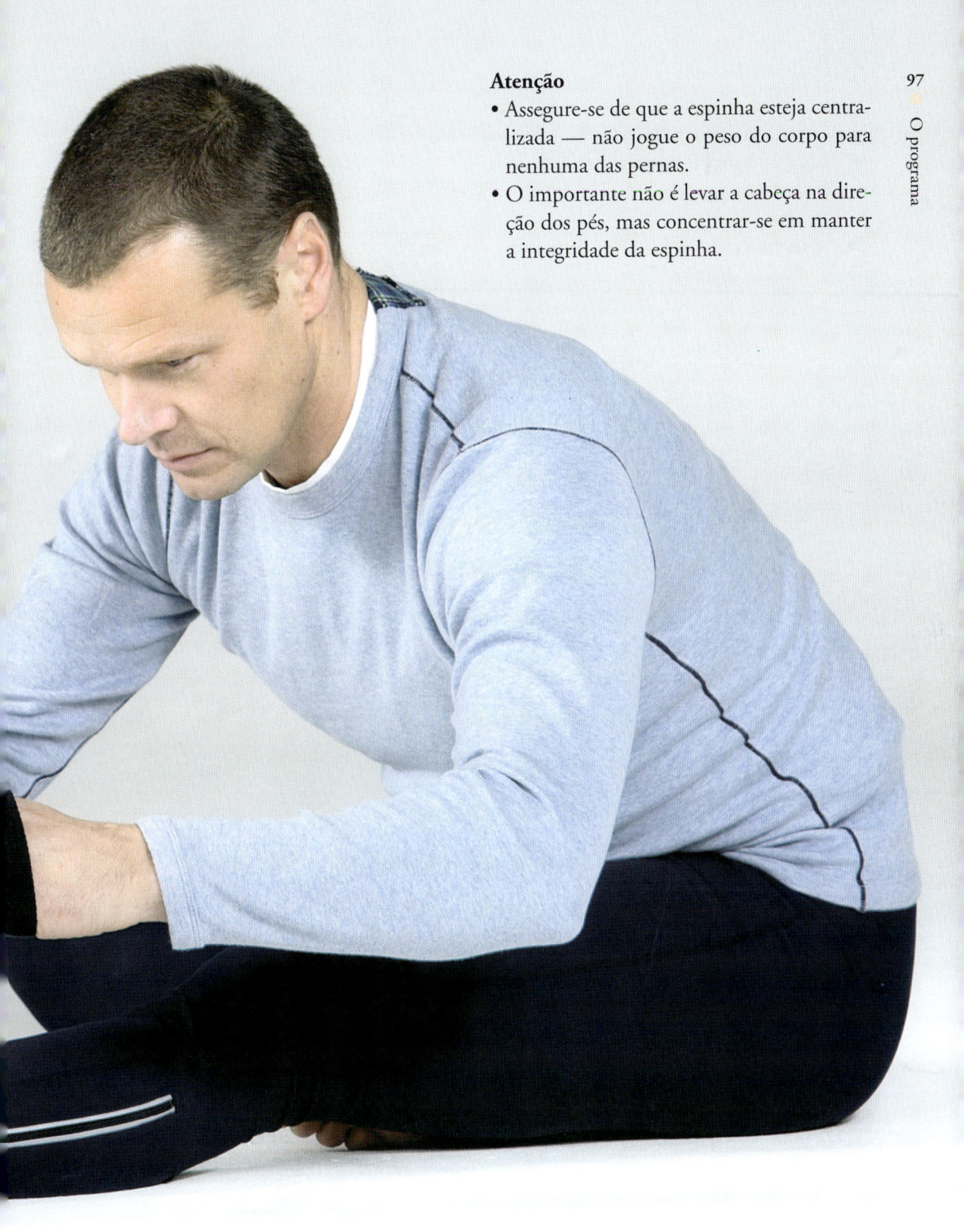

Atenção
- Assegure-se de que a espinha esteja centralizada — não jogue o peso do corpo para nenhuma das pernas.
- O importante não é levar a cabeça na direção dos pés, mas concentrar-se em manter a integridade da espinha.

Curvar-se para a Frente: Posição do Sapateiro (y)

Objetivo
Além de abrir os quadris, este exercício estimula o fluxo sangüíneo até os órgãos pélvicos; ele é ideal para problemas pré-menstruais, de menopausa e da próstata.

Aviso: tenha cuidado se sofrer de algum problema nos discos.

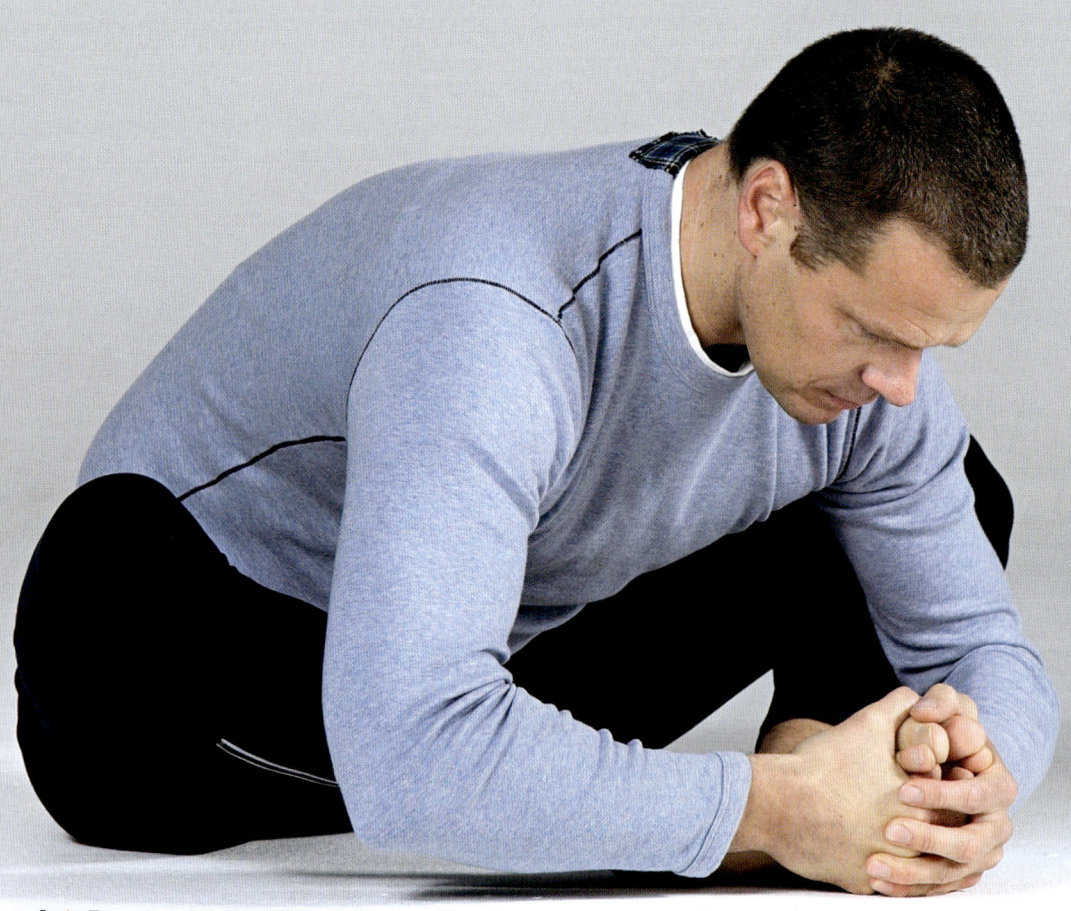

Ação

1. Sente-se na esteira e junte as solas dos pés uma de encontro à outra, mantendo as mãos atrás do corpo e os dedos das mãos apontando para trás.
2. Mantendo os quadris equilibrados, solte-os, deixando que a força da gravidade separe os joelhos. Seu peso deverá descer de forma bem distribuída pelos ossos da bacia.
3. Use os braços para alongar a espinha, criando um espaço entre a caixa torácica e os quadris. Relaxe as omoplatas descendo-as em direção à cintura.
4. Abra a frente do peito e relaxe os ombros.
5. Retraia levemente o queixo como se estivesse segurando um pêssego maduro com ele para alongar a nuca.
6. Uma vez que alcançar essa abertura, solte as mãos e leve-as até os pés, segurando os artelhos.
7. Mova um pé uns dez centímetros para a frente, mantendo o mesmo alinhamento na espinha que antes. Você se movimentará para a frente um pouco mais quando seu pé se mover.
8. Acompanhe a respiração por vinte ou trinta segundos.

Atenção

- Se os quadris estiverem muito duros, apóie os joelhos num travesseiro para manter os quadris soltos.
- Não arqueie as costas — continue soltando as omoplatas para baixo em direção à cintura.
- Mantenha a nuca esticada e o queixo levemente retraído.
- Mantenha um alinhamento central — não jogue o peso sobre um pé ou outro.

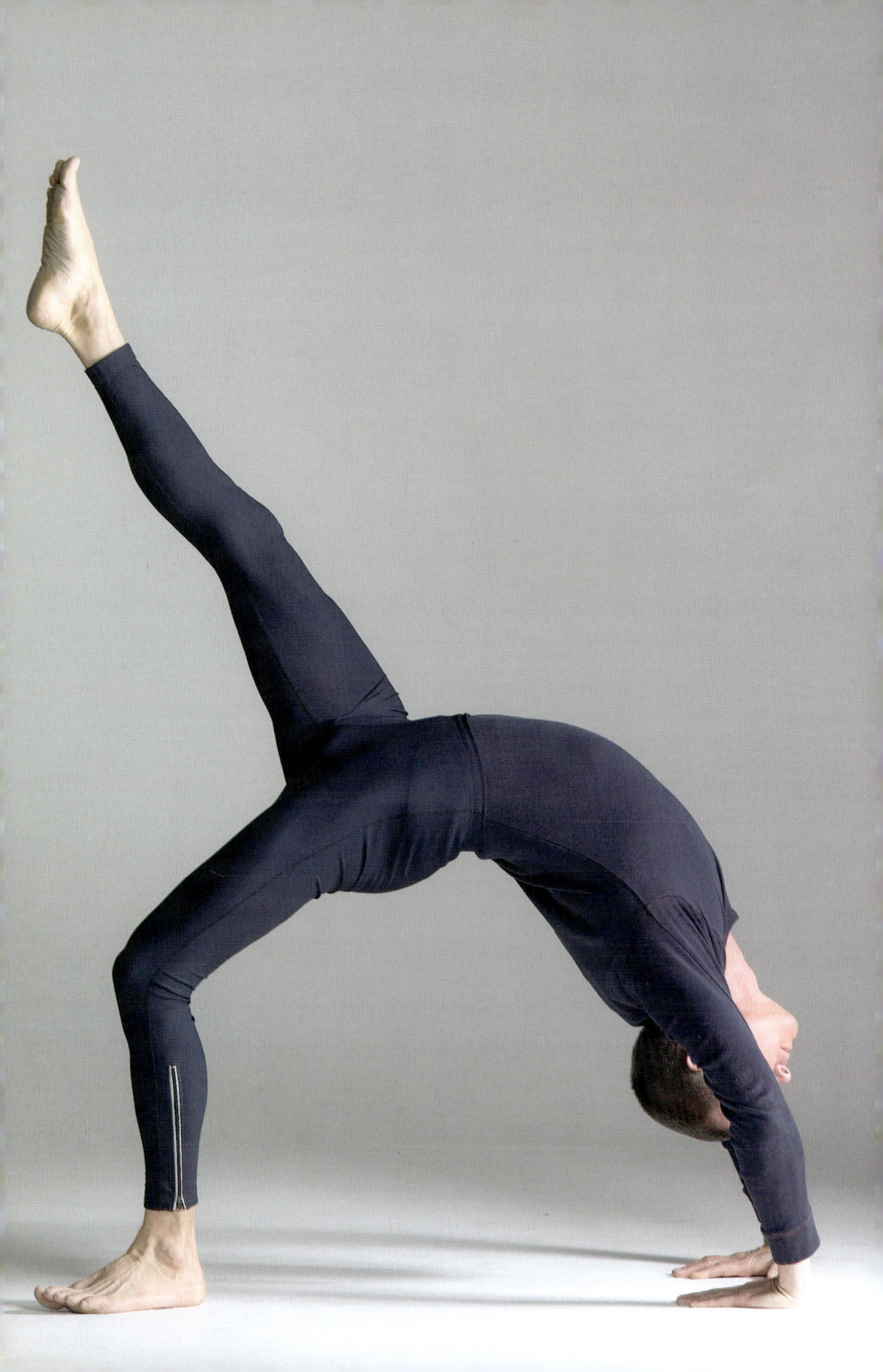

Extensão /
Dobrar-se para Trás

Pressão Diamante (*p*)

Objetivo
Este exercício sutil tem resultados espantosos e ajuda mesmo a reverter os efeitos provocados pelo fato de se andar encurvado o dia todo. Ao mesmo tempo que estimula o alongamento e a extensão das costas, trabalha os flexores profundos do pescoço e os músculos que estabilizam as omoplatas, e nos dá a consciência da movimentação das escápulas sobre a caixa torácica.

Preparação
- Deite-se de bruços na esteira, mantendo os pés afastados de modo que fiquem em linha com os quadris.
- Coloque os braços de modo que eles descrevam a figura de um diamante, com a ponta dos dedos juntas pouco à frente de sua testa. Se não se sentir à vontade nessa posição, coloque as mãos um pouco mais afastadas.
- Mantenha as omoplatas relaxadas e os cotovelos abertos.

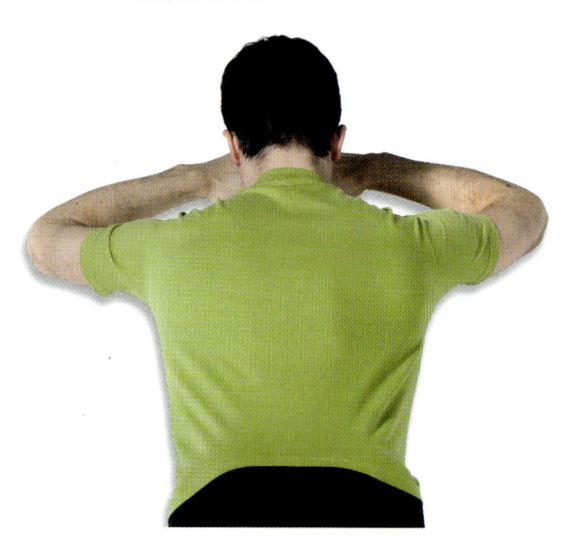

Ação
1. Inspire e se estique por meio da espinha.
2. Expire, retraia os músculos inferiores do abdômen e empurre as omoplatas para baixo em direção à parte de trás da cintura. Comprima um pouco o queixo e levante a cabeça de três a quatro centímetros do solo.
3. Mantenha o olhar para baixo de modo que a nuca fique esticada. (Imagine que há um fio no alto de sua cabeça e que você está sendo puxado por ele.) A ligação deve ser feita na parte estreita das costas — talvez você tenha de ajudar um pouco com os ombros, mas pense que eles estarão se ligando na cintura também.
4. Inspire e mantenha a posição. A parte inferior do estômago deve ficar levantada, mas as costelas devem ficar no solo.
5. Expire, continue com os músculos inferiores do abdômen contraídos e, bem devagar, abaixe as costas. Mantenha o alongamento por meio da espinha.
6. Repetir cinco vezes.

Atenção
- Mantenha os músculos inferiores do abdômen se afastando da espinha.

✓

✗

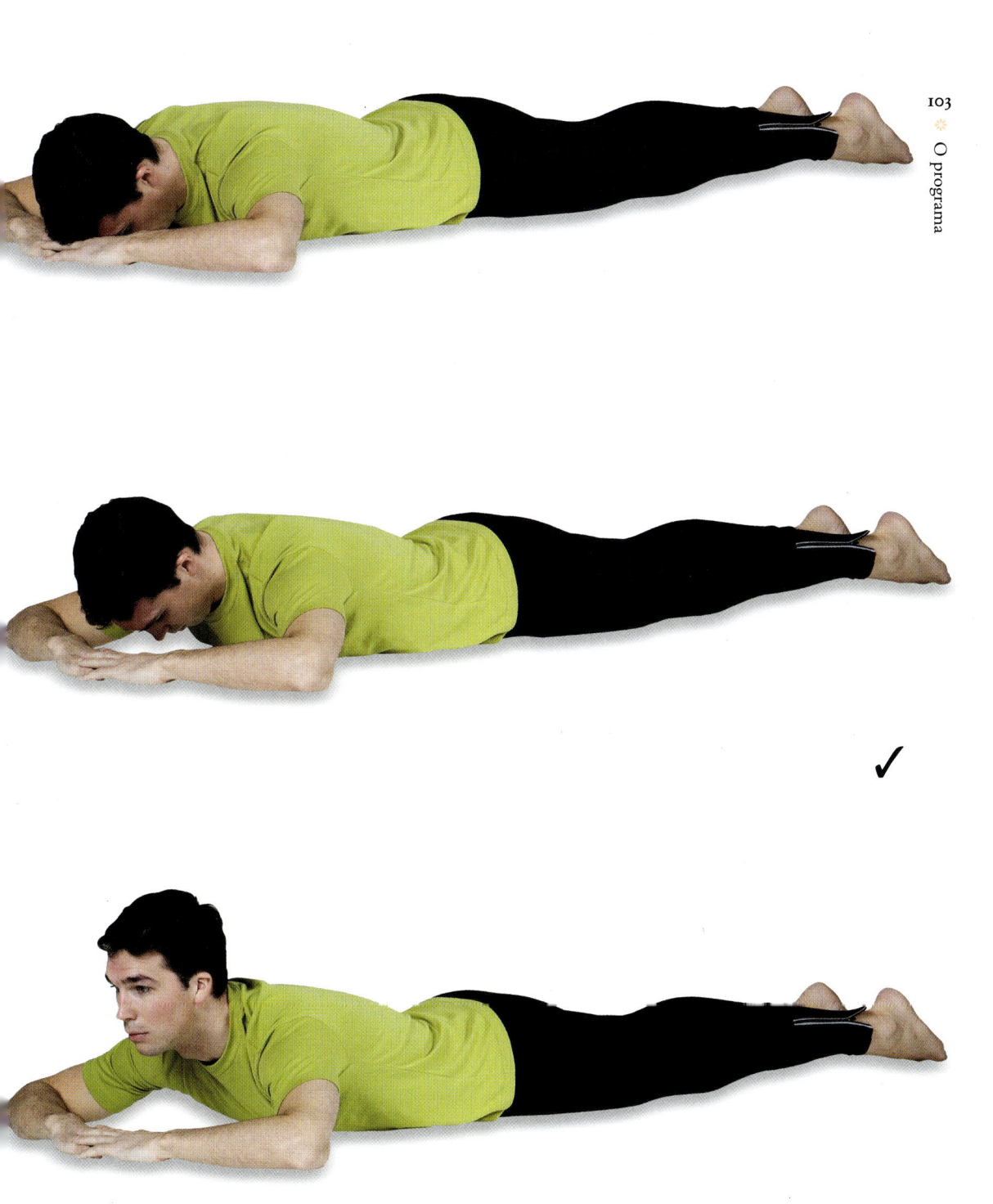

- Assegure-se de que esteja olhando para baixo — empinar a cabeça encurtará a nuca.

O Dardo (Fase Dois) (*p*)

Objetivo
Este exercício criará a consciência das omoplatas e fortalecerá os músculos que as estabilizam. Fortalecerá também os músculos extensores das costas e trabalhará os flexores profundos do pescoço.

Equipamento
Um travesseiro pequeno ou uma toalha (opcional).

Preparação
- Deite-se de bruços (coloque um travesseiro pequeno ou uma toalha de rosto dobrada sob a fronte para facilitar a respiração, se necessário).
- Abaixe os braços mantendo-os ao lado do corpo, com a palma das mãos voltada para cima.
- Estique o pescoço.
- Junte as pernas esticadas com os artelhos apontando para trás.

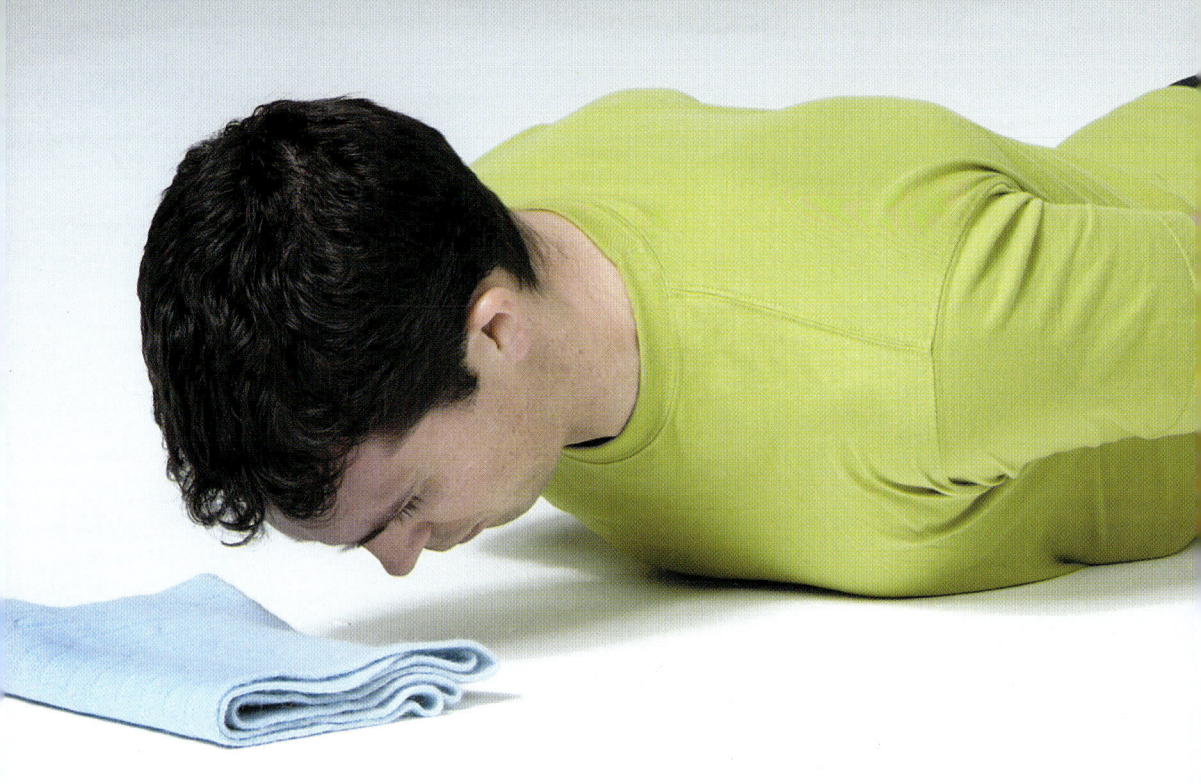

Ação
1. Inspire para se preparar e alongue o corpo através da espinha, retraindo levemente o queixo.
2. Solte o ar, mantendo a retração dos músculos inferiores do abdômen, desça as omoplatas pelas costas, estique os dedos em direção aos pés, com as mãos voltadas para dentro. Aperte uma coxa contra a outra, mas mantenha os pés no chão e, usando os músculos medianos das costas, levante devagar a parte superior do corpo do chão, mas não muito. Continue olhando para o chão sem virar a cabeça para trás.
3. Inspire e sinta a extensão do corpo desde a ponta dos pés até o alto da cabeça.
4. Expire, continue com os músculos inferiores do abdômen retraídos e volte a descer a parte superior do corpo.

Atenção
- Mantenha retraídos os músculos inferiores do abdômen.
- Não estique o pescoço — você deve senti-lo solto enquanto os ombros se acoplam nas costas. Imagine o pescoço de um cisne se alongando entre as asas.
- Mantenha os pés no chão.
- Pare, se sentir que está forçando a parte de baixo das costas. Este exercício também pode ser feito mantendo-se os pés em linha com os quadris e os músculos das nádegas e das coxas relaxados.

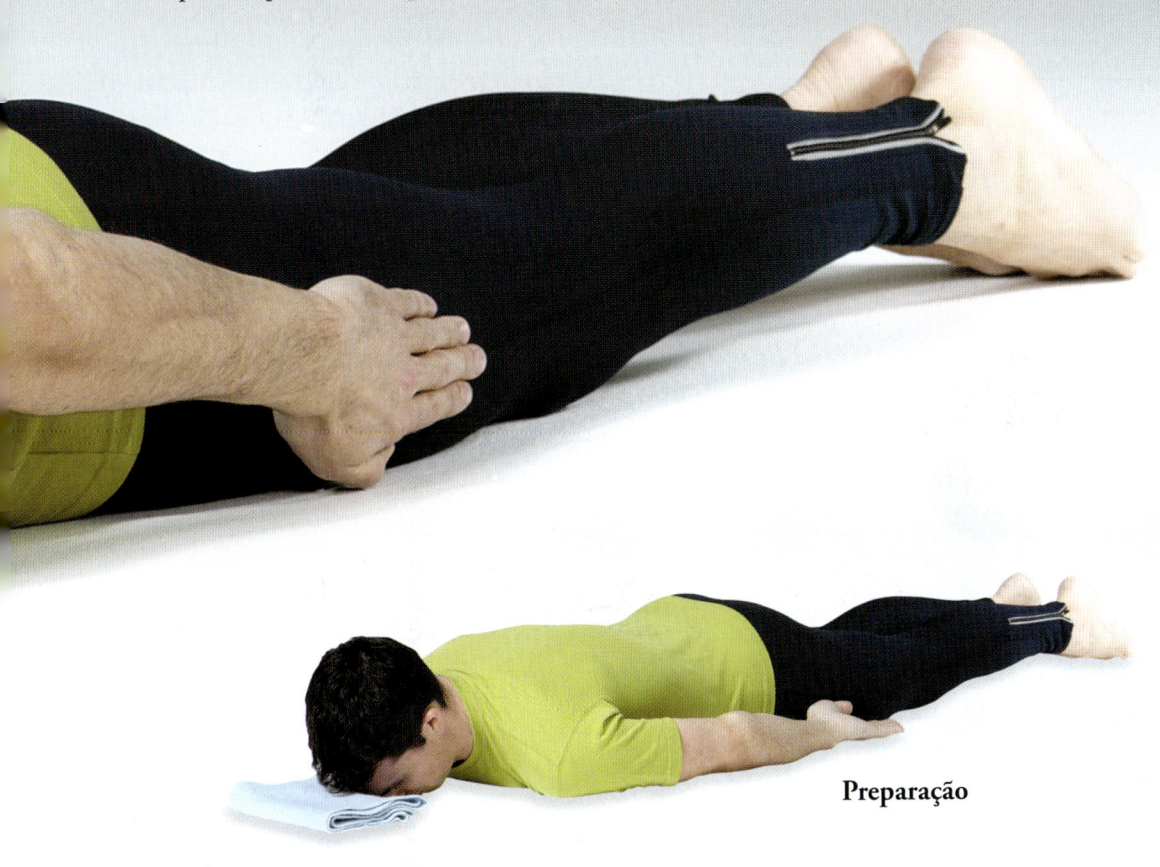

Preparação

Chute com um dos Calcanhares (*p*)

Objetivo

Melhorar a coordenação e aprender a esticar as costas de maneira segura e com estabilidade. Este exercício também serve para o desenvolvimento dos abdominais e do quadríceps; para o alongamento dos tendões e para mobilizar e articular as juntas dos tornozelos.

Aviso: procure orientação se tiver alguma lesão nas costas ou nos joelhos.

Preparação

- Este exercício pode ser realizado na posição de esfinge, com a parte superior do corpo estendida, ou com a cabeça abaixada sobre a parte de cima das mãos abertas. Você deverá estar acostumado com a Pressão Diamante e com o Dardo antes de tentar estender mais as costas ao executar este exercício na posição da esfinge.

- Se estiver se preparando para a posição da esfinge, coloque as mãos no solo (a distância de uma mão à outra deverá ser um pouco maior do que a largura dos ombros), com os dedos em linha com as orelhas. Retraia os músculos inferiores do abdômen e exerça uma pressão sobre os antebraços para levantar do chão a parte superior do corpo. Mantenha os cotovelos e os antebraços no chão. Assegure-se de que o pescoço permaneça esticado e os ombros bem afastados dos ouvidos e do esterno. A pelve e o osso púbico continuarão no solo. Os músculos inferiores do abdômen ficarão retraídos durante todo o exercício.

- Esta posição deverá ser confortável para você, mas se sentir um beliscão nas costas, vá para a posição alternativa e descanse a fronte sobre as mãos fechadas com os dedos esticados. Assegure-se de que a parte superior das costas permaneça aberta e relaxada.

Ação
1. Afaste ligeiramente as pernas.
2. Retraia os músculos inferiores do abdômen; estique o pé esquerdo e jogue-o para trás na direção das nádegas. Abaixe a perna ligeiramente, flexione o pé e jogue-o novamente.
3. Repetir com o pé direito.
4. Repetir oito vezes em cada perna.

Atenção
- Respire normalmente durante todo o exercício.
- Se estiver na posição da esfinge, não se deixe afundar e mantenha o alongamento do corpo e a retração dos músculos inferiores do abdômen.
- Em qualquer uma das posições, assegure-se de que as duas extremidades dos quadris estejam equilibradas em contato com o solo.

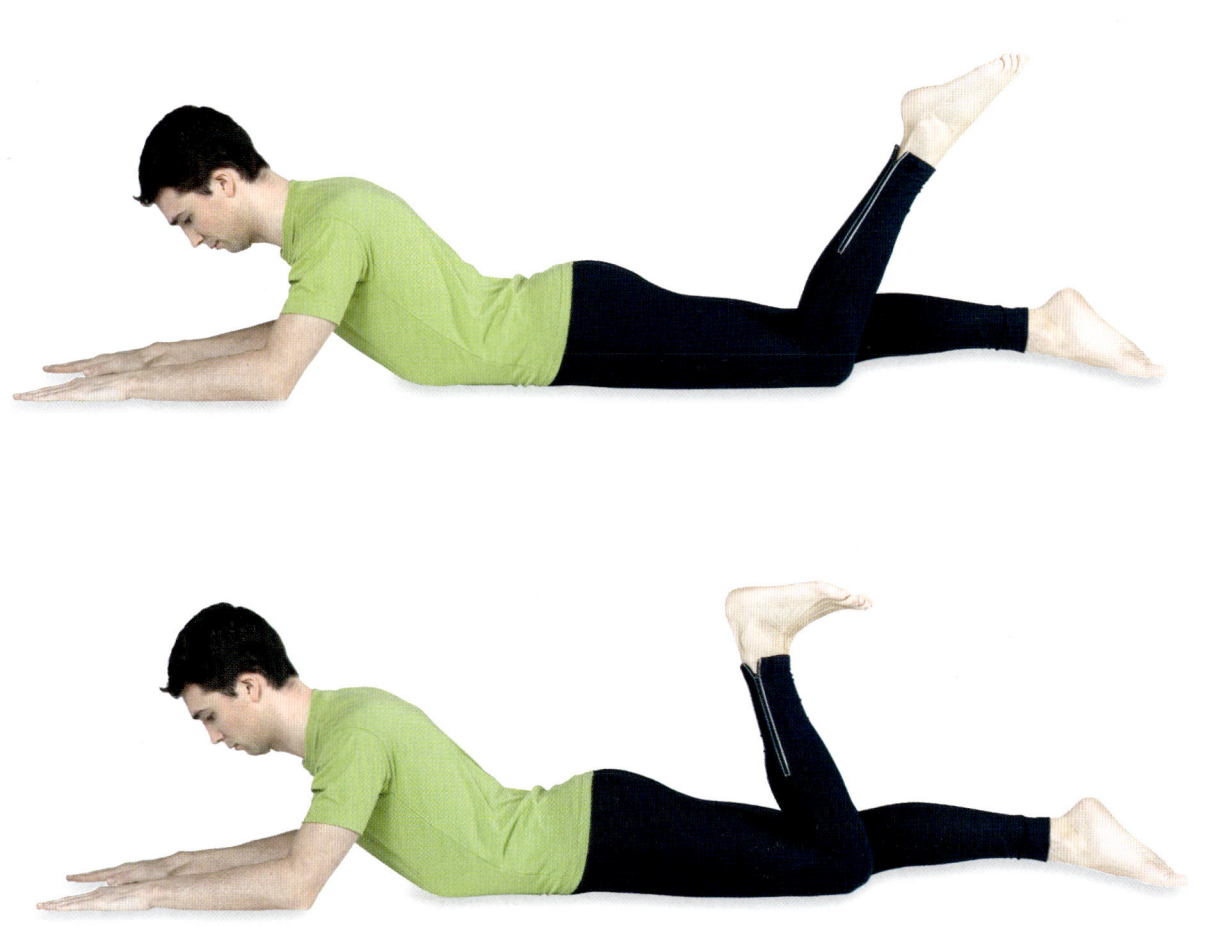

Chute com os Dois Calcanhares (*p*)

Objetivo

Trata-se de um exercício clássico de Pilates que trabalha os músculos das costas, das nádegas e os tendões da perna. Antes de passar para este exercício, você tem de estar executando bem a segunda etapa do Dardo.

Preparação

- Deite-se de bruços em linha reta, descansando a cabeça para o lado. Mantenha as pernas em paralelo e juntas.
- Junte as mãos nas costas, apertando-as de leve uma na outra e com os cotovelos dobrados. Procure levar as mãos o mais perto da nuca que puder, sem separá-las, sem forçar e com os cotovelos o mais perto do solo que puder.

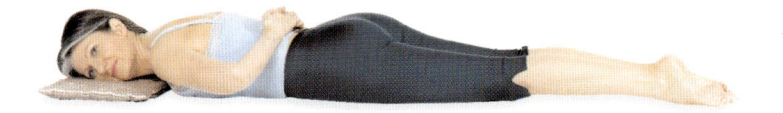

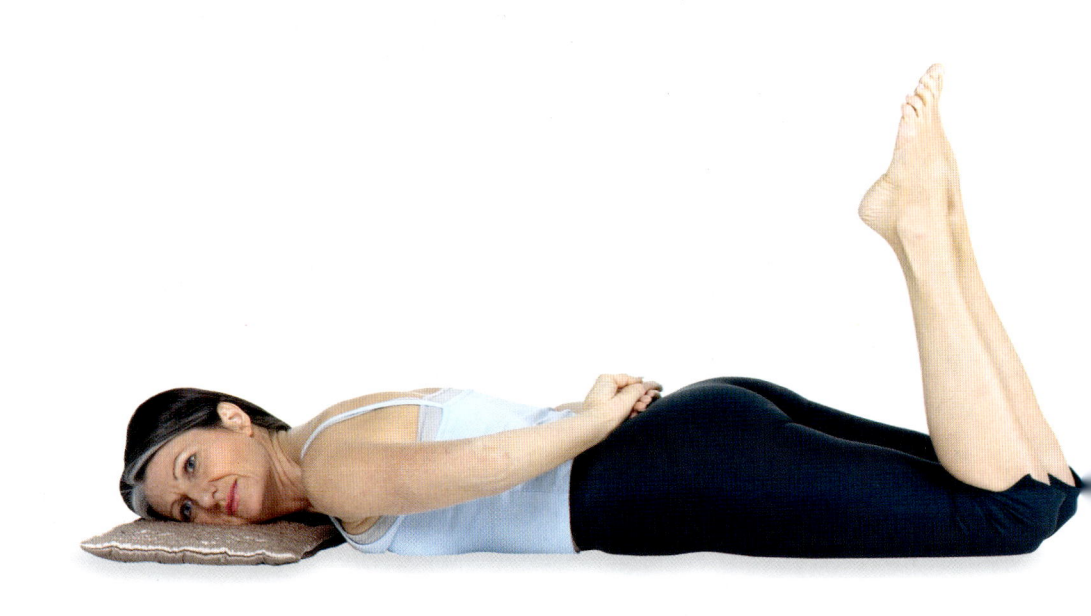

Ação

1. Encha o peito para se preparar e estique o corpo todo.
2. Solte o ar, retraia os músculos inferiores do abdômen, e continue retraindo-os durante todo o exercício.
3. Inspire e jogue os dois pés para trás em direção às nádegas três vezes.
4. Expire enquanto abaixa as pernas em direção ao solo.
5. Quando estiver abaixando os pés, mova as mãos em direção a eles, escorregando as omoplatas para dentro das costas — isso fará com que você levante a parte superior do corpo do solo.
6. Inspire. Abaixe devagar a parte superior do corpo em direção ao solo, virando a cabeça para o outro lado e levando as mãos para a posição inicial e jogue as pernas três vezes.
7. Repetir cinco vezes.

Atenção

- Os músculos inferiores do abdômen devem suportar a espinha três vezes.
- Lembre-se de tudo o que aprendeu durante o exercício do Dardo na página 65. Mantenha o pescoço esticado e as omoplatas esticadas.
- Imagine uma corda amarrada entre os pés e as mãos — isso fará com que a ação se torne mais fluida e tranqüila.

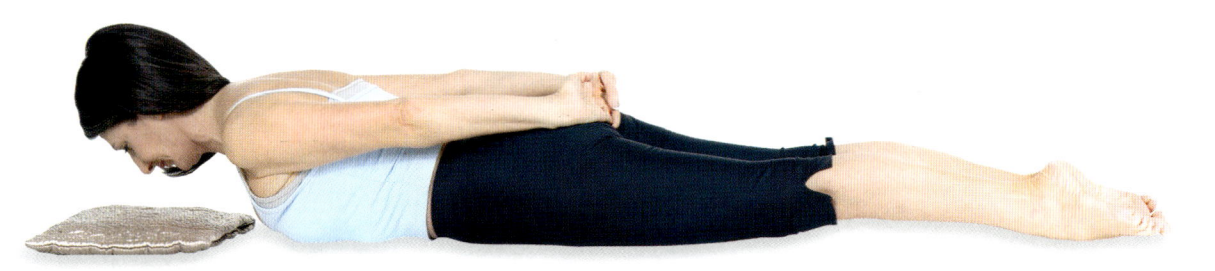

Cobra Estendida (y)

Objetivo

Na yoga, a curvatura das costas é usada para abrir o peito e a região do coração, bem como para se livrar de emoções negativas e estimular uma sensação de bem-estar. A curvatura das costas estimula o sistema nervoso, a maioria dos órgãos mais importantes do corpo e promove estabilidade para a espinha e para o centro do corpo. Devemos sempre dar importância à curvatura das costas, o que não é uma coisa muito simples. É preciso contrabalançar este exercício com a posição da Criança em Repouso (ver p. 118) para acalmar o sistema nervoso, expandir a abertura das vértebras e soltar os músculos das costas. A posição da Cobra Estendida abre o meio das costas, reduz o excesso de curvatura da espinha torácica e alivia a tensão nos ombros. É um precursor seguro de um outro exercício mais tenaz de curvatura das costas.

Aviso: cuidado, se você tiver problemas nas costas.

Ação

1. Deite-se com o rosto voltado para baixo e encoste a fronte na esteira. Os cotovelos devem ficar curvados e perto do corpo. As mãos têm de ficar trinta centímetros a sua frente com os dedos médios apontando adiante. Estique os pés.
2. Levante a cabeça e o peito e ajeite os braços de modo que os cotovelos fiquem levantados do solo. Deixe o abdômen e o fundo da caixa torácica em contato com o chão de modo que você trabalhe o meio das costas.
3. Retraia os artelhos sob os calcanhares e levante os joelhos e coxas do chão apoiando-se apenas no abdômen, nos ossos púbicos, nos quadris e nos artelhos.
4. Mantenha as nádegas soltas e desça as omoplatas em direção à cintura.
5. Acompanhe a respiração por vinte ou trinta segundos; em seguida alongue-se e volte para a posição da Criança em Repouso.

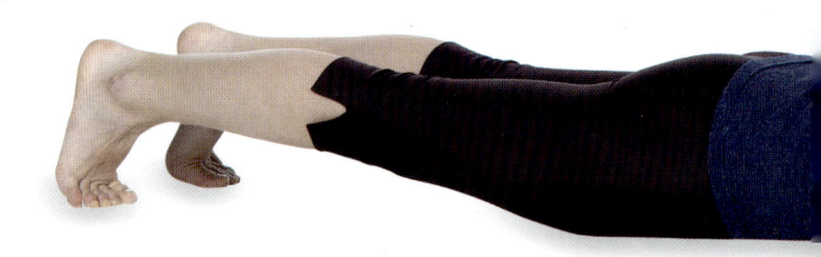

Atenção

- Mantenha as omoplatas movendo-se para baixo em direção à cintura.
- O queixo deve se manter levemente retraído, como se estivesse segurando com ele um pêssego maduro.
- Encontre os seus alicerces nos quadris — relaxe e solte o peso em direção à parte frontal dos quadris.

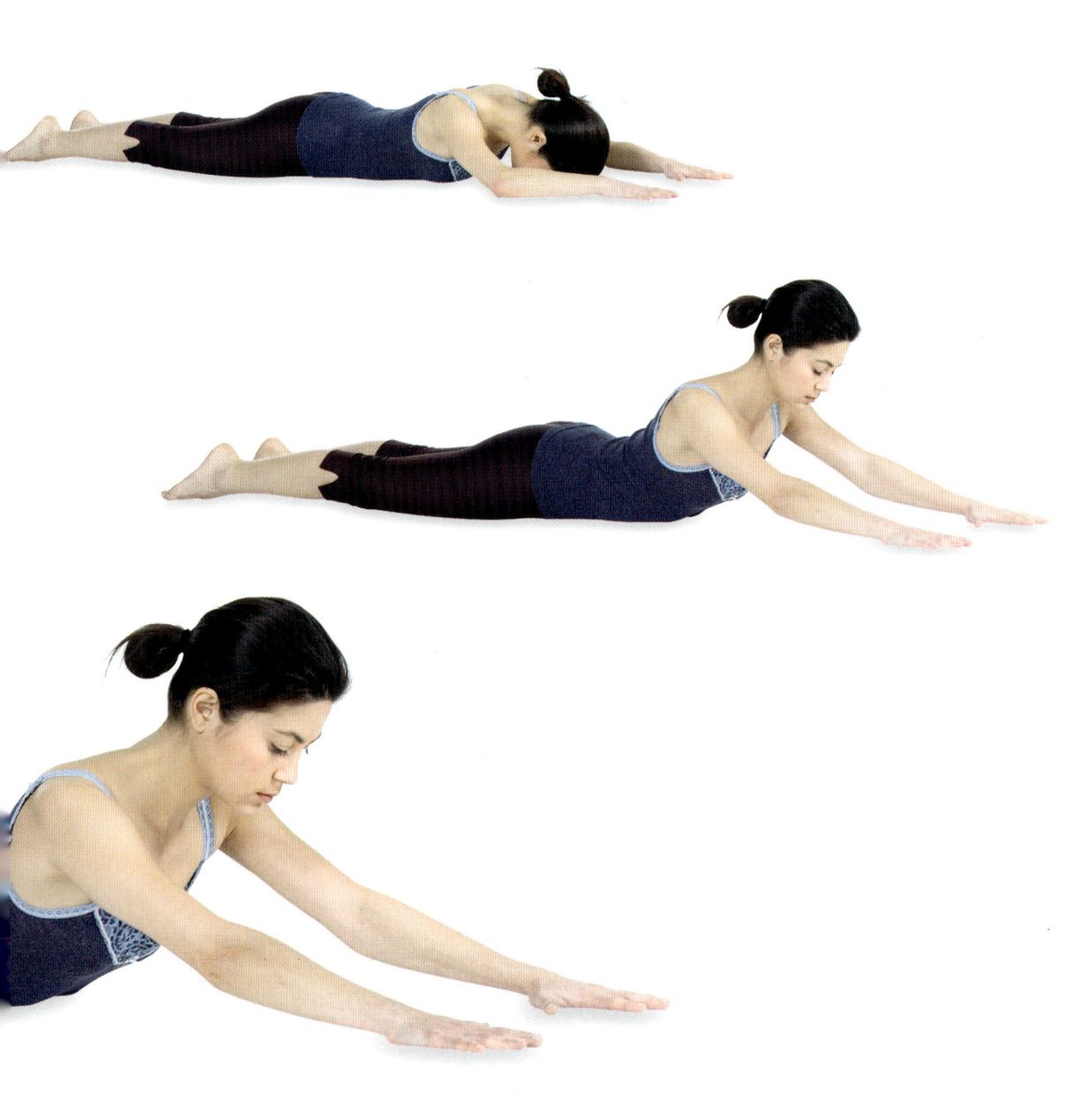

Cobra Total (y)

Objetivo
Este exercício aumenta a força nas costas e nos braços, mantém a espinha flexível e abre o peito, estimulando uma respiração profunda e total. Ele estimula também os rins e as glândulas supra-renais.

Aviso: não faça este exercício se tiver algum problema na espinha ou nas costas.

Preparação
- Deite-se voltado para baixo com a fronte em contato com a esteira. Dobre os cotovelos e mantenha-os perto do corpo. Faça com que as mãos fiquem sobre uma linha e ao longo do centro do peito.

Ação
1. Abra as mãos a partir do centro da palmas, com o dedo médio apontando para a frente.
2. Enquanto estiver soltando o ar, erga o peito e os ombros da esteira. Levante o corpo a partir dos quadris e retraia bem o queixo para alongar a espinha.
3. Uma vez que tiver se esticado o máximo possível, levante a cabeça retraindo o queixo de modo que o seu ângulo de visão seja a linha do horizonte.
4. Mantenha a cabeça em linha com a parte superior das costas formando uma leve curvatura. Isso fará com que a nuca, a cintura e a garganta não se fechem.
5. O corpo deverá estar apoiado nas mãos, quadris e coxas.
6. A parte frontal do peito deve estar aberta para soltar os ombros.
7. Dobre os cotovelos e leve-os na direção da caixa torácica.
8. Respire por vinte ou trinta segundos e volte à posição deitada.
9. Prossiga com a posição Criança em Repouso (ver p. 118).

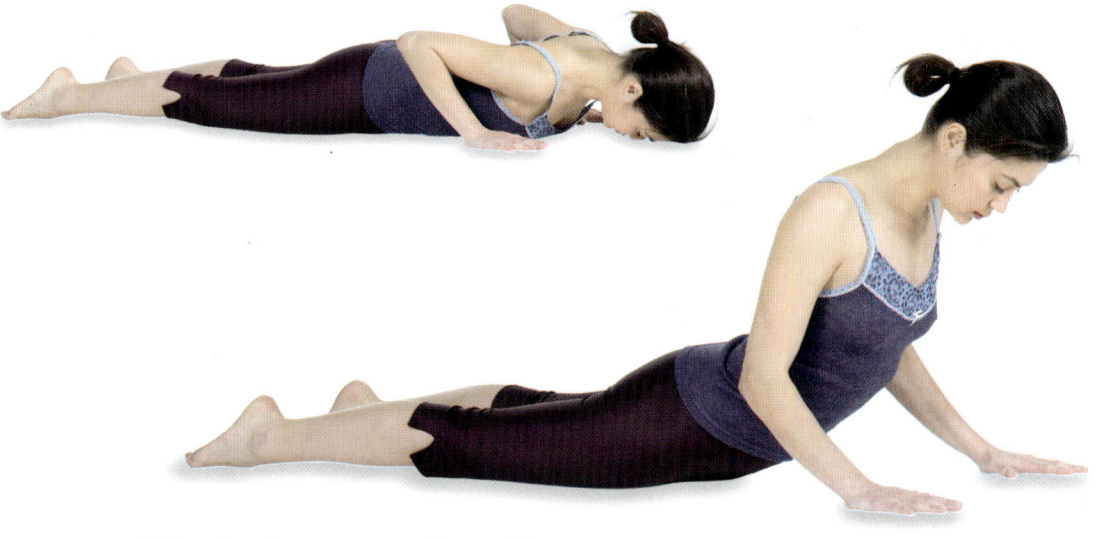

Atenção
- Levante-se fazendo um movimento semelhante ao de uma cobra. (Lembre-se o nome do exercício é cobra e não "banana"!)
- É comum ensinar que este exercício deva ser feito com a cabeça para trás; mas, ao retrair o queixo, a espinha se alonga e os músculos profundos do abdômen são puxados para trás para sustentá-la.
- Mantenha as omoplatas descendo em direção à cintura para expandir a frente do peito.
- Não use os ombros para se erguer. O importante é soltar a nuca e os ombros sem esticar os braços.

Gafanhoto (y)

Objetivo
Este exercício fortalece a parte superior e inferior das costas, estimula as glândulas sexuais e reduz o acúmulo de gases na parte inferior do abdômen. Uma vez que conseguir executar as duas primeiras etapas com sucesso, tente a variação mais complexa do exercício.

Aviso: não faça este exercício se tiver algum problema na espinha ou nas costas.

Equipamento
Uma toalha dobrada.

Preparação (para as duas etapas)
- Coloque uma toalha dobrada atravessada no centro da esteira para dar mais conforto aos ossos dos quadris.
- Deite-se de bruços com a fronte na esteira e os braços ao longo do corpo e as palmas abertas para cima.
- Os pés devem ficar afastados na mesma largura dos quadris.

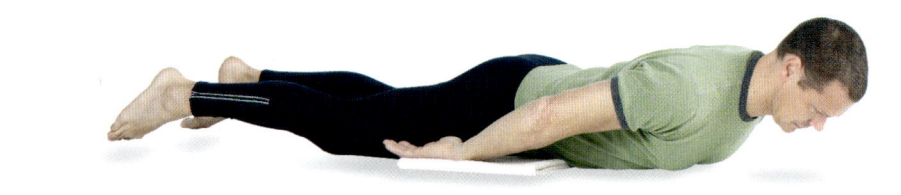

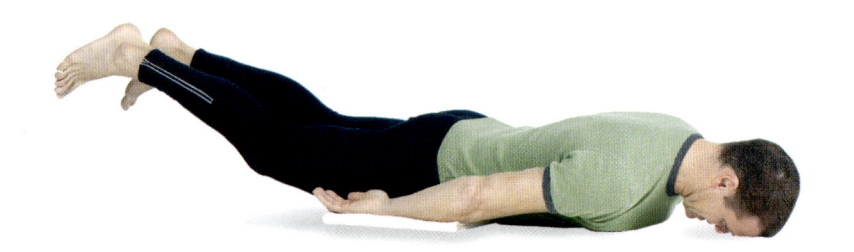

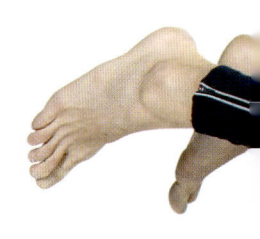

Ação (para a primeira etapa)
1. Ao soltar o ar, afaste o peito e os ombros da esteira.
2. O queixo deve estar retraído para manter a nuca esticada.
3. Escorregue as omoplatas em direção à cintura para abrir o peito.
4. Permaneça nessa posição enquanto se sentir à vontade nela; depois, relaxe o corpo e deite-se na esteira.
5. Descanse.

Ação (para a segunda etapa)
1. Com os pés esticados, levante as coxas, os joelhos e os pés da esteira; enquanto isso, expire.
2. Mantenha os tornozelos, os ombros e a nuca relaxados.
3. Descanse.
4. Em seguida, combine esses dois movimentos, erguendo-se por tanto tempo quanto se sentir à vontade e usando o centro do corpo como alicerce.
5. Siga a posição da Criança em Repouso (ver p. 118).

Atenção (para as duas etapas)
- Mantenha a nuca esticada — não levante muito o queixo.
- Mantenha os quadris relaxados.

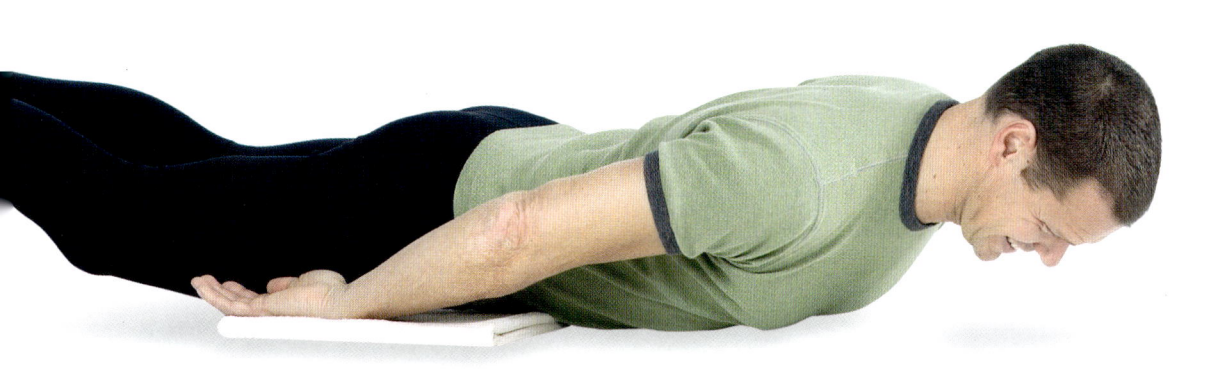

A Ponte (y)

Objetivo
Este exercício é ideal para fortalecer os músculos centrais na espinha, nos quadris e nas coxas. A Ponte também proporciona abertura para o peito, o coração e os pulmões, promovendo uma respiração total.

Aviso: evite praticar este exercício se você tiver algum problema na espinha ou nas costas.

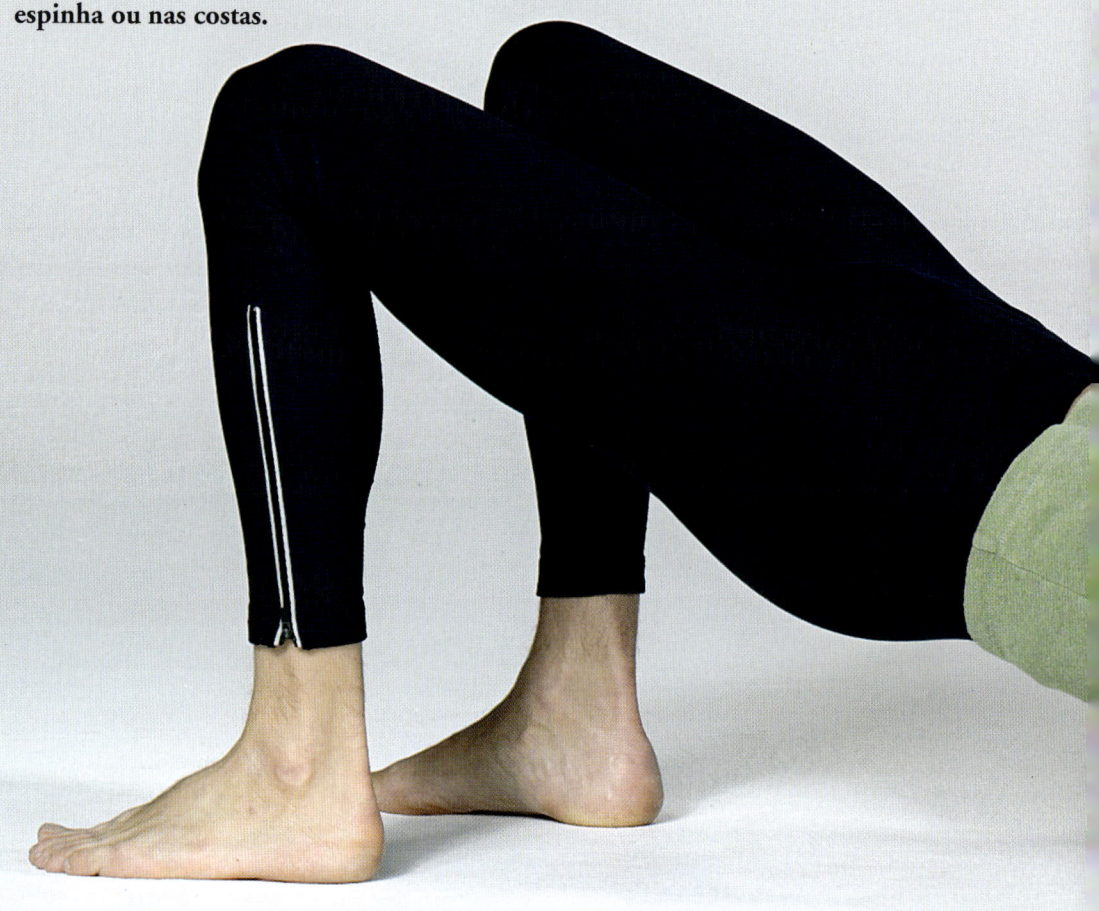

Preparação
- Comece na Posição de Relaxamento (ver p. 48). Coloque os pés na esteira, mantenha as pernas em linha com os quadris e paralelas uma em relação à outra, e com os calcanhares sob os joelhos.

Ação
1. Leve as mãos para o lado do corpo, com as palmas voltadas para cima. Mantenha os braços no chão; dobre-os e estique os dedos.
2. Enquanto estiver soltando o ar, movimente os joelhos para a frente mantendo os pés no chão de forma que os quadris se levantem da esteira o mais alto possível. Mantenha os ombros aliviados.
3. Você tem de manter uma linha reta entre os joelhos e os ombros.
4. Acompanhe a respiração por vinte ou trinta segundos ou até o corpo sentir-se tenso.
5. Mantenha os quadris abaixados e abrace os joelhos levando-os em direção ao peito.

Atenção
- Mantenha os joelhos acima dos pés ou o mais próximo possível deles.
- O corpo deve apoiar-se na sola dos pés e nos ombros.
- Mantenha as coxas, as nádegas e a frente dos quadris aliviados sem deixar o corpo cair

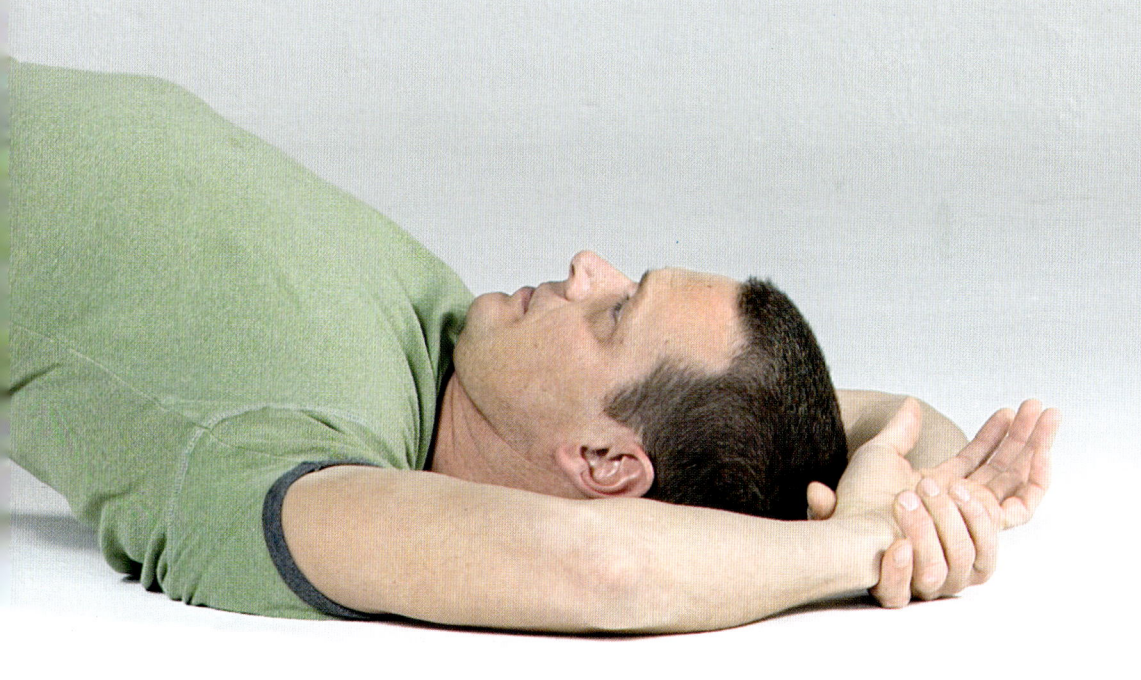

A Criança em Repouso (*p+y*)

Objetivo
Esta é a posição em que a espinha se desenvolve durante a fase uterina; ela dá ao corpo um alinhamento natural e é uma boa maneira de alongar o corpo depois de dobrar as costas. Este exercício irá abrir a espinha sacral, lombar, média e superior bem como os quadris e a parte interna das coxas. Ele também permitirá que a cabeça e o pescoço descansem e dará a você controle sobre a respiração em posição de relaxamento. No Pilates, ele é chamado de Posição de Repouso; na yoga, de Postura da Criança. A única diferença é o posicionamento dos braços — escolha a versão que achar melhor para você.

Aviso: evite fazer este exercício se tiver alguma lesão no joelho. Você pode, por outro lado, curvar-se na posição fetal ou colocar um travesseiro atrás dos joelhos.

Equipamento
Um travesseiro ou uma toalha (opcional).

Ação
1. Fique de quatro e junte os pés, mantendo os joelhos um pouco afastados.
2. Mantendo as mãos imóveis, mova-se devagar para trás e para baixo em direção às nádegas até sentar-se sobre os pés. A testa deve tocar o chão se possível; caso contrário, use um travesseiro ou uma toalha dobrada em que descansará a cabeça.

Para se Alongar em Pilates:

1. Relaxe nessa posição, deixando os braços estendidos diante de si. Sinta a expansão da caixa torácica enquanto respira profundamente nas costas.
2. Para aprofundar o alongamento da parte interna das coxas, afaste um pouco mais os joelhos e imagine que pode afundar o peito através do chão.

Para se Alongar em Yoga:

1. Coloque as mãos para trás e relaxe-as ao lado do corpo. Posicione as mãos ao lado dos pés, com as palmas voltadas para cima.
2. Acompanhe a respiração.

Parte final
1. Enquanto estiver expirando, retraia os músculos inferiores do abdômen e abaixe o cóccix levando o osso púbico para a frente; volte bem devagar para a posição de joelhos, arqueando vértebra por vértebra.
2. Por último, levante a cabeça, mantendo os ombros relaxados.

119 ☼ O programa

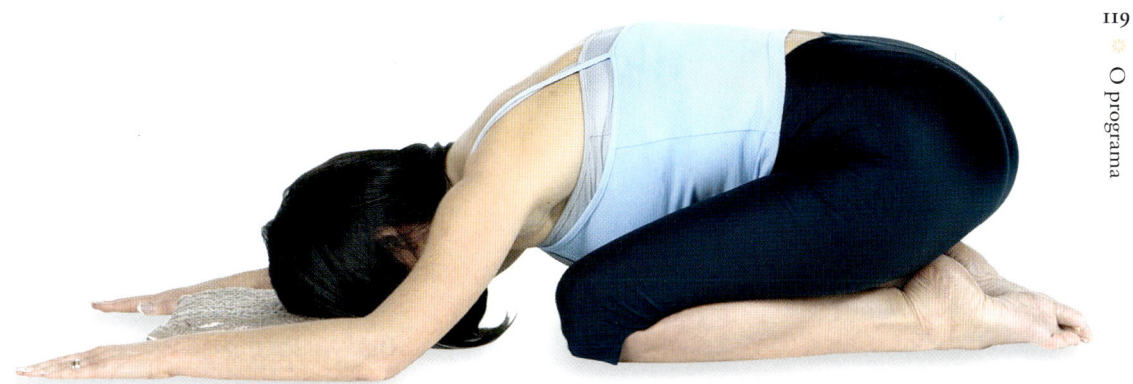

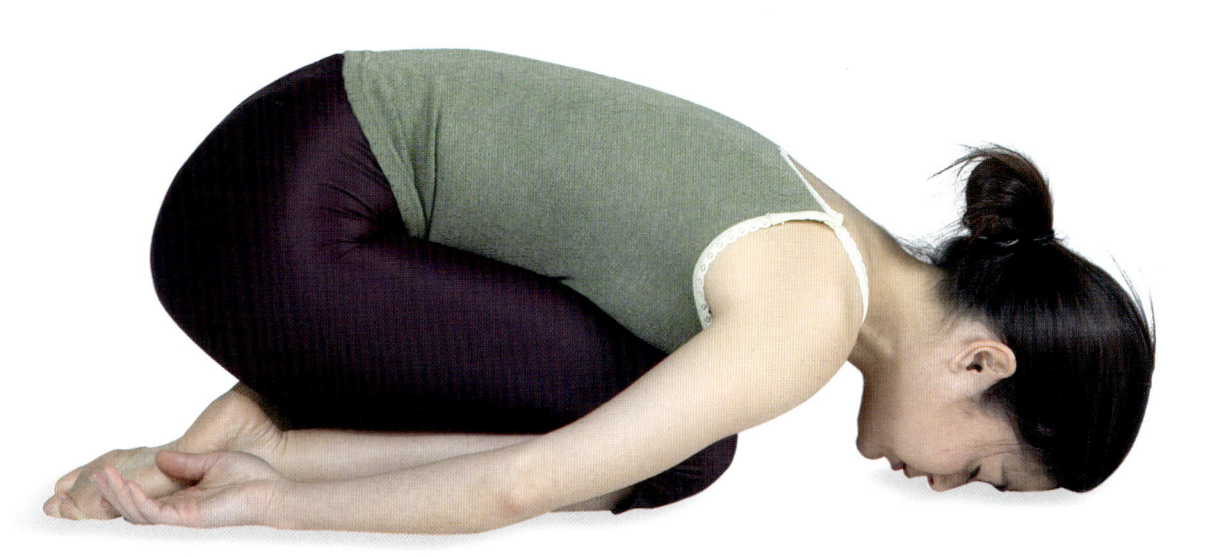

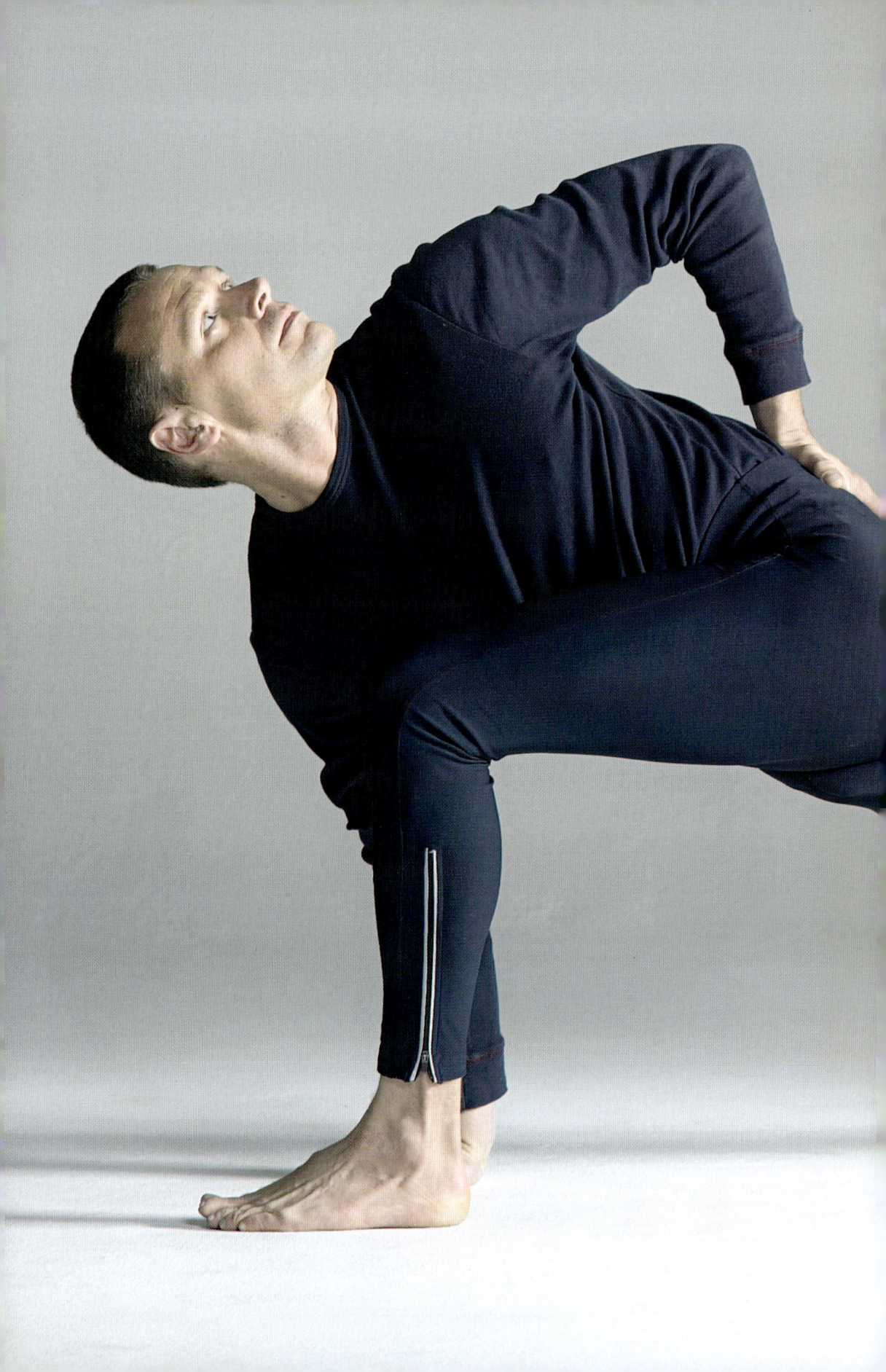

Rotação / Torção da Espinha

Rolamento de Quadril (p)

Objetivo
Dar estabilidade à espinha quando você a rodar e tonificar de fato os músculos da cintura (oblíquos).

Aviso: peça orientação se você tiver alguma lesão nas costas, sobretudo problemas nos discos.

Preparação
- Deite-se na Posição de Relaxamento (ver p. 48), mas com os pés juntos.
- Coloque os braços abertos do lado do corpo na altura dos ombros; a palma das mãos deve ficar voltada para cima e o corpo em posição de se alongar e se expandir.

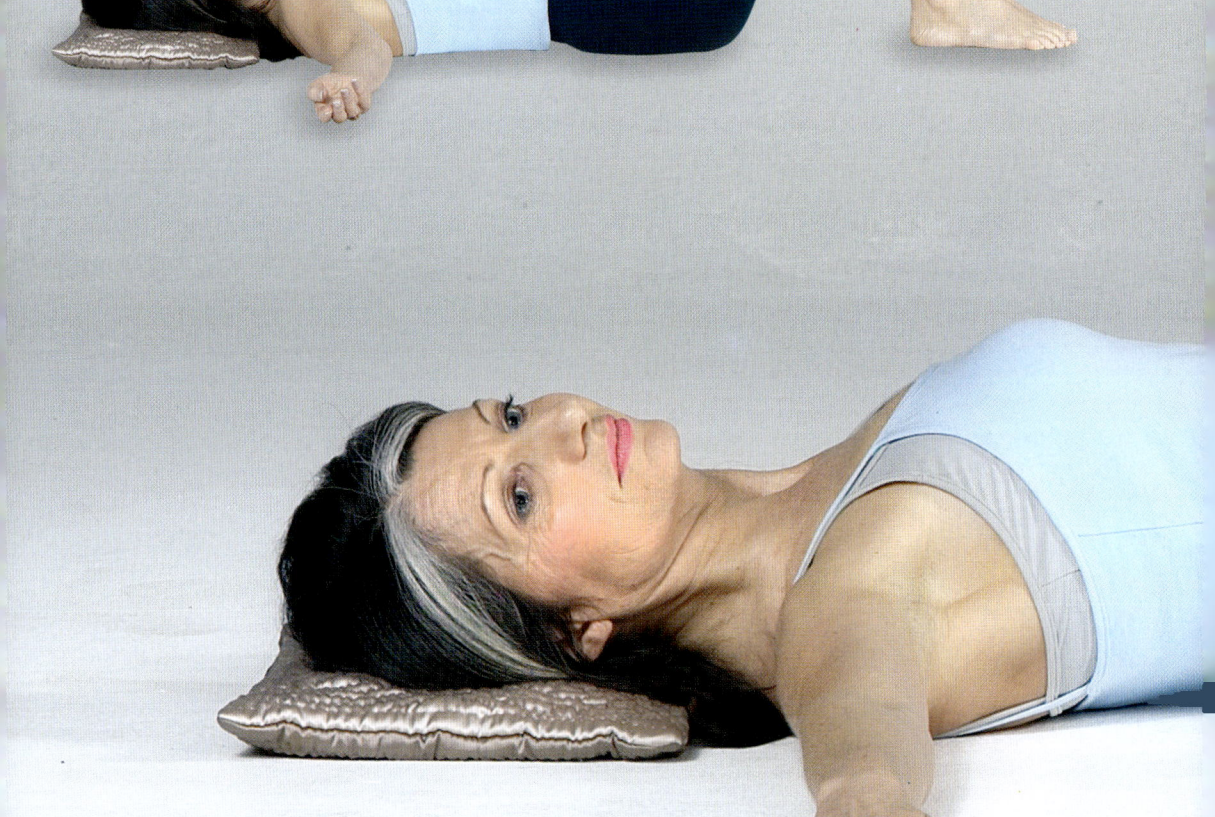

Ação

1. Encha o peito para se preparar; expire e retraia os músculos inferiores do abdômen. Role a cabeça para um lado e os joelhos para o outro.
2. Vire para baixo a palma da mão que está no lado para o qual você virou a cabeça. Mantenha o ombro oposto em contato com a esteira e role os quadris apenas um pouco para começar — você pode rolar mais se sentir que não está forçando.
3. Pense em rolar cada parte das costas de volta — nádegas, um pouco das costas, cintura e caixa torácica.
4. Inspire e continue com os músculos inferiores do abdômen retraídos. Conforme estiver soltando o ar, use o centro de força para recuar os joelhos para a posição de início, junto com a cabeça. Conforme você voltar para o meio, vire de novo a cabeça para cima.
5. Repetir oito vezes nos dois sentidos.

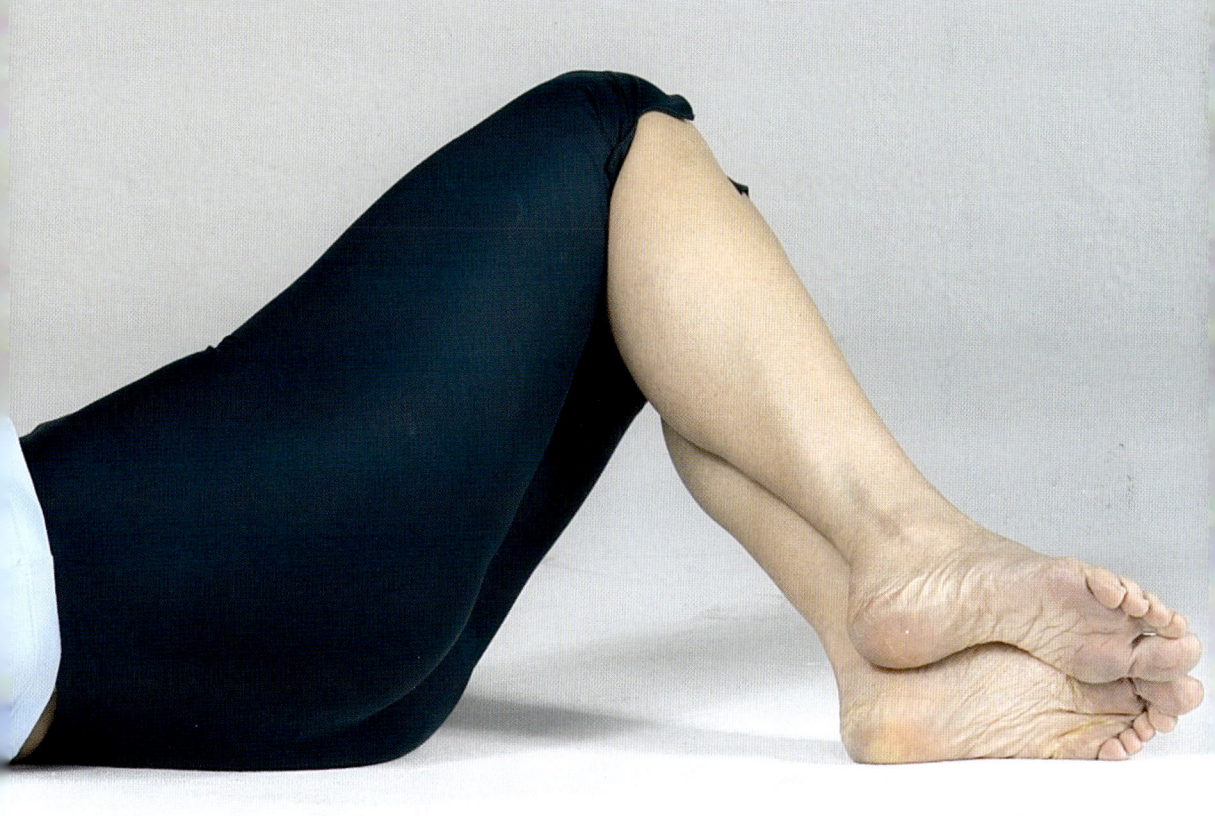

Rolamento dos Quadris (p) (intermediário)

Objetivo
Quando tiver dominado a versão do Rolamento dos Quadris da página 122 e seus abdominais estiverem mais fortes, tente esta rotação, que é mais difícil.

Ela de fato trabalha os oblíquos, o que ajuda a definir a cintura.

Equipamento
Uma bola de tênis.

Preparação
- Deite-se de costas, com os braços abertos ao lado do corpo e a palma das mãos voltadas para cima.
- Retraia os músculos inferiores do abdômen e levante os joelhos (um de cada vez) em direção ao peito de maneira que eles fiquem acima dos quadris. As coxas deverão ficar em ângulo reto com o corpo e os pés ligeiramente esticados.
- Coloque a bola de tênis entre os joelhos.

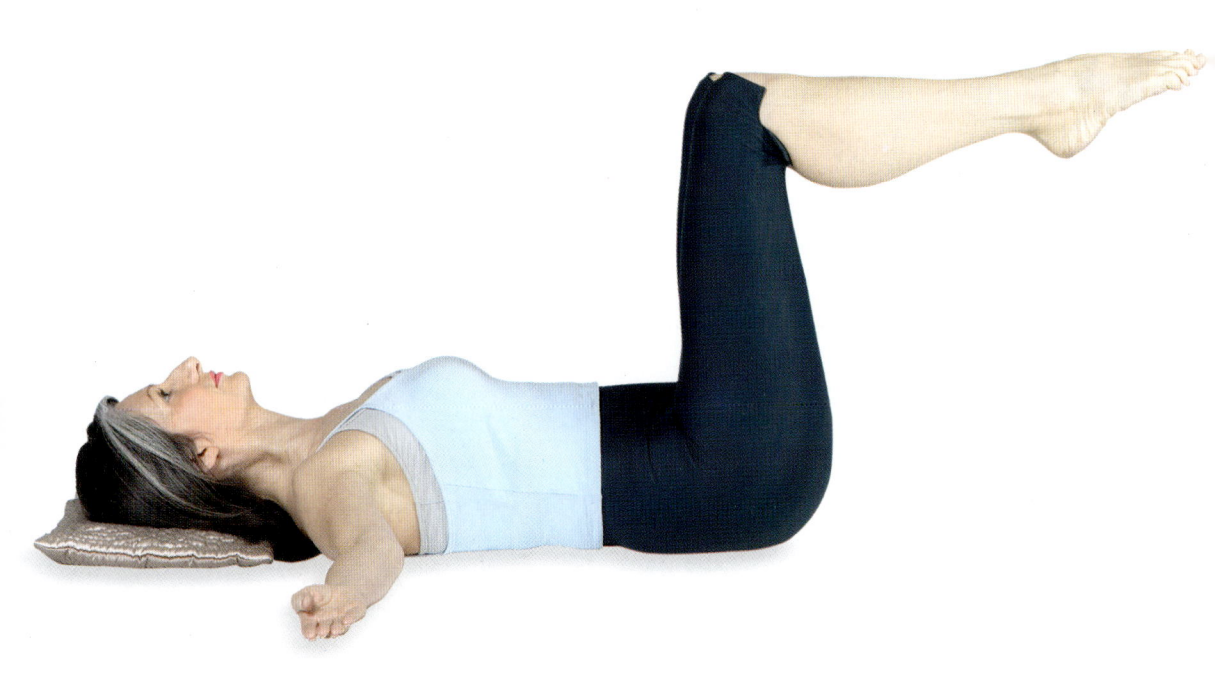

Ação

1. Encha o peito para se preparar; enquanto estiver soltando o ar, mantenha a retração dos músculos inferiores do abdômen e, devagar, abaixe as pernas (um pouco só, na primeira vez) em direção ao solo para o lado esquerdo, voltando a cabeça para o lado direito e a palma da mão direita para baixo.
2. Mantenha os ombros abaixados em contato com o solo e os joelhos em linha.
3. Inspire e expire, continue com a retração dos músculos inferiores do abdômen e, em seguida, use esse centro forte para levar as pernas de volta para o meio. A cabeça volta para o centro também.
4. Repita até oito vezes em cada lado, indo um pouco mais além cada uma das vezes, mas sempre mantendo o ombro oposto afundado nas costas. Pense em cada parte das costas saindo do chão — as nádegas, a cintura e a parte inferior da caixa torácica — e, então, volte na ordem inversa — a parte de trás da caixa torácica, a cintura e as nádegas.

Atenção

- Mantenha o ombro oposto firmemente abaixado contra o solo.
- Mantenha os joelhos em linha e não vá muito longe, a menos que controle o movimento.
- Use os abdominais — sinta-se como se você estivesse afastando as pernas do estômago.
- Controle os movimentos e não deixe que o peso das pernas o mova para o lado.
- Não force o pescoço para o lado oposto; deixe-o rolar sem esforço e mantenha-o solto e esticado.

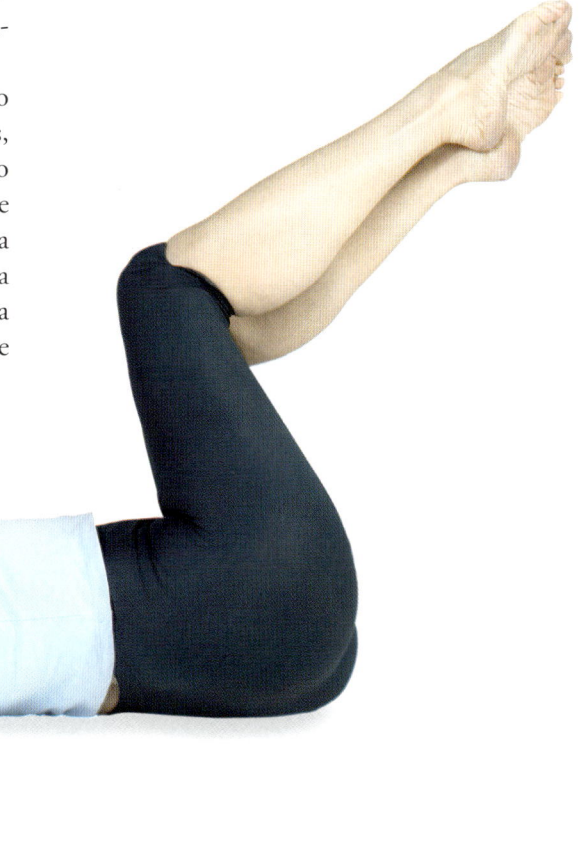

Arco e Flecha (*p*)

Objetivo

Este maravilhoso exercício abre a parte superior do corpo e lhe ensina a se virar enquanto se alonga. Esta ação é semelhante à de esticar um arco!

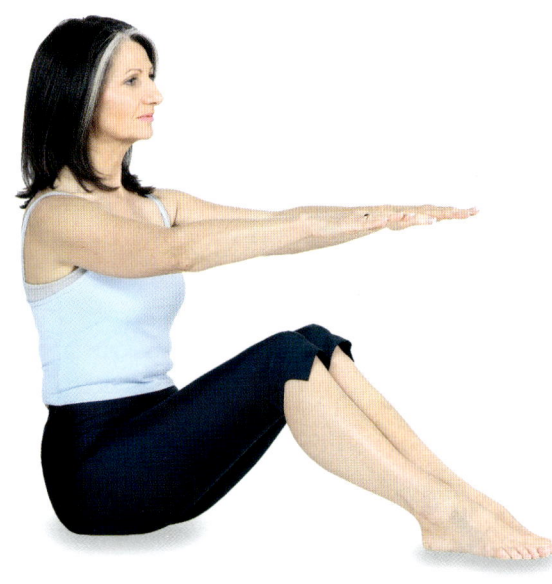

Preparação

- Sente-se com a coluna reta e as pernas dobradas na sua frente — se tiver flexibilidade, estique as pernas para a frente em linha reta — e assegure-se de que esteja sentado sobre os ossos da bacia.
- Segure os braços em frente de si na altura dos ombros, com a palma das mãos voltada para baixo.
- Deixe as omoplatas abaixadas nas costas e o pescoço solto.

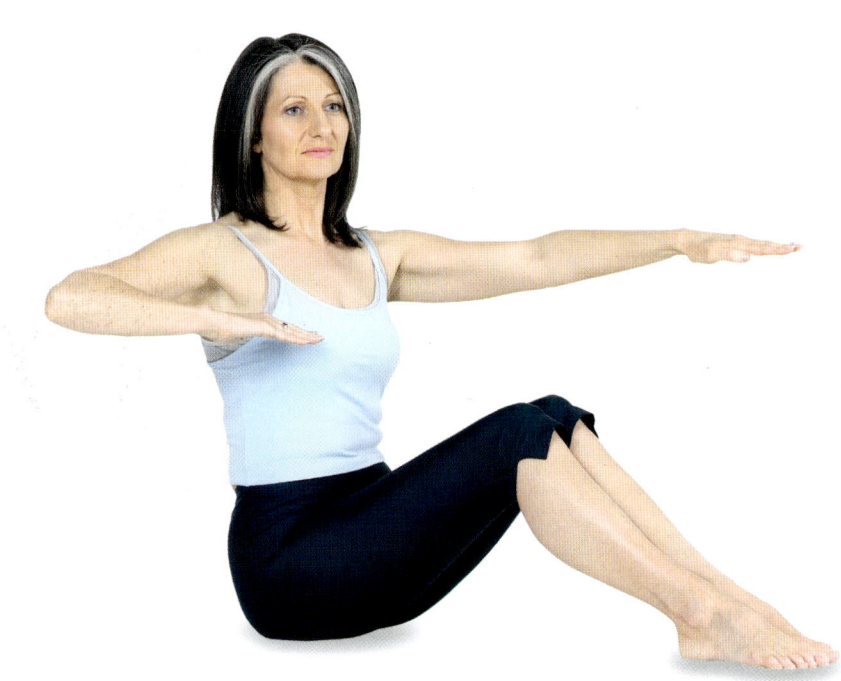

Ação

1. Encha o peito e alongue-se por meio da espinha.
2. Expire, retraia os músculos inferiores do abdômen e mantenha essa retração durante todo o exercício.
3. Inspire e leve uma das mãos em direção ao peito. O cotovelo deve ficar levantado em linha com o ombro.
4. Ainda inspirando, dê continuidade ao movimento enquanto gira a parte superior do corpo, esticando o braço para trás. A cabeça acompanha o movimento mas permanece em linha com a espinha.
5. A parte superior do corpo ficará então aberta.
6. Expire e leve o braço de volta para a frente fazendo um círculo amplo.
7. Repetir cinco vezes em cada lado. Você pode ajudar a rotação do corpo imaginando que o braço esticado está sendo puxado por um pedaço de corda na extremidade.

Atenção

- Mantenha o alongamento ao longo de toda a espinha — não deixe que a cintura afunde.
- Mantenha os braços na altura dos ombros.
- Mantenha as omoplatas afundadas nas costas.
- Mantenha os movimentos lentos e fluidos.
- Mantenha os joelhos e os pés juntos — isso faz com que a pelve fique ajustada.

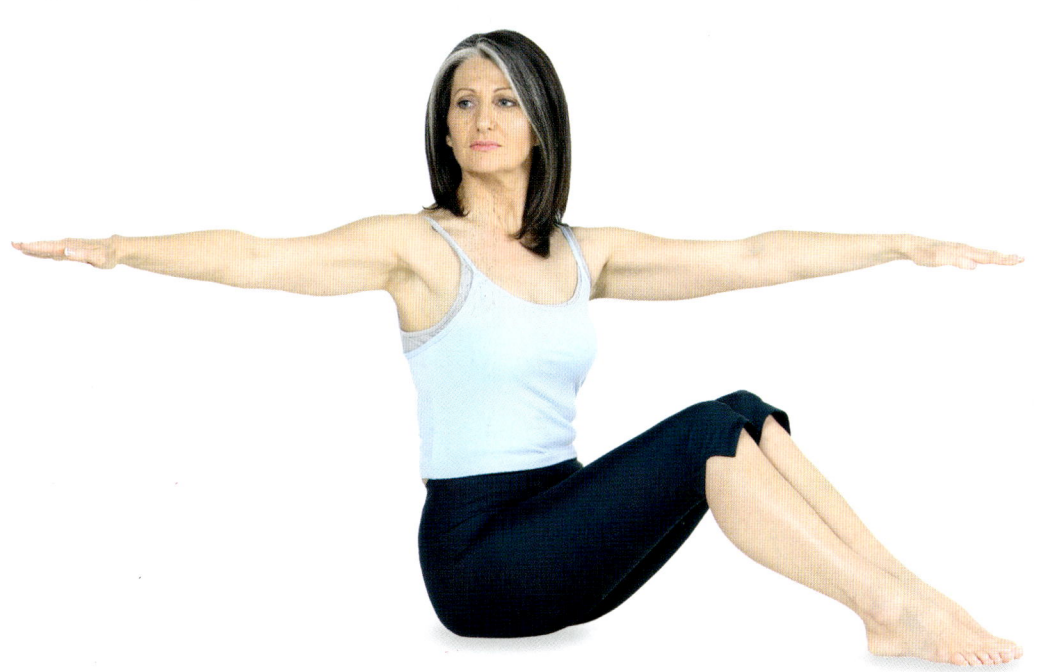

Rotação da Cintura (*p*)

Objetivo
Use este exercício para aprender a rodar a espinha com estabilidade e alongamento. Você também pode fazer este exercício inspirando quando estiver fazendo o movimento de volta — algumas pessoas acham que podem executar uma rotina melhor inspirando.

Aviso: consulte seu treinador se tiver algum problema relacionado com os discos.

Preparação
• Comece na Posição em Pé (ver p. 51) e mantenha os braços abertos para o lado. Se eles se cansarem, abaixe-os.

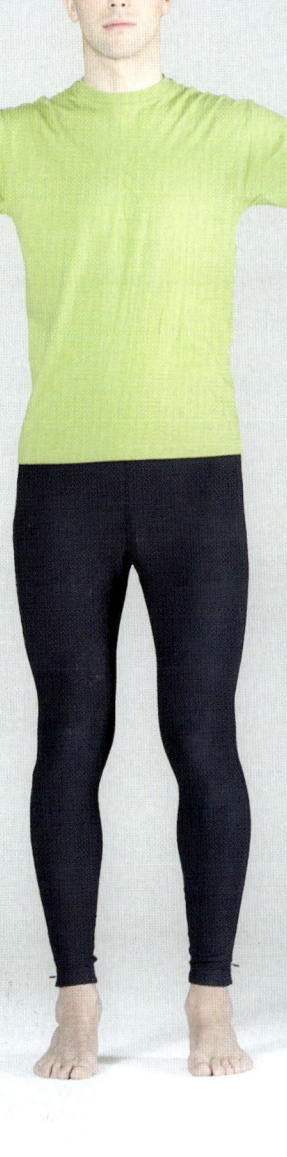

Ação
1. Inspire e se alongue por meio da espinha.
2. Solte o ar e retraia os músculos inferiores do abdômen. Mantenha a pelve ajustada e olhe para a frente; mova aos poucos a parte superior do corpo ao redor o máximo que puder sem forçar. A cabeça também se moverá, mas não deixe que a pelve perca o ajuste e a imobilidade.
3. Inspire enquanto retorna para o centro.
4. Repita este exercício até dez vezes de cada lado.

Atenção
- Não deixe que os ombros se aproximem dos ouvidos — mantenha as omoplatas afundadas nas costas.
- Procure manter o peso distribuído por igual por meio das duas nádegas e dos pés.
- Não vire muito a cabeça. Ela deve mover-se naturalmente, equilibrada no alto da espinha.
- Procure não inclinar demais para a frente com um dos ombros; permaneça no centro.
- Preste muita atenção para manter o alinhamento pélvico correto. Se você achar que a pelve está se movendo, fique na frente de uma mesa ou atrás de uma cadeira com as coxas esbarrando nela — isso lhe dará uma idéia de quando você torce a pelve.

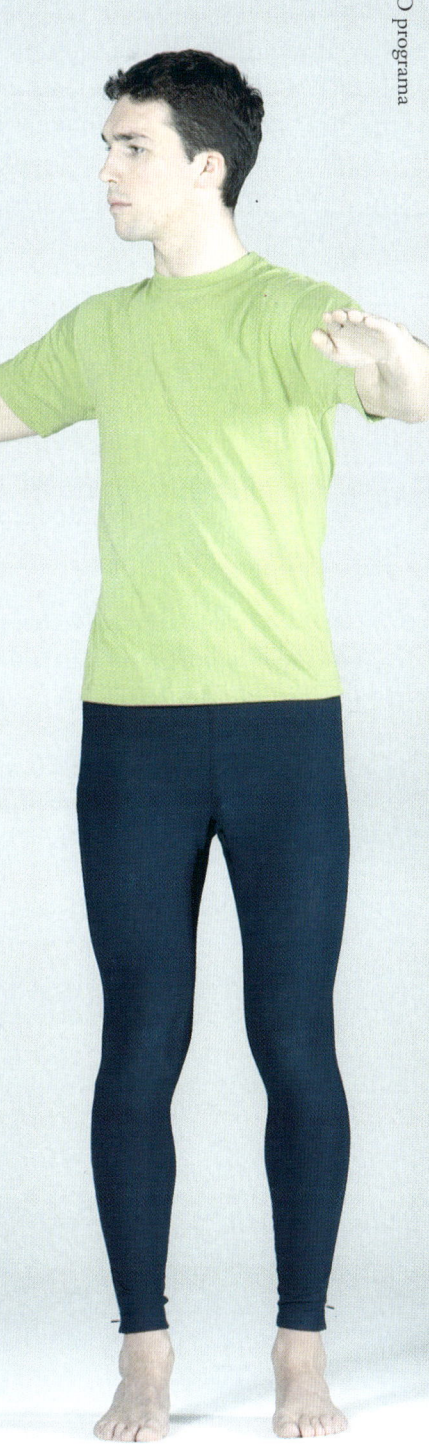

Rotação da Espinha em Pé (y)

Objetivo
Rotações são posturas eficientes. Elas relaxam os músculos tensos das costas, liberam as toxinas e melhoram a circulação do sangue e do oxigênio para o sistema nervoso. Elas massageiam os órgãos internos para promover o bom funcionamento dos intestinos e podem ajudar a aliviar pequenas dores e sensações desagradáveis nas costas depois de se ficar bastante tempo sentado, arcado para a frente ou para trás. É importante rodar ambos os lados do torso pelo mesmo período de tempo e descansar depois disso. As rotações mantêm os músculos espinhais profundos flexíveis e aliviam a tensão na coluna espinhal. Elas também estimulam o fluxo sangüíneo para a medula e tonificam o intestino grosso.

Aviso: as pessoas que tiverem problemas na espinha devem tomar cuidado.

Preparação
- Comece na Posição em Pé (ver p. 51), com os pés paralelos abertos em linha com os quadris.
- Coloque a mão direita no alto do peito, com a palma em contato com ele.
- Coloque a mão esquerda no meio das costas, com a palma voltada para fora. Quando essa região das costas começar a relaxar, a frente do peito começará a se abrir à medida que se erguer a partir de dentro.

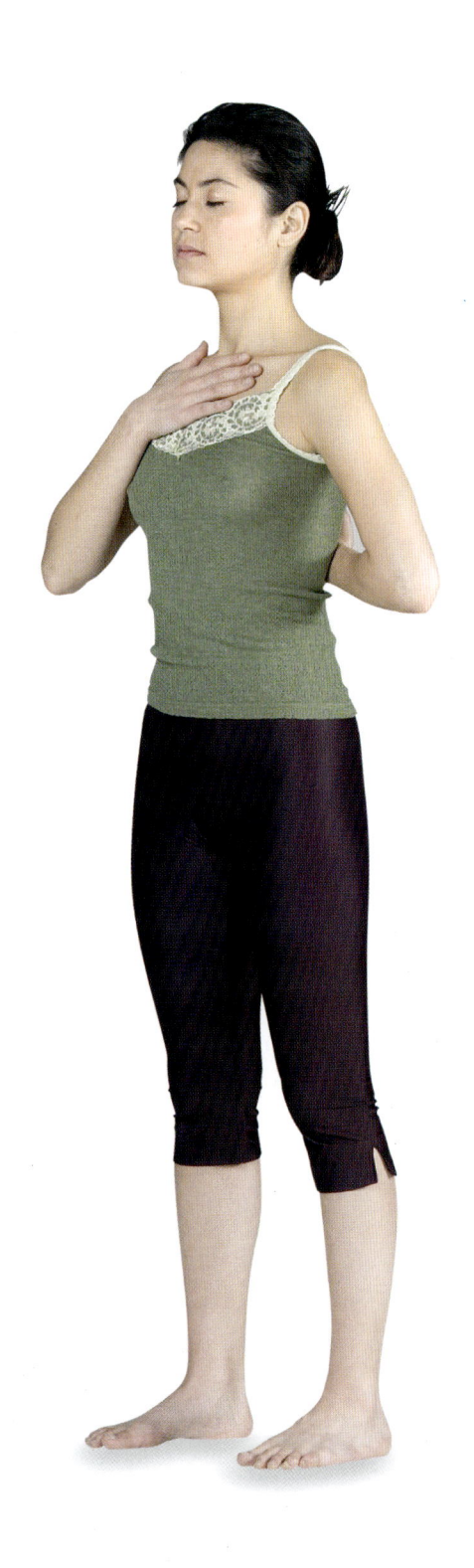

Ação
1. Imagine que os quadris estejam de frente para uma mesa: isso o ajudará a ganhar estabilidade.
2. Inicie o movimento ao mesmo tempo em que estiver soltando o ar e rodando para o lado esquerdo.
3. Mantenha os quadris voltados para a frente.
4. Mantenha o pescoço alongado; retraia um pouco o queixo enquanto o estiver voltando para o ombro esquerdo.
5. Ao soltar o ar, volte para o centro.
6. Antes de rodar para a esquerda, ache seu centro de alinhamento neutro de novo.
7. Mude a posição das mãos e repita do outro lado.

Atenção
- Procure não usar os ombros como alavanca. Rode usando os músculos das costas.
- Não rode demais — o sistema esquelético pode se mover mais do que os órgãos internos e, apesar de você se sentir bem, pode estar provocando tensão dentro do corpo.
- Se começar a sentir um puxão nos tornozelos e a sola dos pés começarem a se curvar é porque os quadris saíram da posição de estabilidade.

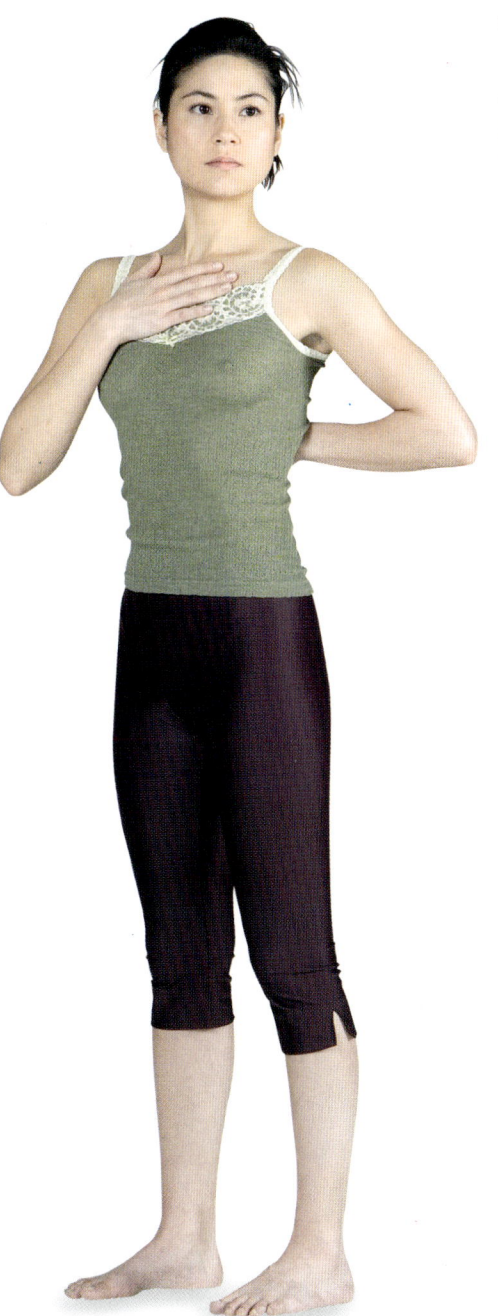

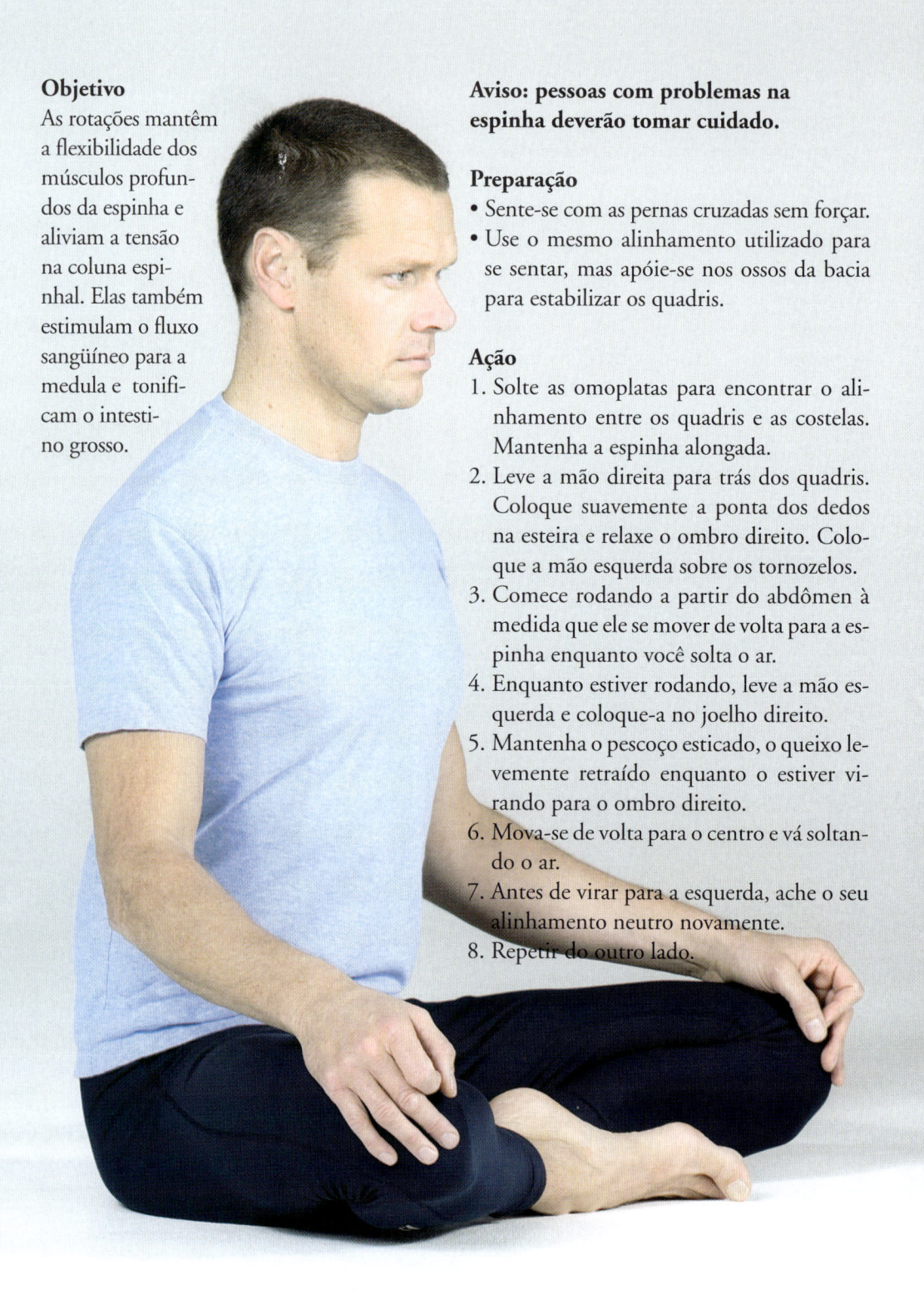

Rotação da Espinha Sentado (y)

Objetivo
As rotações mantêm a flexibilidade dos músculos profundos da espinha e aliviam a tensão na coluna espinhal. Elas também estimulam o fluxo sangüíneo para a medula e tonificam o intestino grosso.

Aviso: pessoas com problemas na espinha deverão tomar cuidado.

Preparação
- Sente-se com as pernas cruzadas sem forçar.
- Use o mesmo alinhamento utilizado para se sentar, mas apóie-se nos ossos da bacia para estabilizar os quadris.

Ação
1. Solte as omoplatas para encontrar o alinhamento entre os quadris e as costelas. Mantenha a espinha alongada.
2. Leve a mão direita para trás dos quadris. Coloque suavemente a ponta dos dedos na esteira e relaxe o ombro direito. Coloque a mão esquerda sobre os tornozelos.
3. Comece rodando a partir do abdômen à medida que ele se mover de volta para a espinha enquanto você solta o ar.
4. Enquanto estiver rodando, leve a mão esquerda e coloque-a no joelho direito.
5. Mantenha o pescoço esticado, o queixo levemente retraído enquanto o estiver virando para o ombro direito.
6. Mova-se de volta para o centro e vá soltando o ar.
7. Antes de virar para a esquerda, ache o seu alinhamento neutro novamente.
8. Repetir do outro lado.

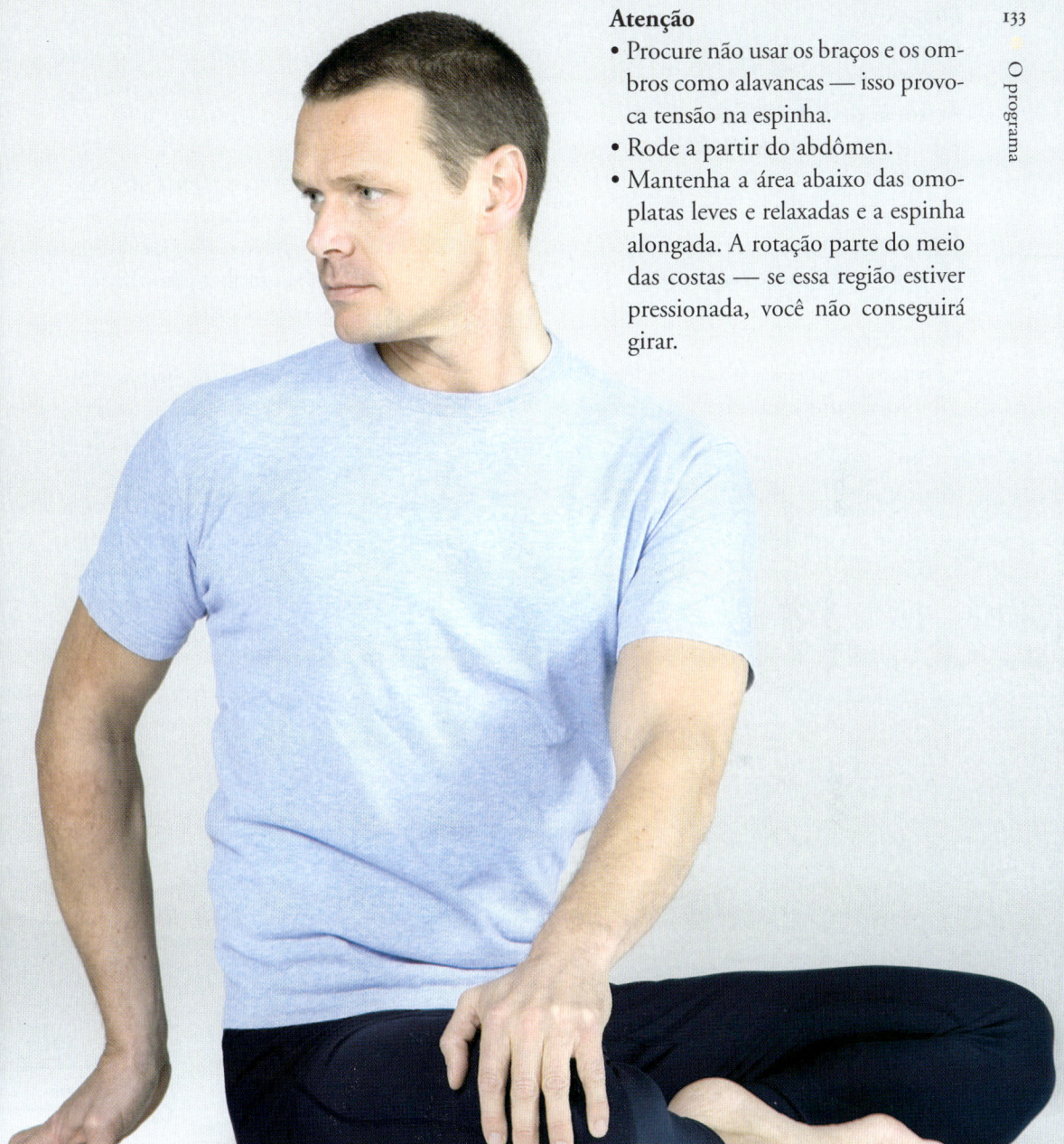

Atenção
- Procure não usar os braços e os ombros como alavancas — isso provoca tensão na espinha.
- Rode a partir do abdômen.
- Mantenha a área abaixo das omoplatas leves e relaxadas e a espinha alongada. A rotação parte do meio das costas — se essa região estiver pressionada, você não conseguirá girar.

Rotação da Espinha na Posição Deitada (y)

Objetivo
O mesmo que o do exercício anterior.

Aviso: as pessoas que tiverem algum problema na espinha devem agir com cautela.

Equipamento
Um travesseiro roliço (opcional).

Preparação
- Deite-se de costas e abrace de leve os joelhos, levando-os em direção ao peito.

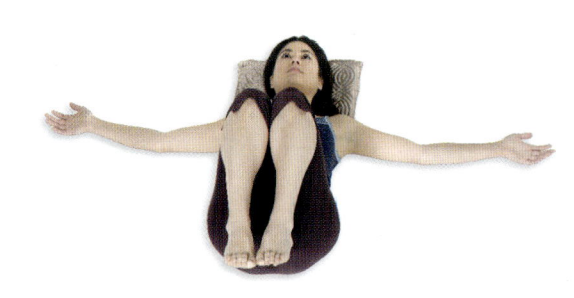

Ação
1. Mantenha os joelhos imóveis, estique os braços abrindo-os para os lados e deite-os no chão com a palma das mãos aberta para cima.
2. Estabilize os ombros na esteira; solte o ar e desça os joelhos para o lado esquerdo até tocarem na esteira. Se necessário, use um travesseiro roliço sob os joelhos como apoio.
3. Solte a mão esquerda e a relaxe sobre o joelho direito.
4. Solte o quadril e o ombro direito para ampliar o espaço entre a cintura e os quadris. Mantenha o queixo levemente retraído e o olhar em direção ao teto.
5. Solte o ar fazendo o movimento de volta em direção à espinha (ver a respiração na yoga na p. 33), soltando os músculos profundos ao longo do comprimento da espinha.
6. Inspire, levando os joelhos de volta para o centro.
7. Repita o exercício no outro lado, soltando o ar.

Atenção
- Mantenha sempre o ombro oposto aberto e descansando na esteira.

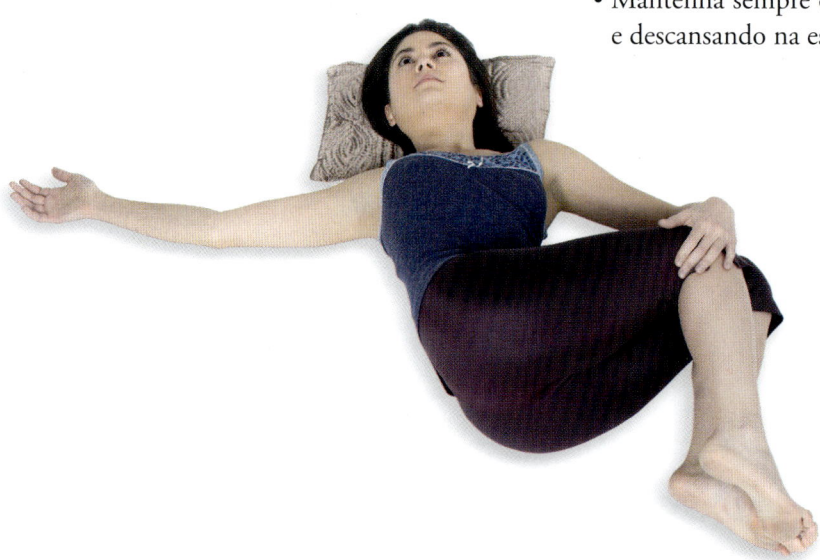

Variação Simples

Se sentir dificuldade para abaixar os joelhos totalmente, tente executar esta variação. Em vez de abraçar os joelhos levando-os em direção ao peito, coloque os pés juntos no solo primeiro. Estabilize-se e, em seguida, abaixe os joelhos para o lado esquerdo, mantendo um pé sobre o outro e um joelho sobre o outro.

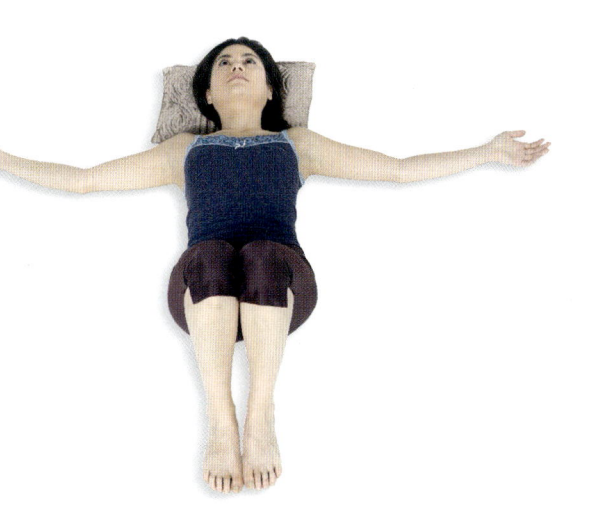

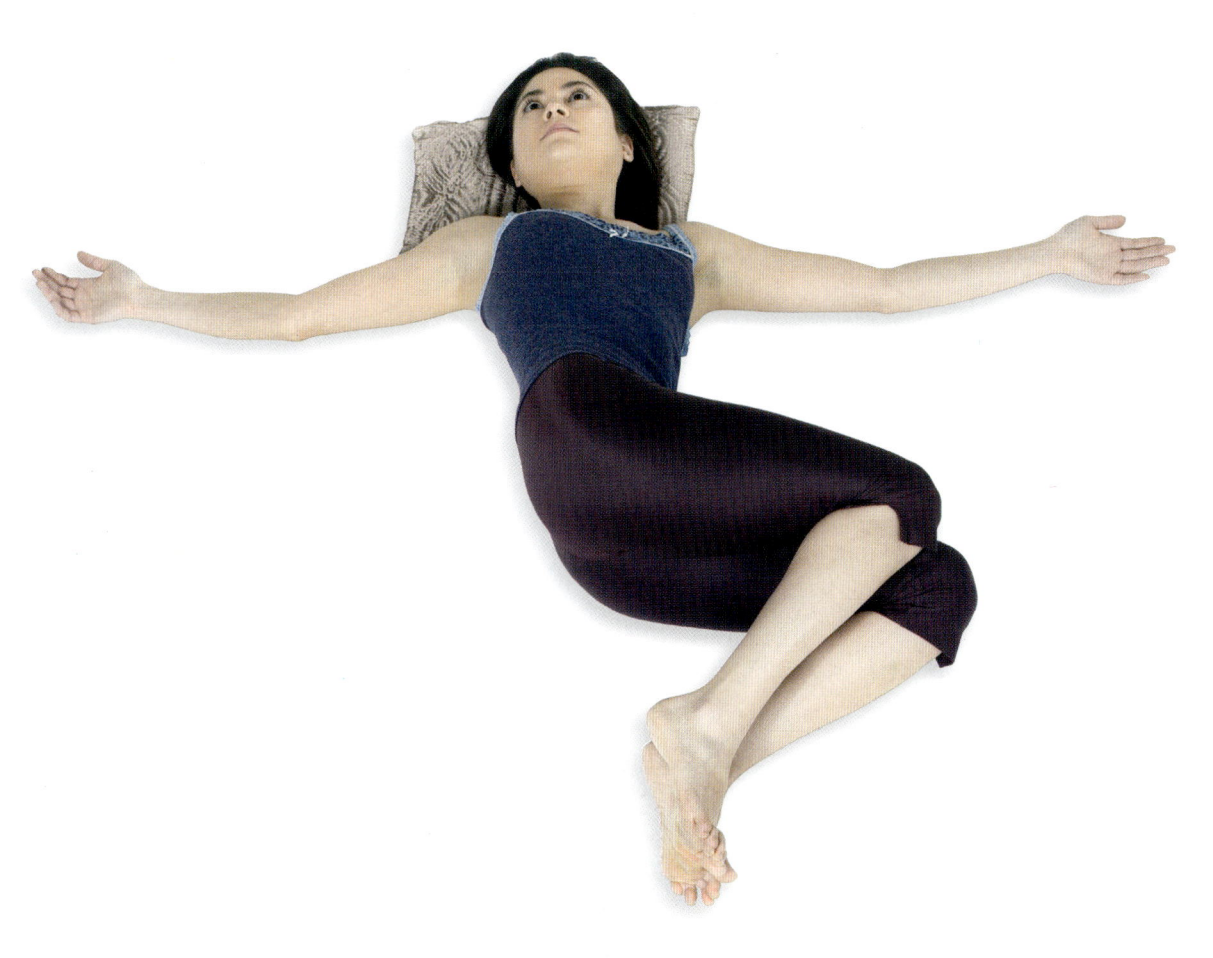

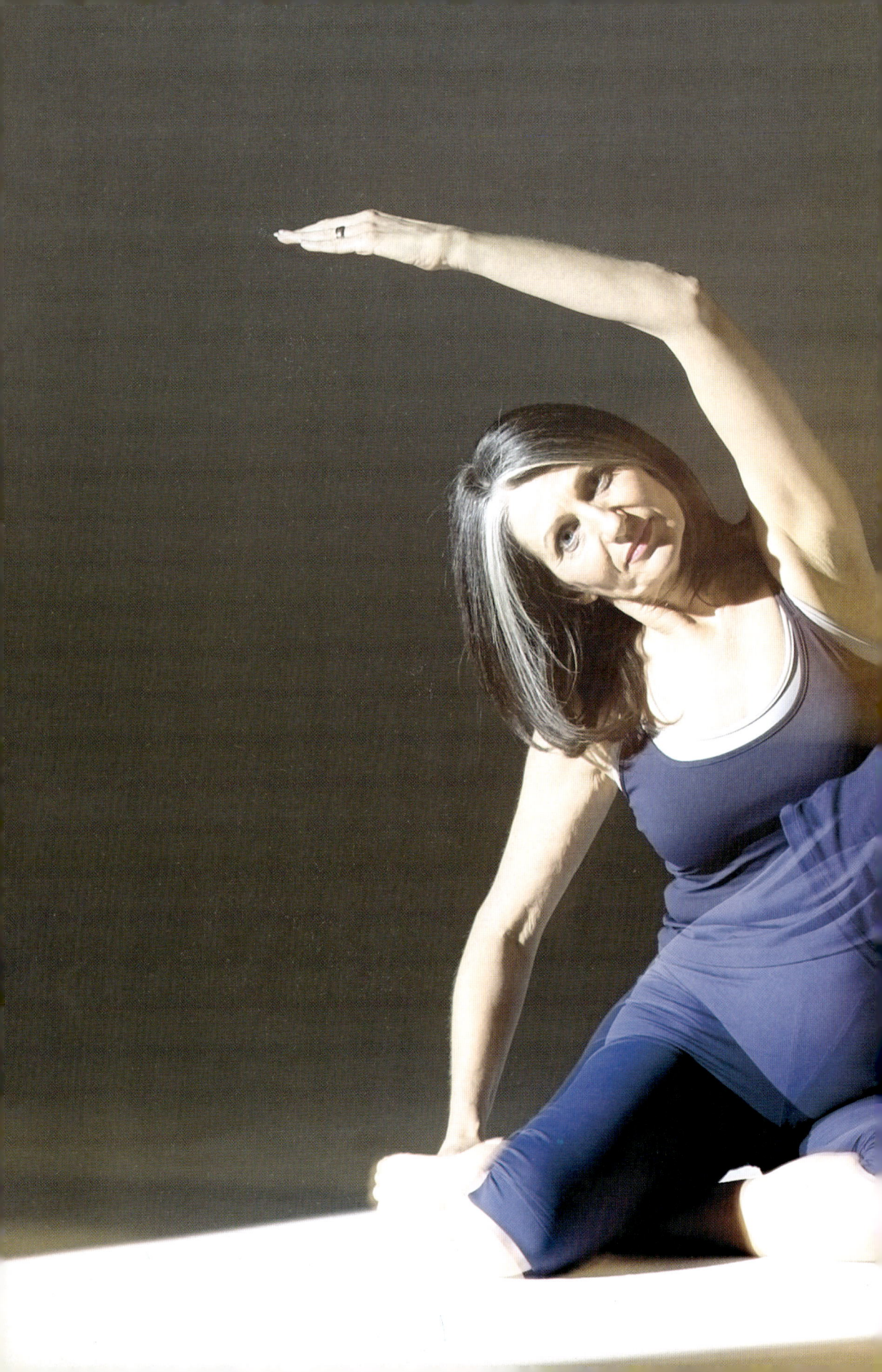

Flexão Lateral /
Curva Lateral

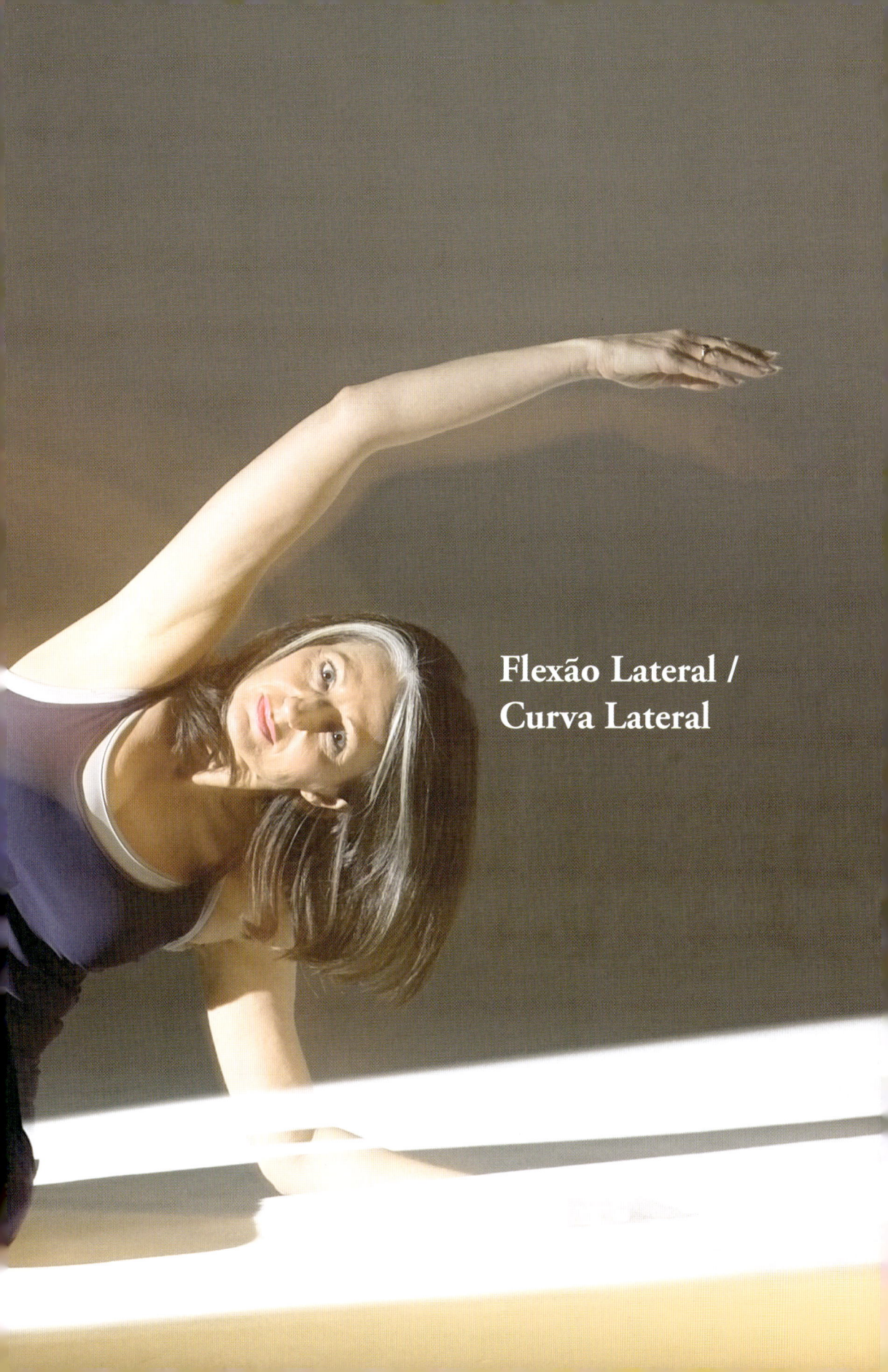

Aproximação Lateral Simples em Pé (*p*)

Objetivo
Tente fazer este exercício para alongar e tonificar os músculos laterais e adquirir no corpo um sentido de alongamento e estabilidade. Este exercício sempre dá bons resultados.

Preparação
- Fique em pé com os pés um pouco mais separados do que a linha dos quadris e em paralelo.
- Solte os joelhos levemente e lembre-se do bom alinhamento postural da Postura em Pé (ver p. 51) Os braços devem ficar abaixados ao lado do corpo e as mãos sobre as coxas.

Ação
1. Encha o peito e estique o corpo em toda a extensão da coluna, enquanto levanta um dos braços. Enquanto o braço flutua acima do corpo, pense em mover as omoplatas para baixo primeiro e, depois, expandindo-as para os lados. Mantenha o pescoço e a parte de cima dos ombros aliviados.
2. Solte o ar e retraia os músculos inferiores do abdômen. Alongue o corpo para cima, como se tentasse alcançar o canto superior oposto do quarto. Deixe o outro braço abaixado ao lado da coxa.
3. Abra e sinta a distância entre a caixa torácica e a pelve. Assegure-se de se mover diretamente para o lado, não para a frente e nem para trás; você deve se concentrar no que está à sua frente.
4. Inspire e mantenha o braço estendido para cima. Solte o ar, continue com a retração dos músculos inferiores do abdômen; em seguida, retorne aos poucos para o centro, abaixando o braço.
5. Repetir cinco vezes em cada lado, mantendo a pelve centralizada.

Atenção
- Tome cuidado para não se dobrar para o lado, deixando cair a cintura. Você deve manter o alongamento para cima.
- Mantenha a pelve centralizada.
- Preste atenção ao ângulo da cabeça — mantenha-a no alto da espinha olhando para a frente.

139 ★ O programa

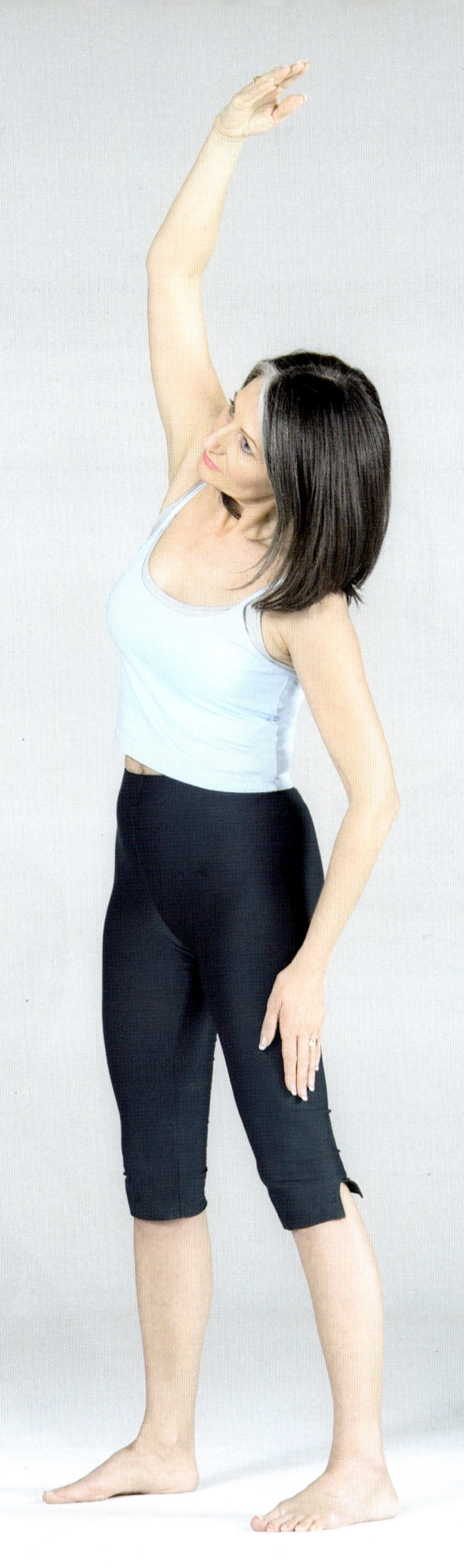

Sereia (p)

Objetivo
Um excelente exercício de extensão da cintura e alongamento da parte superior do corpo.

Aviso: peça o conselho de um especialista se tiver algum problema nas costas ou na junta sacroiliacal.

Preparação
- Sente-se no chão olhando para a frente; dobre as pernas e deixe os joelhos voltados para o lado esquerdo do corpo. Mantenha-os a uma distância cômoda do corpo, um alinhado com o outro. Mantenha o peso no quadril esquerdo.
- Agarre de leve a parte frontal da tíbia direita com a mão direita.
- Mesmo que esteja sentado em ângulo, mantenha o alongamento para cima em toda a extensão da espinha.

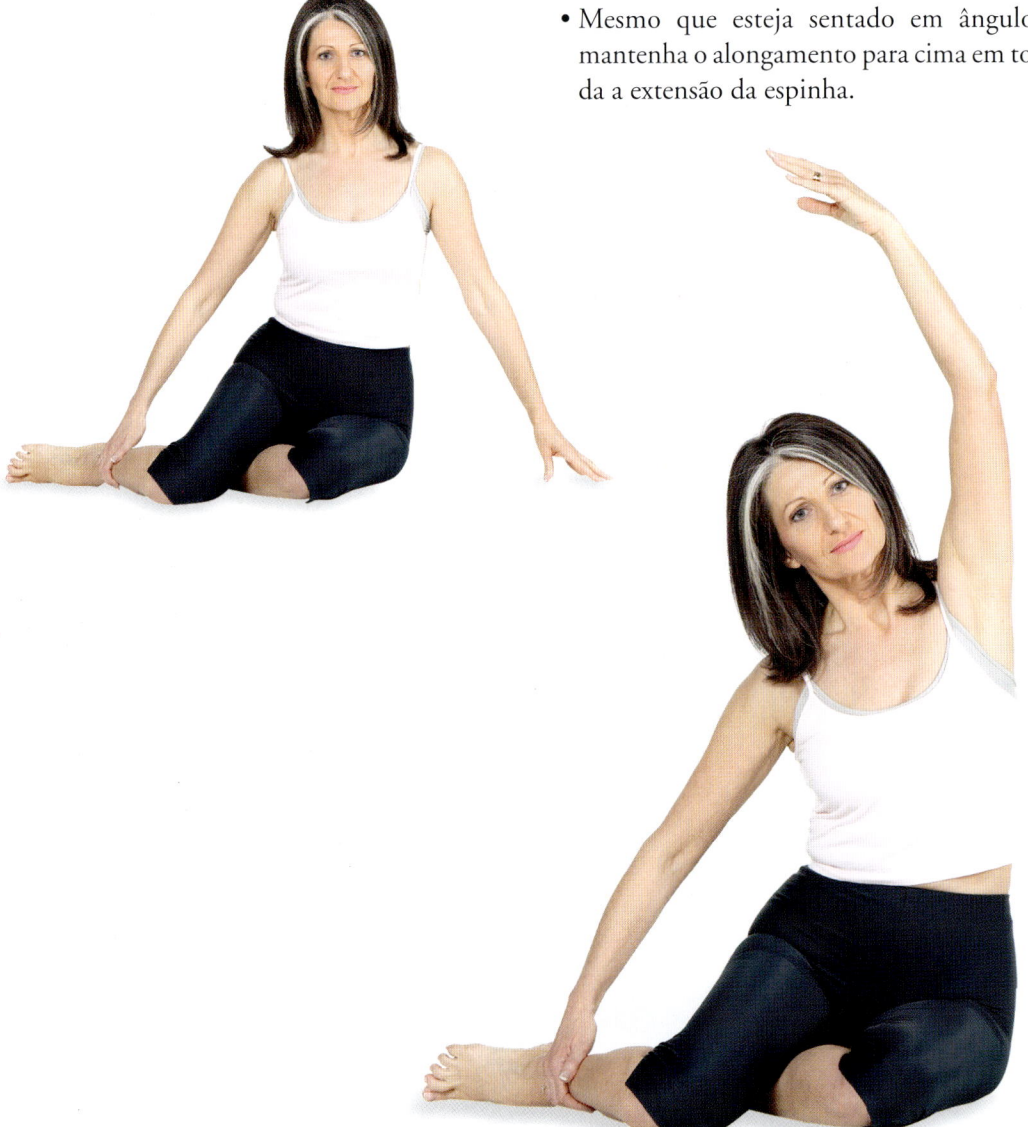

Ação

1. Encha o peito e estique a coluna em toda a sua extensão.
2. Solte o ar, retraia os músculos inferiores do abdômen (mantenha essa retração) e faça o braço esquerdo flutuar para cima. A palma da mão ficará voltada para baixo.
3. Encha o peito e alongue o corpo.
4. Solte o ar e estique o braço para o lado direito, buscando o canto superior da sala. Estique-o até a ponta dos dedos; sinta o alongamento entre as costelas e os quadris ao longo do lado esquerdo do corpo. Mantenha a distância entre os ouvidos e os ombros.
5. Encha o peito e volte para o centro.
6. Solte o ar e abaixe o braço esquerdo em direção ao chão, indo até o cotovelo, se puder. Levante o braço direito levando-o na direção do lado esquerdo, com a palma da mão voltada para baixo.
7. Sinta o alongamento que percorre o lado direito do corpo. Mantenha o quadril direito abaixado para aumentar o alongamento.
8. Inspire e se erga empurrando o cotovelo esquerdo para voltar à posição inicial. No instante em que estiver se levantando, aproveite a expiração para voltar para a direita.
9. Repetir cinco vezes de cada lado.

Atenção

- Mantenha o movimento lento e fluido como um junco curvando-se ao vento.
- Procure se alongar diretamente para cada lado no mesmo plano, sem se inclinar para frente ou para trás.
- Lembre-se do que aprendeu em "Braços Flutuantes" sobre o bom movimento da parte superior do corpo.

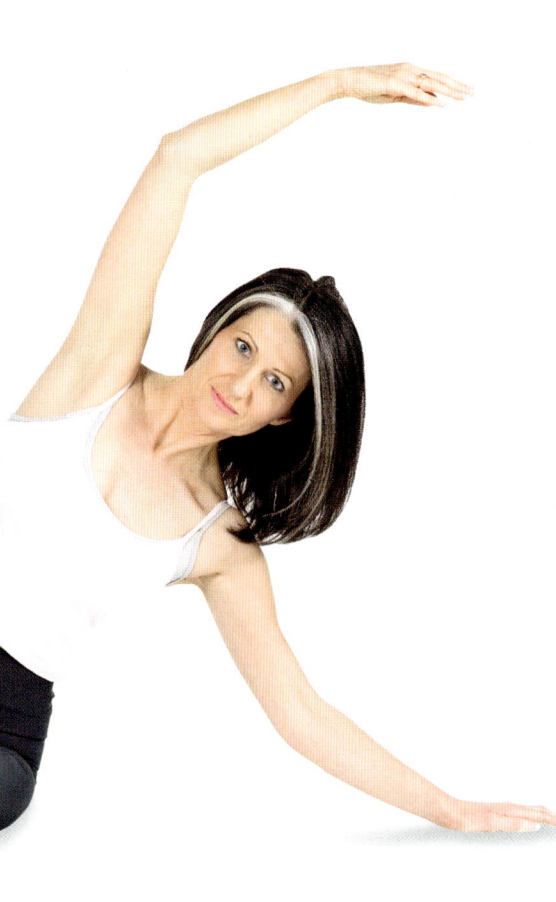

Curvatura Lateral (*p*)

Objetivo
Este é um bom exercício para o fortalecimento geral. Reflita longamente, intensamente.

Aviso: não faça este exercício se tiver problemas no ombro, no braço ou no pescoço.

Preparação
- Deite-se em linha reta sobre o lado esquerdo do corpo, com as pernas esticadas em linha com o corpo.
- Apóie a parte superior do corpo no cotovelo esquerdo e mantenha a mão direita suavemente no ar. Tome a perna direita e coloque-a em frente à outra. Ponha o pé direito perto do tornozelo do esquerdo. O pé direito deve estar esticado para fora.

Ação
1. Encha o peito para se preparar e estique a coluna em toda a sua extensão.
2. Solte o ar, retraia os músculos inferiores do abdômen (mantenha-se assim) e levante o quadril direito em direção ao teto forçando o pé direito contra o chão.
3. Ao mesmo tempo, faça o braço direito pairar acima da cabeça voltado para o canto superior oposto da sala. Aperte uma coxa contra a outra.
4. Solte o ar e abaixe aos poucos todo o corpo na esteira, girando o braço direito para baixo.
5. Repetir cinco vezes de cada lado.

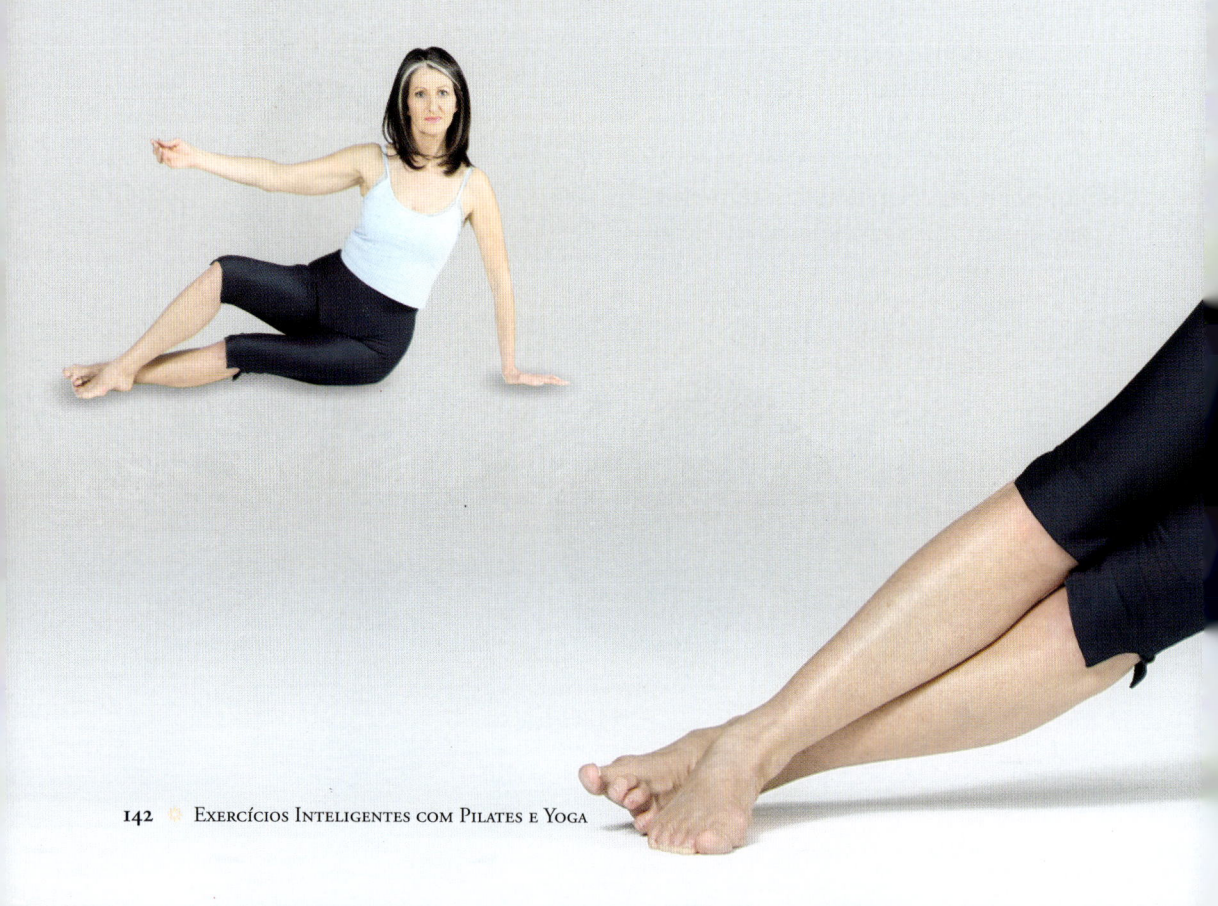

Atenção
- Quando tiver erguido o corpo da esteira, procure manter a pelve e a espinha na posição neutra. Não deixe que a pelve role para a frente.
- Um bom exercício é imaginar que há uma correia em torno dos quadris levantando você na direção do teto.
- Procure não forçar os ombros nem os braços. Eles estarão trabalhando, mas o peso deverá estar no pé da frente.

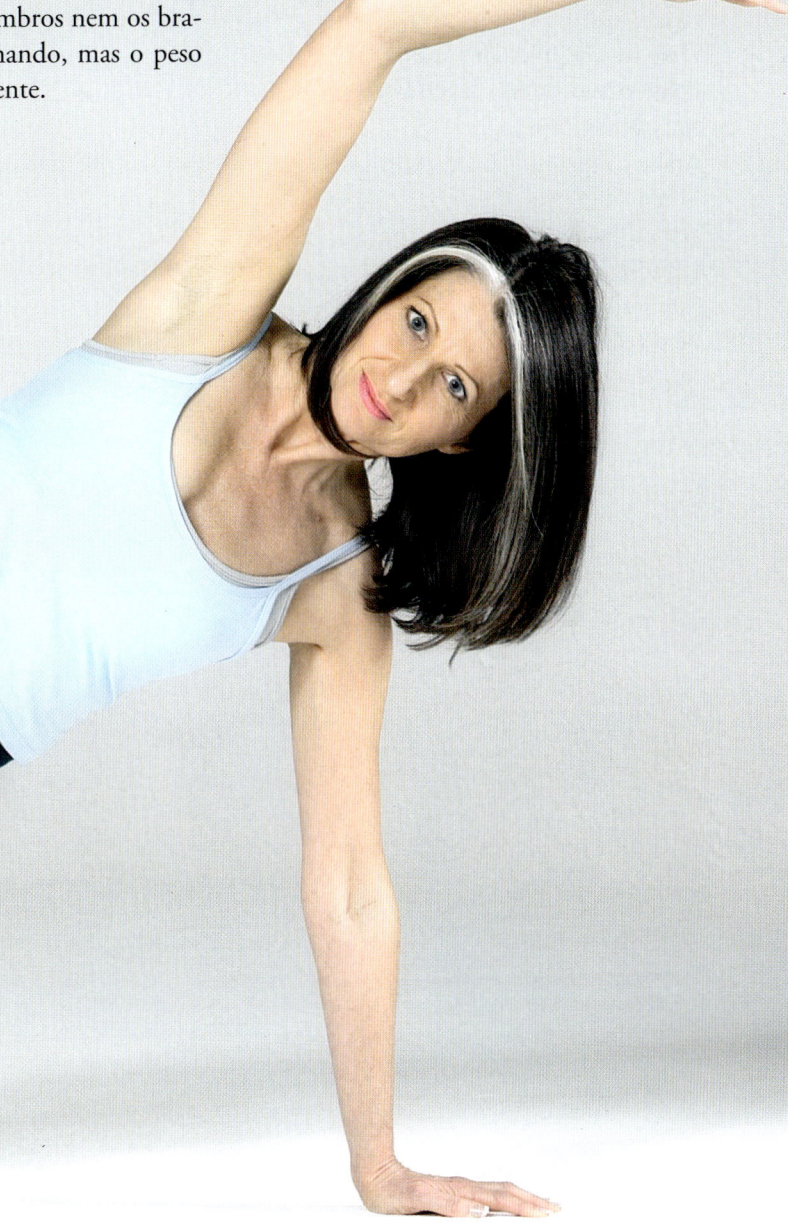

Curvatura Lateral Sentado (y)

Objetivo
Uma boa postura para soltar os quadris, abrir as costelas laterais, os ombros e as ilhargas e alongar a espinha. Durante este exercício, é importante sentir que o abdômen está sendo levantado da cintura pélvica — é como a retração dos músculos inferiores do abdômen no Pilates.

Aviso: os que tiverem problemas de disco ou nas costas devem fazer este exercício com cautela.

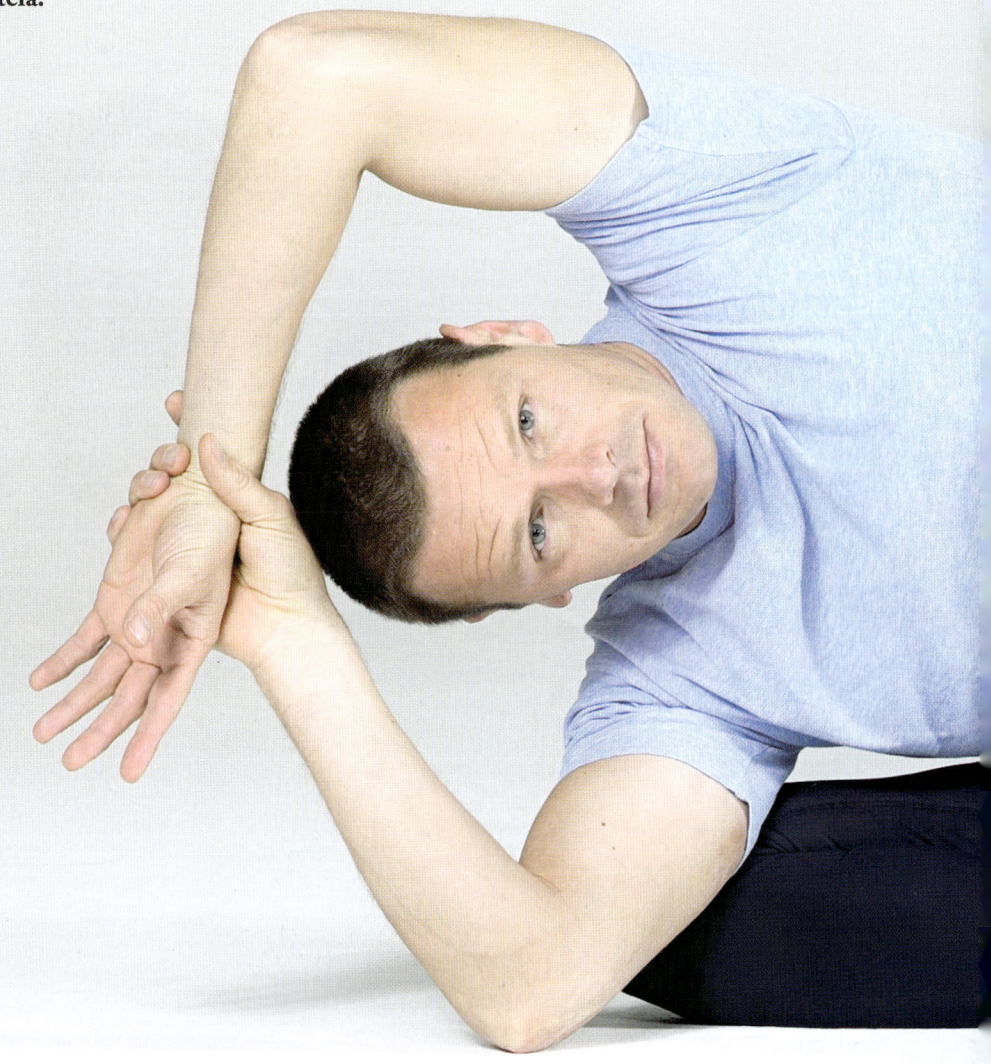

Preparação
- Sente-se confortavelmente na posição das pernas cruzadas.
- Descubra o seu alinhamento e use os ossos da bacia como base.

Ação
1. Abaixe o cotovelo direito para a esteira bem em frente ao joelho direito.
2. Se puder, procure pousar o ombro no joelho direito.
3. Leve o braço esquerdo para cima da cabeça e segure o pulso esquerdo com a mão direita. A base do corpo deslocar-se-á para além do limite formado pelo quadril direito e pela coxa.
4. Mantenha a cabeça na posição neutra, o queixo levemente retraído, olhando para a frente.
5. Expire, soltando o lado esquerdo da cintura para aumentar o espaço entre os quadris e as costelas.
6. Volte para o centro e repita o exercício do outro lado.

Atenção
• Imagine que a parte superior do seu corpo está entre duas paredes. Mantenha a frente do peito achatada para que não se solte.

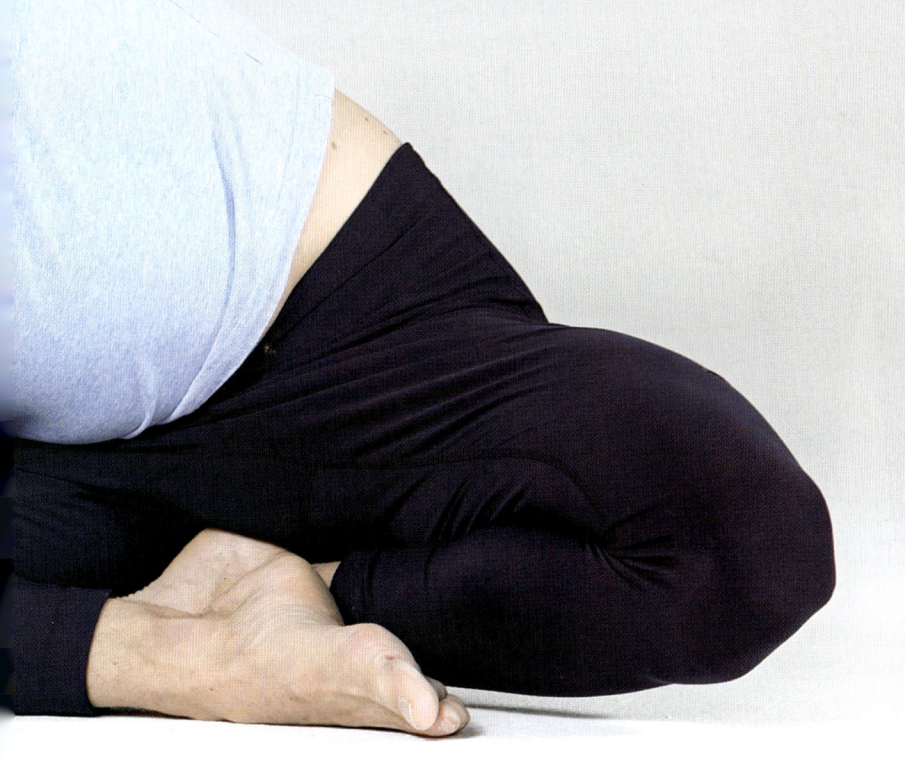

Curvatura Lateral em Pé (y)

Objetivo

Este exercício serve para abrir o peito, os ombros e a lateral do corpo; serve também para abrir e alongar os quadris e melhorar a digestão.

Aviso: as pessoas que tiverem problemas nas costas ou de disco devem fazer este exercício com muita cautela.

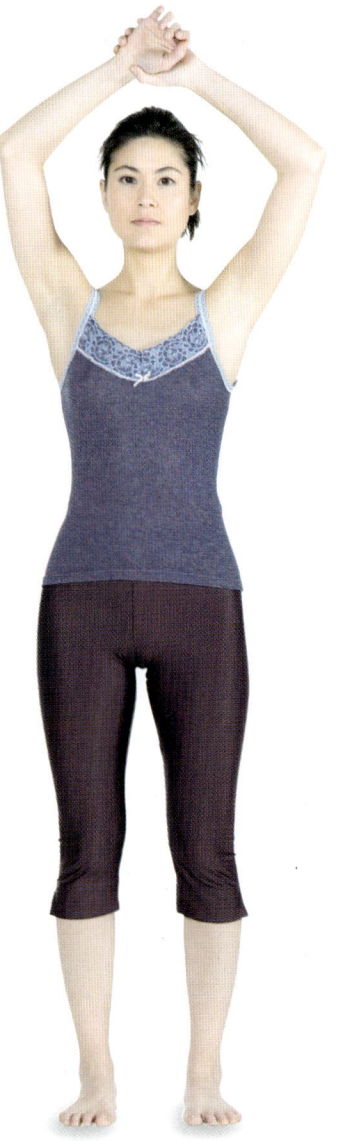

Preparação

- Comece com a Postura em Pé (ver p. 51); então, cruze o pé direito sobre a frente do esquerdo, mantendo o calcanhar levantado e os artelhos flexionados.

Ação

1. Leve os braços acima da cabeça e segure o pulso de uma das mãos com a outra.
2. Levando o peso para o pé direito, solte o ar e comece a se abaixar pelo lado esquerdo, curvando-se a partir da cintura. Tome cuidado para não soltar a barriga.
3. Solte o quadril direito e abra o lado direito dos abdominais em toda a extensão para cima em direção ao ombro.
4. A cabeça deverá ficar voltada para baixo, na direção do calcanhar direito.
5. Mantenha-se assim até começar a se sentir cansado.
6. Volte para o centro, soltando o ar.
7. Abaixe-se para o lado direito e leve o quadril direito no sentido oposto ao do pé direito. À medida que estiver transferindo o peso, o quadril esquerdo se deslocará para o lado e o lado esquerdo se esticará para fora.
8. Mantenha-se nessa posição até começar a se sentir cansado.
9. Volte para o centro.
10. Cruze o pé esquerdo sobre o direito e repita o exercício do outro lado.

Atenção

- Fique alinhado — não gire o corpo, nem se incline para a frente ou para trás.

O programa

Triângulo (y)

Objetivo

Abrir o peito, os ombros e os lados do corpo. Este exercício também serve para abrir e alongar os quadris e melhorar a digestão.

Aviso: se você tiver algum problema nas costas ou problemas de disco, faça este exercício com cautela. Se o problema for na parte de baixo das costas, se tiver o pescoço ou os ombros duros, não estenda o braço para cima neste exercício. Em vez disso, faça o exercício encostado a uma parede para manter o alinhamento e o apoio adequados.

Preparação

- Se tiver dificuldades com o alinhamento, fique no canto da parede, com o lado esquerdo do corpo o mais próximo possível dele.
- Partindo da Postura em Pé (ver p. 51), dê um longo passo à frente com o pé direito, sem mover o esquerdo. Vire o pé de trás para fora num ângulo de 45 graus.

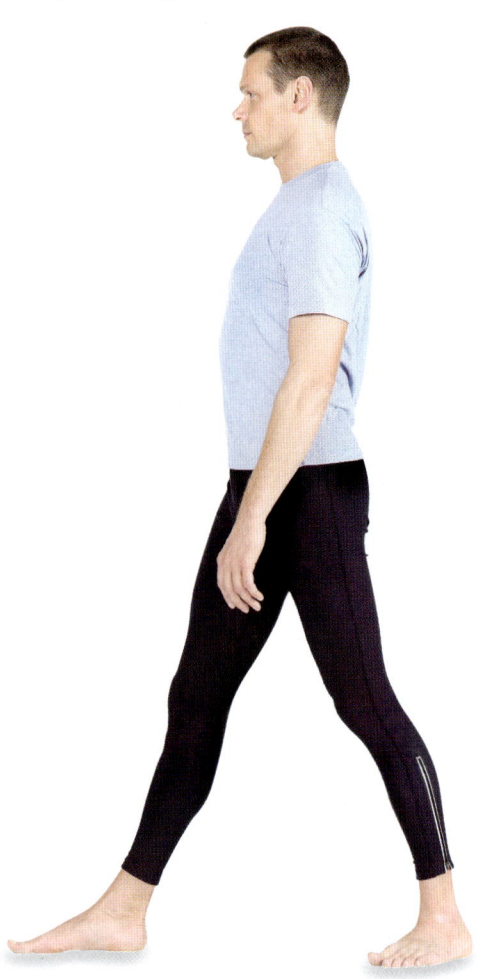

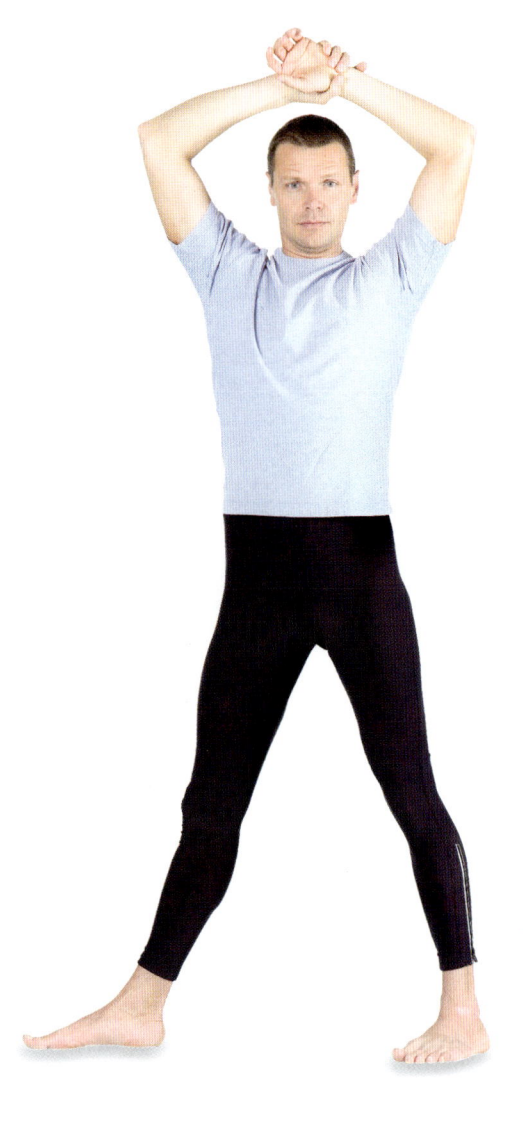

Ação

1. Se puder executar sem muito esforço esta seqüência e encontrar um bom alinhamento, leve as mãos acima da cabeça e agarre um dos pulsos com a outra mão.
2. Gire a parte superior do corpo e os quadris para a esquerda (você estará olhando diretamente para a parede). Os quadris devem estar em ângulo reto com o pé direito.
3. Dobre levemente o joelho direito.
4. Expire, ao mesmo tempo em que coloca a mão direita sobre o joelho ou sobre o tornozelo da perna direita. Coloque a mão esquerda delicadamente sobre a parte de trás dos quadris.
5. O ombro esquerdo deve apontar para o teto. O peito e os quadris devem estar em paralelo com a parede à frente.
6. Retraia o queixo, estique a nuca e olhe diretamente para a frente. Gire delicadamente o pescoço e olhe na direção do teto.
7. Se quiser esticar o braço esquerdo, mova a ponta dos dedos em direção ao teto. Se quiser ir um pouco além, endireite devagar a perna direita.
8. Suba o corpo soltando o ar; repita o exercício do outro lado.

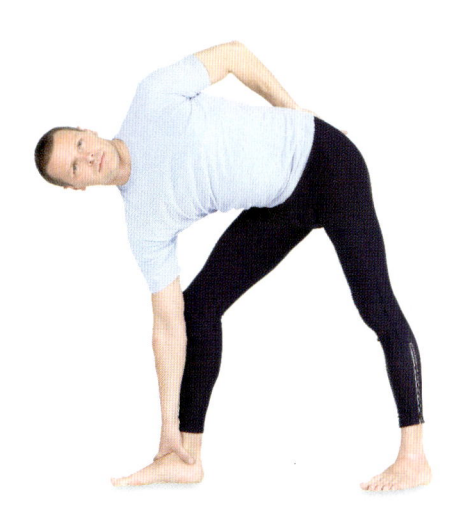

Atenção

- As pessoas que fazem este exercício tendem a se inclinar para a frente. Mantenha o alinhamento central e deixe-se descansar para trás.
- Mantenha a parte de trás dos quadris tão aberta e ajeitada quanto possível.
- Alivie o espaço entre as omoplatas para que elas desçam e o peito se abra.
- Se o braço estiver esticado para cima, não o use como alavanca para empurrar o corpo para trás — isso comprime a espinha.
- Se você esticar a perna da frente, não alongue demais a parte de trás do joelho.

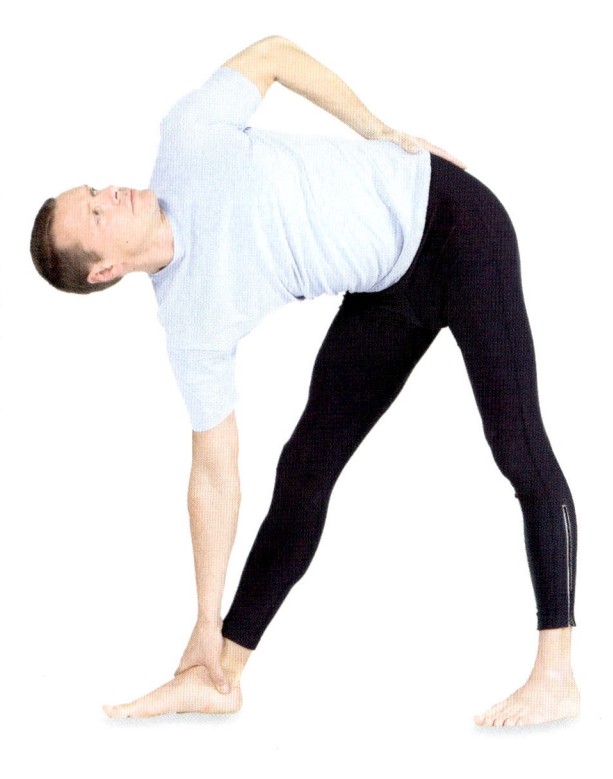

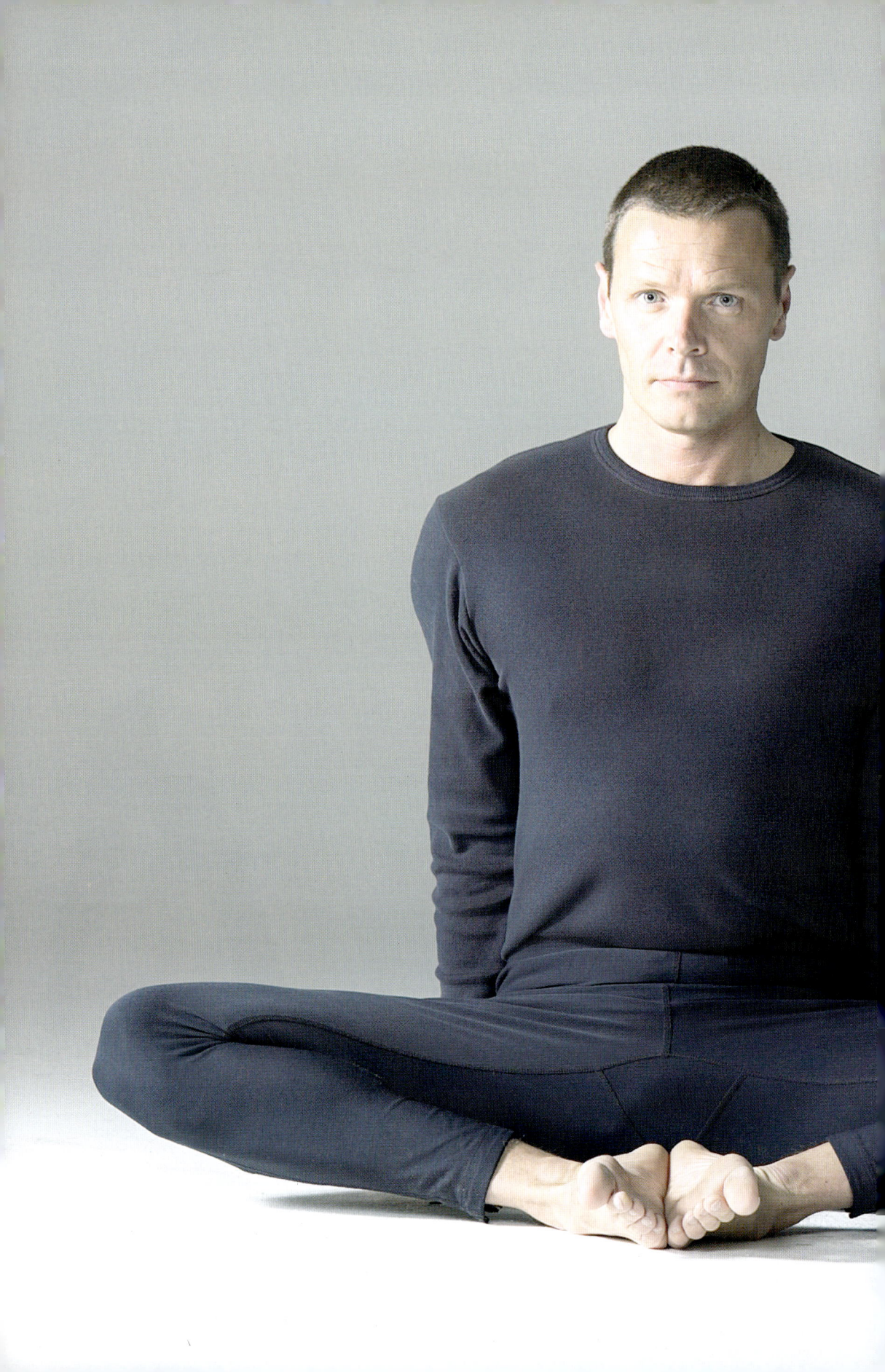

A Pelve e os Quadris

A maioria de nós passa tempo demais sentada. Essa posição, infelizmente, é uma das mais prejudiciais que existem para a saúde da espinha e também para o equilíbrio dos músculos em torno da pelve e dos quadris. O encurtamento dos tendões, dos flexores e dos adutores e o enfraquecimento dos glúteos afetam o ângulo da pelve e podem contribuir para restringir os movimentos em torno dos quadris. Os exercícios seguintes ajudam a abrir os quadris, equilibrar os músculos e proporcionar uma boa mobilidade.

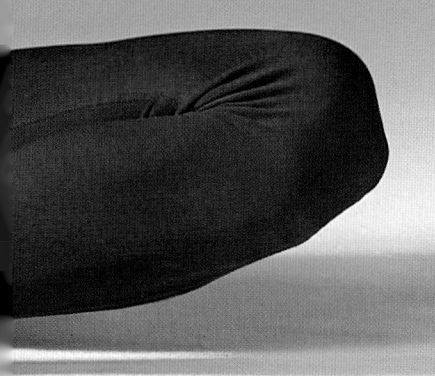

Ziguezague com Apoio na Parede (*p*)

Objetivo
Ideal para a movimentação dos quadris, dos joelhos e das juntas dos tornozelos.

Equipamento
Um travesseiro pequeno.

Preparação
- Deite-se no chão a aproximadamente um metro de uma parede.
- Os quadris devem estar acomodados de encontro à parede e a cabeça apoiada no travesseiro.
- Coloque os pés unidos na parede.
- Verifique se a pelve está na posição neutra.

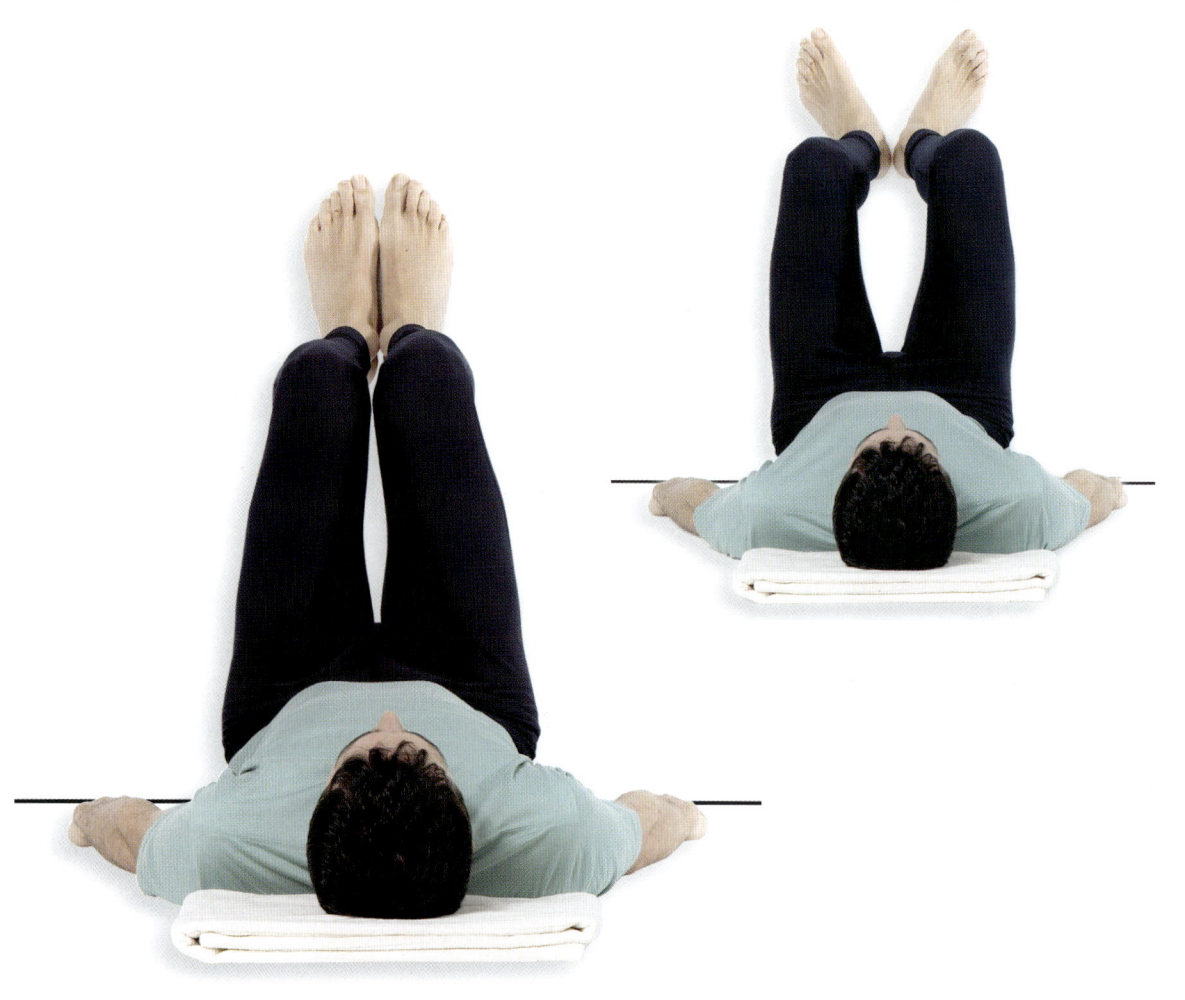

Ação
1. Deslize os dedos dos pés para fora o máximo possível, mantendo os calcanhares unidos.
2. Mantenha as bolas dos pés imóveis e deslize os calcanhares afastando um do outro o mais que puder.
3. Continue ziguezagueando os pés dessa maneira; eles devem ficar em contato com a parede.
4. A pressão dos pés contra a parede deve ser feita, alternadamente, entre o calcanhar e as bolas dos pés.
5. Continue com o movimento até que os pés não consigam mais se virar. As pernas devem ser abertas o máximo possível sem forçar e sem perder o alinhamento da pelve. Em seguida, faça o movimento de ziguezague de volta. Repetir três vezes.

Atenção
- Tome cuidado para que o nível dos pés na parede não abaixe. Os dois pés devem ficar na mesma altura.
- Procure não deslocar os pés da parede. Os pés estarão virando alternadamente apoiando-se nas bolas dos pés e nos calcanhares.
- Mantenha a posição neutra.

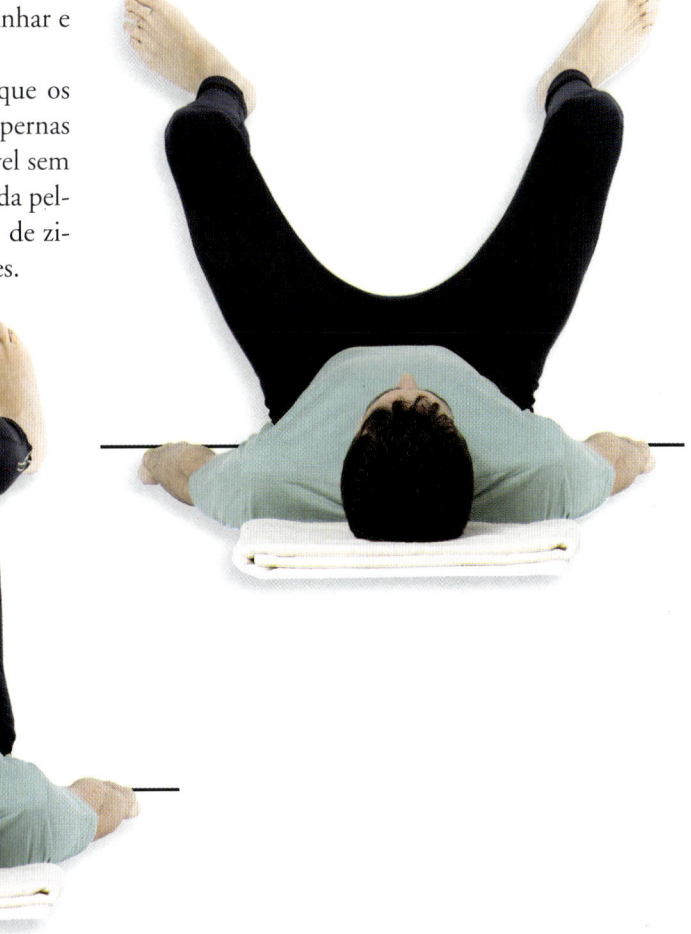

Repouso Lateral sobre o Quadríceps e Alongamento do Flexor dos Quadris (p)

Objetivo

Este exercício serve para alongar os músculos quadríceps que correm ao longo da parte frontal da coxa e os flexores do quadril; além disso, ele é usado para manter o bom alinhamento do torso ao se utilizarem os músculos da cintura e os estabilizadores do ombro. Ele também fortalece e define a frente do corpo, sobretudo ao redor da frente dos quadris, que pode tornar-se muito rígida se você fica sentado o dia inteiro.

Observe a posição da sua pelve. Nós, na verdade, pedimos a você para inclinar a pelve para trás (para o norte), abandonando a posição neutra. Há um certo perigo neste exercício, pois você pode curvar as costas e tensionar a espinha lombar; por isso, é mais seguro retrair ligeiramente o corpo. Além disso, ao inclinar a pelve, você pode isolar os músculos flexores dos quadris.

Aviso: peça orientação se tiver alguma lesão no joelho. Talvez você precise usar um cinto para alçar o pé de forma que haja menos pressão no joelho ou, se achar melhor, deixe este exercício de lado.

Equipamento

Um cinto e um travesseiro (opcionais).

Preparação

- Deite-se de lado, com a cabeça descansando sobre o braço estendido (se quiser, coloque um travesseiro entre a cabeça e o braço para manter o pescoço alinhado).
- Mantenha os joelhos dobrados em ângulo reto em relação ao corpo — as costas deverão ficar em linha reta, mas com sua curvatura natural.
- Coloque os ossos de um pé sobre os do outro; de um joelho sobre os do outro; os quadris e os ombros também devem ficar alinhados.

Ação

1. Encha o peito para se preparar e estique a coluna em toda a sua extensão.
2. Solte o ar, retraia os músculos inferiores do abdômen e dobre o joelho da perna de cima em direção a você, segurando na parte da frente do pé se conseguir alcançá-lo (caso contrário, use um cinto).
3. Inspire e verifique a posição da pelve. Normalmente, você deverá estar na posição neutra; mas, se preferir, retraia a pelve de baixo para o norte (ver acima).
4. Solte o ar, retraia os músculos inferiores do abdômen e, em seguida, leve com cuidado a perna para trás para alongar a parte frontal da coxa. Não arqueie as costas, mas mantenha o cóccix esticado no sentido contrário da cabeça.
5. Mantenha o alongamento por aproximadamente vinte segundos, trabalhando a cintura o tempo todo e mantendo a extensão do tronco.
6. Depois de vinte segundos, relaxe aos poucos dobrando a perna para trás e, em seguida, soltando-a. Mantenha a retração dos músculos inferiores do abdômen.
7. Repetir duas vezes de cada lado.

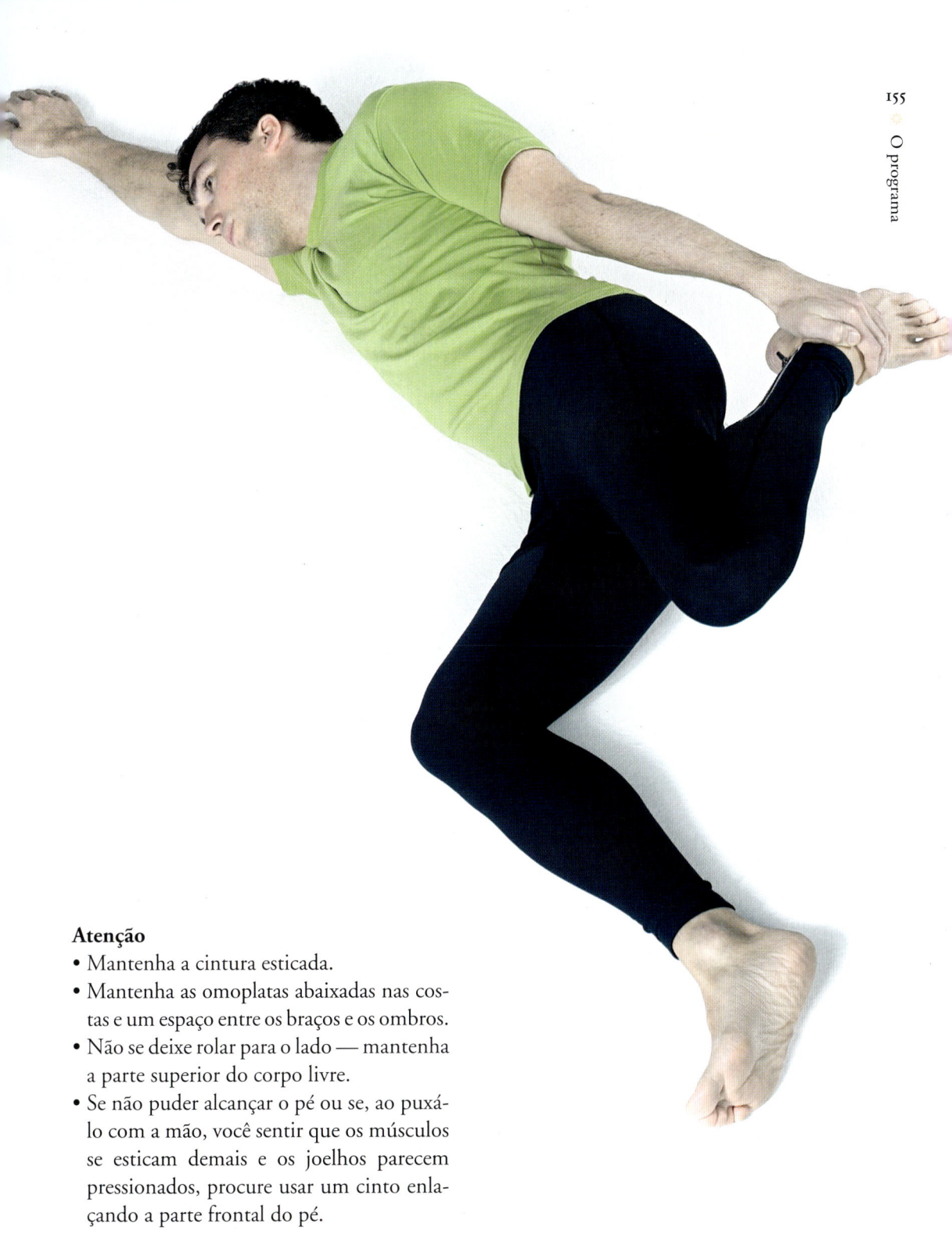

Atenção
- Mantenha a cintura esticada.
- Mantenha as omoplatas abaixadas nas costas e um espaço entre os braços e os ombros.
- Não se deixe rolar para o lado — mantenha a parte superior do corpo livre.
- Se não puder alcançar o pé ou se, ao puxá-lo com a mão, você sentir que os músculos se esticam demais e os joelhos parecem pressionados, procure usar um cinto enlaçando a parte frontal do pé.

Alongamento do Flexor do Quadril (*p*)

Objetivo
Se você fica sentado o dia todo, é provável que os músculos flexores do quadril se atrofiem; isso afetará o ângulo da pelve, empurrando-o para trás. Utilize este exercício para alongar delicadamente os flexores do quadril.

Ação
1. Deite-se na Posição de Relaxamento (ver p. 48) e encha o peito para se preparar.
2. Solte o ar e retraia os músculos inferiores do abdômen. Procure sentir o vazio na pelve, abrace o joelho direito levando-o para cima em direção ao peito, soltando o fêmur nas juntas do quadril.

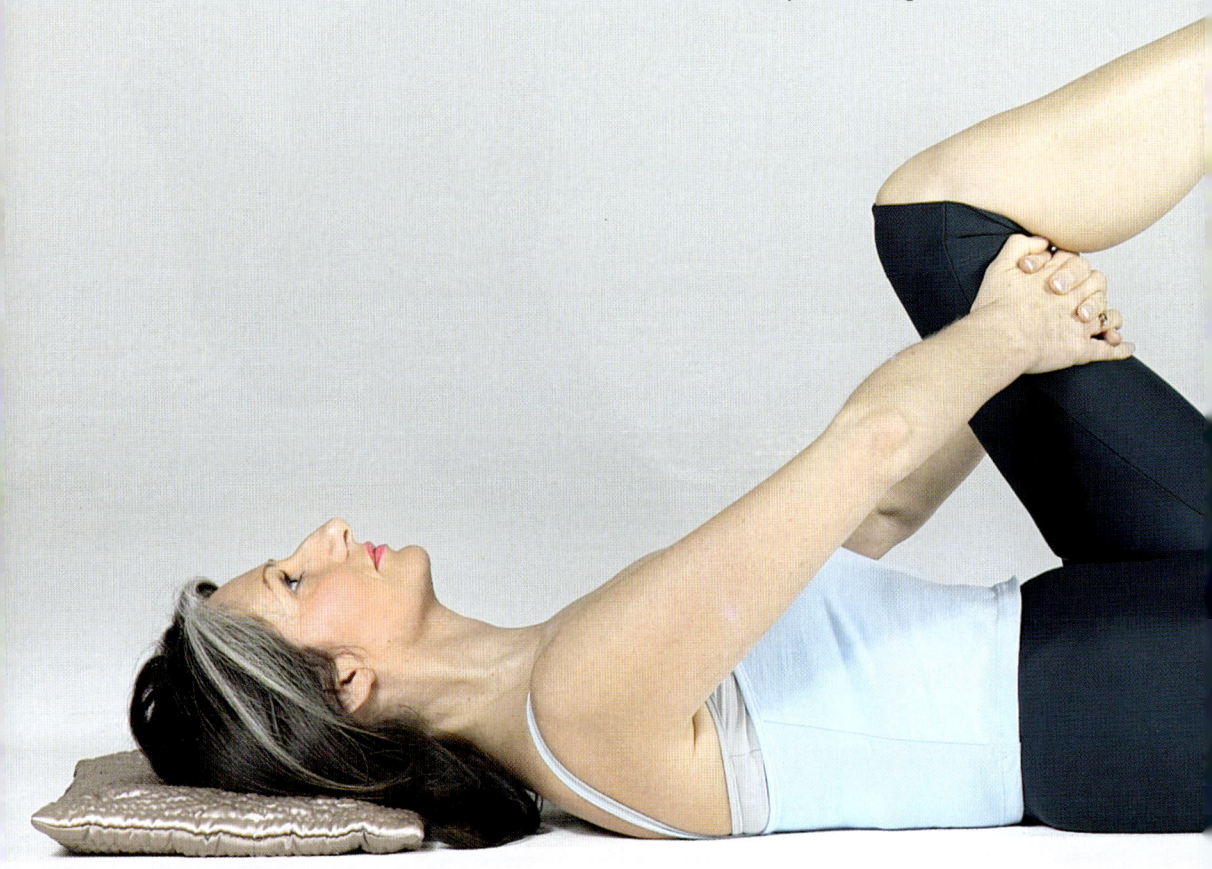

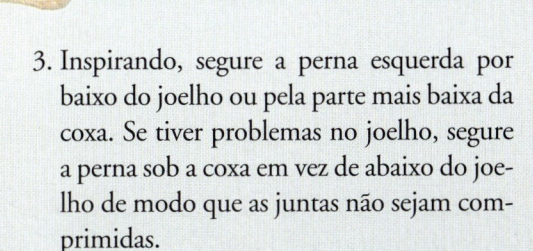

3. Inspirando, segure a perna esquerda por baixo do joelho ou pela parte mais baixa da coxa. Se tiver problemas no joelho, segure a perna sob a coxa em vez de abaixo do joelho de modo que as juntas não sejam comprimidas.
4. Solte o ar, mantenha a retração dos músculos inferiores do abdômen, e estique a perna direita no chão. A parte inferior das costas deve permanecer na posição neutra. Se ela se arcar, dobre um pouco o joelho direito de volta para cima mais uma vez. Segure esse alongamento pelo tempo de cinco respirações.
5. Inspirando, deslize a perna de volta.
6. Soltando o ar e retraindo os músculos inferiores do abdômen, abaixe a perna dobrada em direção ao solo, mantendo os abdominais em ação.
7. Repetir duas vezes de cada lado, mantendo os ombros relaxados e abaixados.

Atenção
- Observe a posição da parte superior do corpo: com os cotovelos abertos, o esterno aliviado, as omoplatas abaixadas nas costas e o pescoço solto.
- Você está na posição neutra?

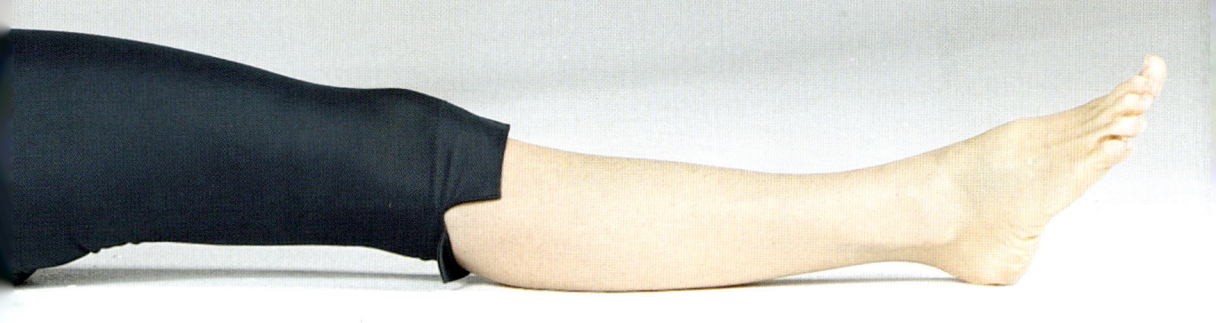

O Sapateiro (y)

Objetivo
Além de acalmar e ajustar a mente, este exercício solta as juntas do quadril e expande os músculos adutores. Ele também fortalece as costas e melhora a circulação pelos quadris e pernas.

Aviso: se tiver problemas nas costas, sente-se de encontro à parede.

Equipamento
Um travesseiro (opcional).

Ação
1. Sente-se na esteira e junte a sola dos pés em frente à virilha.
2. Coloque as mãos atrás do corpo, com as pontas dos dedos esticados para trás e as palmas das mãos voltadas para baixo.
3. Solte os quadris, deixando a ação da gravidade separar os joelhos. Sua base deverá estar nos ossos da bacia.
4. Use os braços para alongar a espinha, criando um espaço entre a caixa torácica e os quadris. Relaxe as omoplatas para trás em direção à cintura para abrir a frente do peito e os ombros.
5. Retraia o pescoço para esticar a nuca; olhe em direção ao horizonte.
6. Depois de criar esse alongamento, você poderá soltar as mãos e levá-las para os pés, segurando os artelhos. Mantenha o mesmo alinhamento da espinha que antes.
7. Acompanhe a respiração e permaneça nesta posição enquanto se sentir à vontade.

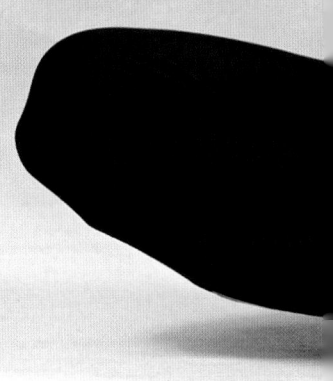

Atenção
- Se os quadris estiverem muito duros, apóie os joelhos com um travesseiro para ajudar os quadris a se soltarem.
- Não arqueie as costas — continue abaixando as omoplatas em direção à cintura.
- Mantenha a nuca esticada e o queixo levemente retraído.
- Mantenha um alinhamento central — não se incline para nenhum dos lados.

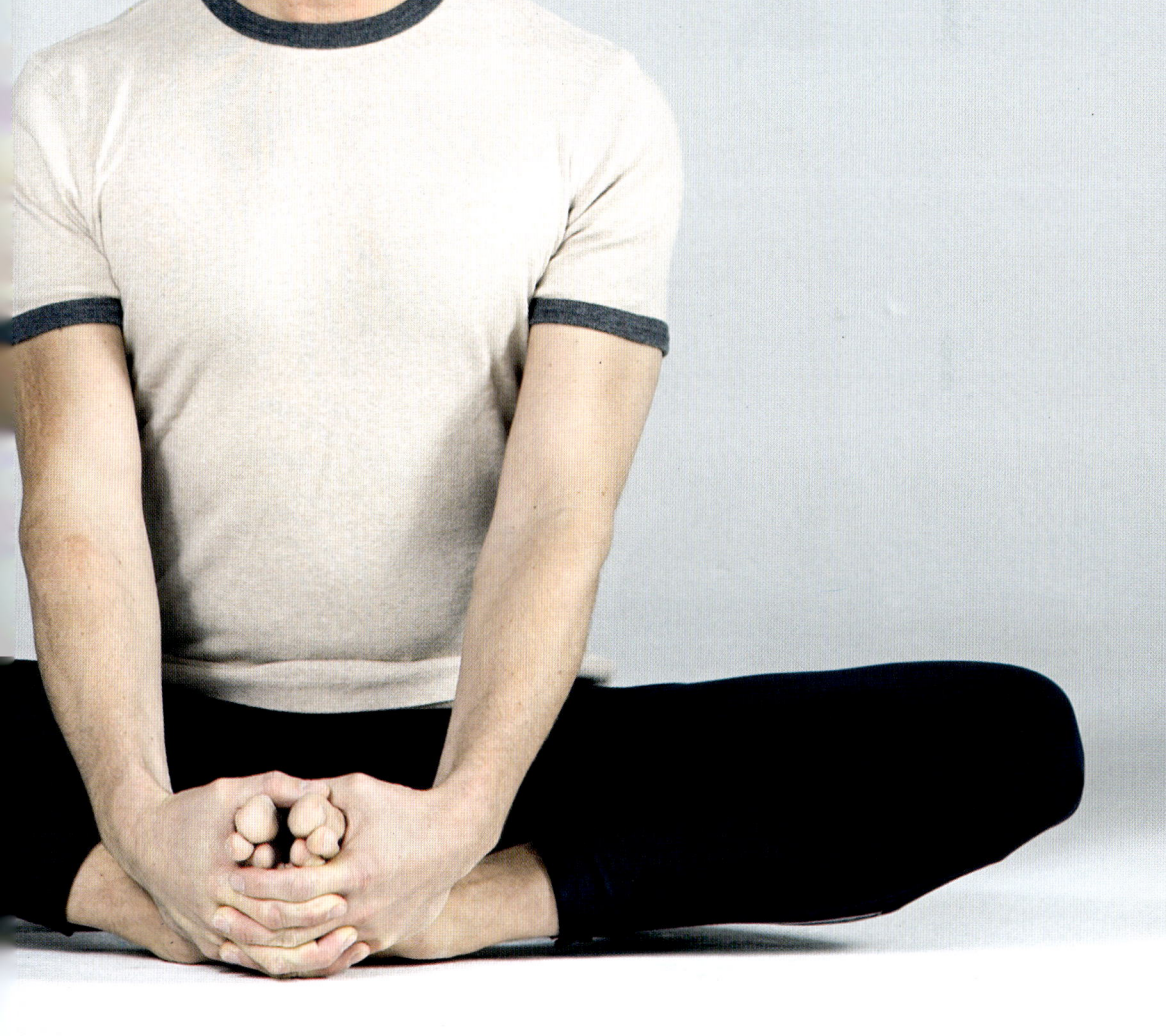

O Pombo Rei (y)

Objetivo

Use esta postura para abrir o limite externo da perna da frente, assim como a parte frontal do quadril na perna de trás. Isso irá estimular também o fluxo sangüíneo para a pelve.

Aviso: não faça este exercício se tiver problemas nos joelhos.

Preparação

- Sente-se com as pernas cruzadas; leve a perna esquerda para trás, dobrando-a sem forçar.
- Atinja o limite externo do quadril direito.
- Deixe o joelho direito apontando para a frente, com a perna dobrada em ângulo reto e o pé flexionado. O centro do pé deve estar oposto ao joelho.
- Deixe a mão direita no chão ao lado da coxa direita como apoio; a mão esquerda descansa na perna esquerda.
- Procure encontrar o alinhamento da espinha sobre os quadris o máximo possível.
- Mantenha as omoplatas abaixadas, o pescoço alongado e o olhar no horizonte.

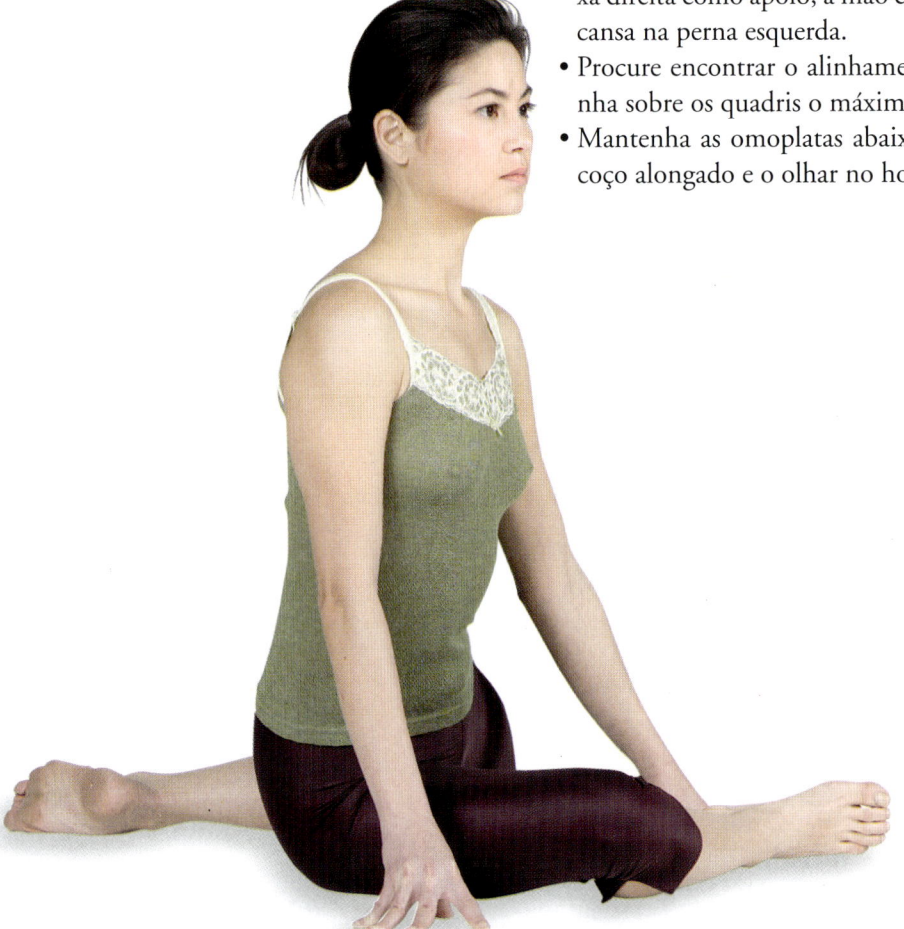

Ação

1. Soltando o ar, desloque-se para a frente a partir do abdômen.
2. Deite-se ao longo do comprimento da coxa direita se possível — você não precisa ir todo para a frente. Coloque o braço direito no chão e recorra ao cotovelo para se apoiar, se necessário.
3. Se estiver à vontade, estenda a perna esquerda para trás ao longo da esteira.
4. Soltando o ar, deixe que a junta do quadril direito afunde enquanto se solta. Fique nesta posição enquanto se sentir à vontade.
5. Levante-se para se sentar, soltando o ar novamente; repita do outro lado.

Atenção

- Você tem de estar bastante à vontade com o apoio do solo e da coxa, mas não fique sonolento nessa posição. Mantenha-se atento ao quadril e use o final de cada expiração para alcançar uma soltura mais profunda.
- A base deverá estar no quadril direito e na coxa direita — deixe que o peso desça por eles.
- Mantenha a espinha esticada sobre a perna — procure não curvar as costas.

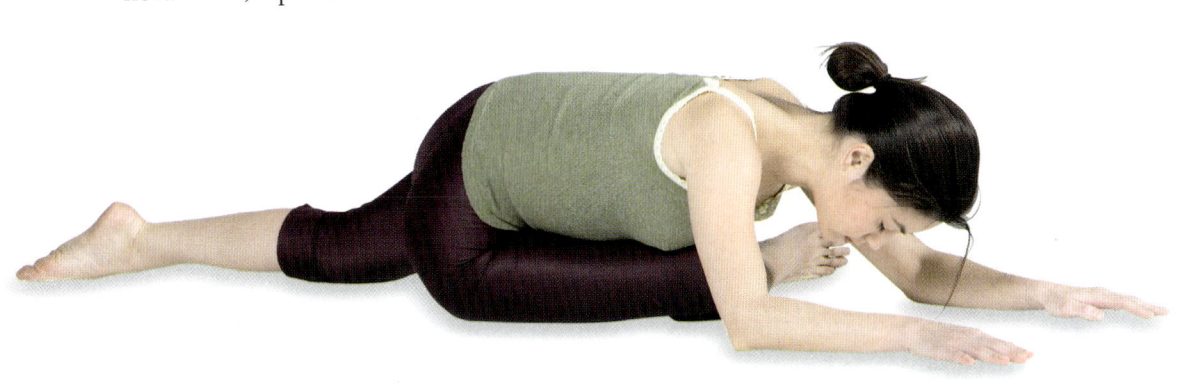

Lua Crescente (y) (*avançado*)

Objetivo
Este exercício serve para desenvolver a flexibilidade na parte da frente das virilhas e dos quadris, abrir o peito e os ombros e alongar a espinha. Como se trata de um exercício avançado, apresentamos também uma versão mais simples.

Aviso: se você tiver problemas nos joelhos ou nas costas, deve tomar cuidado.

Equipamento
Uma esteira de yoga ou uma toalha dobrada (opcional).

Preparação
- Comece o exercício partindo da posição do "Cão que Olha para Baixo" (ver p. 180)

Ação
1. Mova o pé direito para a frente posicionando-o entre as mãos. A ponta dos dedos deve estar alinhada com a dos pés.
2. Desça o joelho esquerdo para trás, apoiando-o na esteira (use uma esteira de yoga ou uma toalha dobrada para acomodar o joelho se precisar).
3. Levante-se com o torso acima dos quadris. Mantenha o peso para a frente de modo que o joelho direito fique perpendicular ao calcanhar do pé direito.
4. Leve as mãos acima da cabeça e segure o pulso de uma delas com a outra.
5. Deixe as omoplatas descerem em direção à cintura para abrir a frente do peito.
6. Estique os dedos do pé esquerdo para trás para expandir o pé.
7. Soltando o ar, relaxe os quadris e deixe que o torso seja puxado para baixo pela gravidade. Não fique nessa posição por muito tempo.
8. Coloque as mãos ao lado dos pés e arraste o pé direito para trás, de modo que você fique mais uma vez na posição do "Cão que Olha para Baixo".
9. Descanse e deixe os quadris se acomodarem; repita o exercício do outro lado.

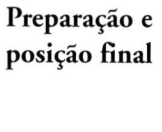

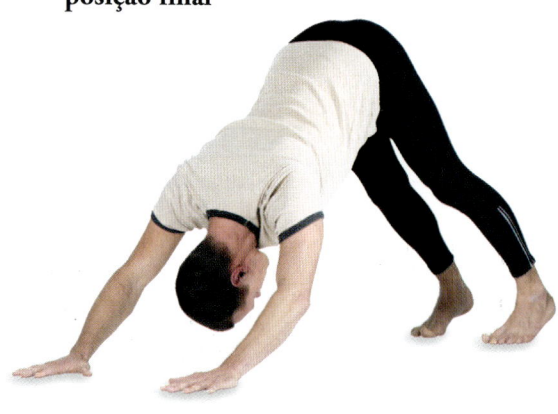

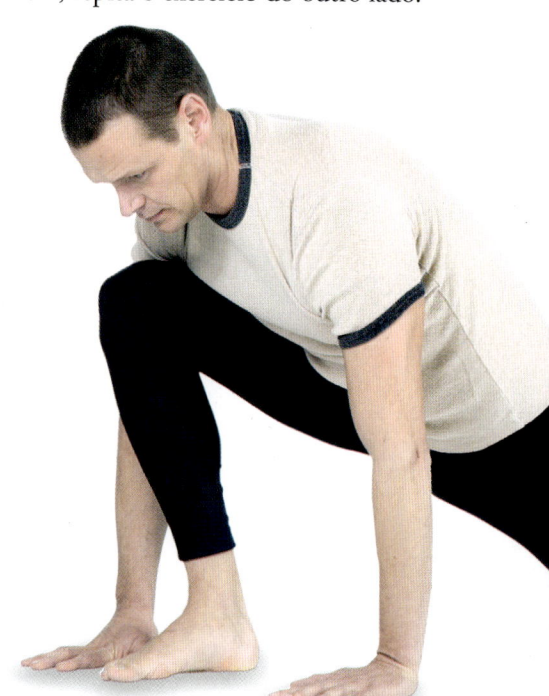

Preparação e posição final

Variação Simples

Atenção
- A base de apoio deve ser o pé da frente.
- Você não deve empurrar ou afundar os quadris, mas soltá-los para que o alongamento seja bem-feito.

Ponha o joelho da perna de trás mais perto do pé da frente de forma que o joelho e o quadril estejam em linha; a perna da frente deverá ficar dobrada em ângulo reto e o calcanhar perpendicular ao joelho. Levante as mãos acima da cabeça e recolha o cóccix para baixo dos quadris para expandir a coxa da perna de trás (a perna que deve servir de apoio).

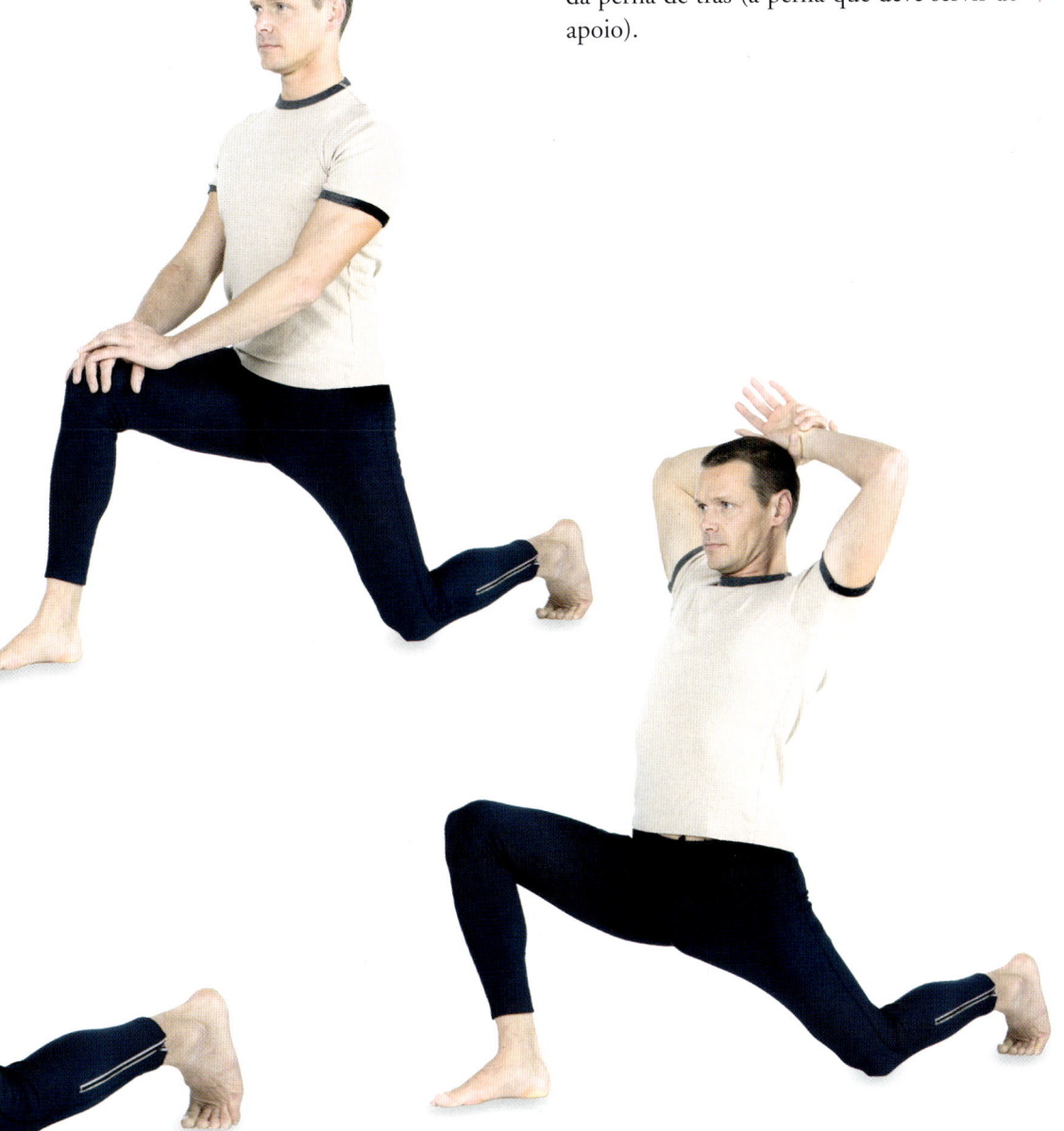

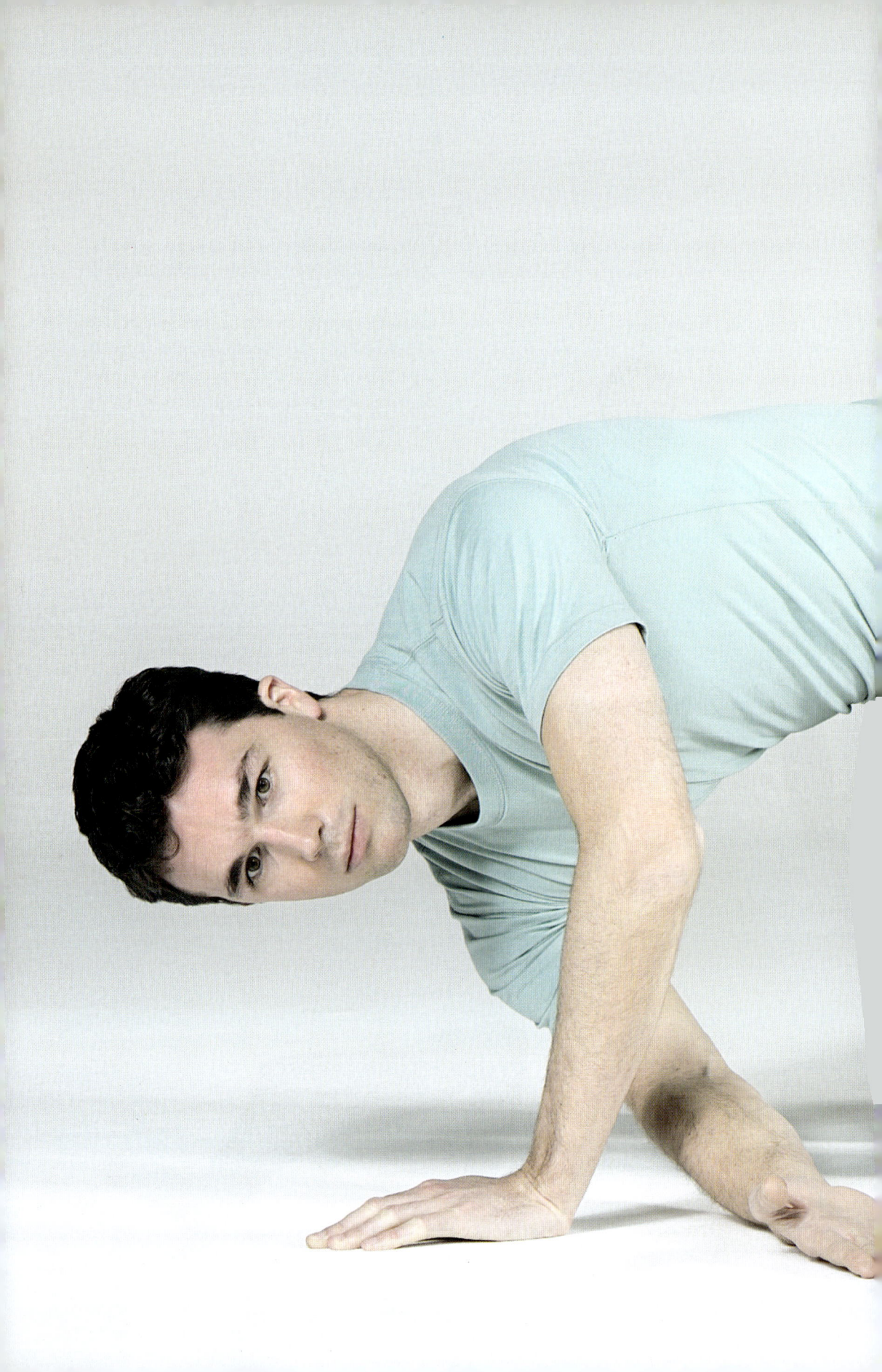

Os Ombros

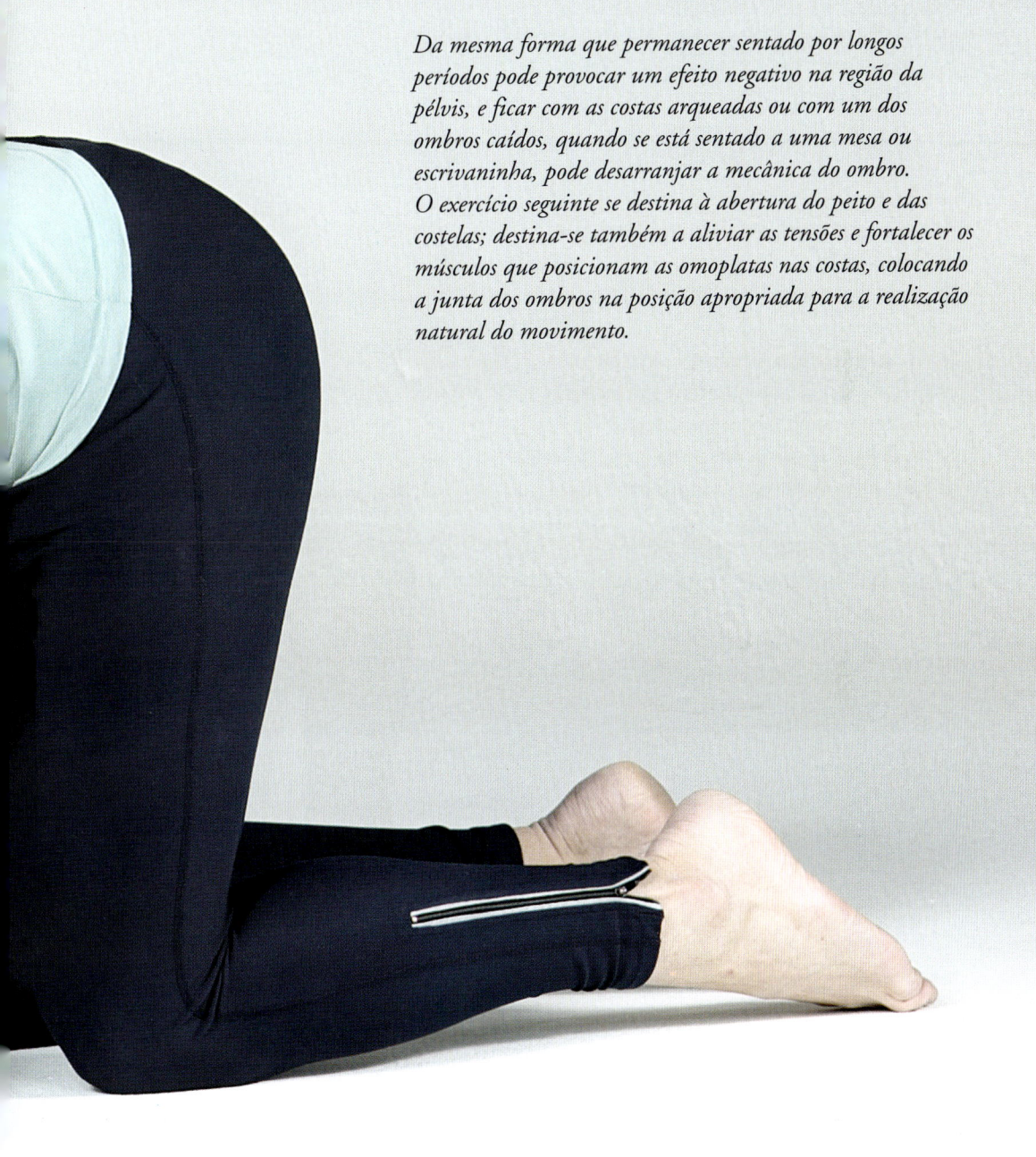

Da mesma forma que permanecer sentado por longos períodos pode provocar um efeito negativo na região da pélvis, e ficar com as costas arqueadas ou com um dos ombros caídos, quando se está sentado a uma mesa ou escrivaninha, pode desarranjar a mecânica do ombro. O exercício seguinte se destina à abertura do peito e das costelas; destina-se também a aliviar as tensões e fortalecer os músculos que posicionam as omoplatas nas costas, colocando a junta dos ombros na posição apropriada para a realização natural do movimento.

Criado-mudo (*p*)

Objetivo
Este é o modo ideal para sentir as omoplatas e entender a relação que existe entre elas e a caixa torácica. Este exercício abre o peito, sobretudo a parte frontal dos músculos superiores dos braços e dos ombros (deltóides anteriores) e fortalece os músculos que existem entre os ombros, os rombóides.

Preparação
- Pode-se fazer este exercício de pé ou sentado numa cadeira.
- Para fazê-lo sentado, posicione-se bem para a frente na cadeira com a pelve na posição neutra, os pés plantados no chão em linha com os quadris; mantenha o peso do corpo equilibrado nas duas nádegas.
- Se for fazer o exercício em pé, use a posição da página 51 dando ao corpo toda a altura dele. Estique o antebraço para a frente, deixando os cotovelos colados às ilhargas e a palma das mãos voltada para cima.

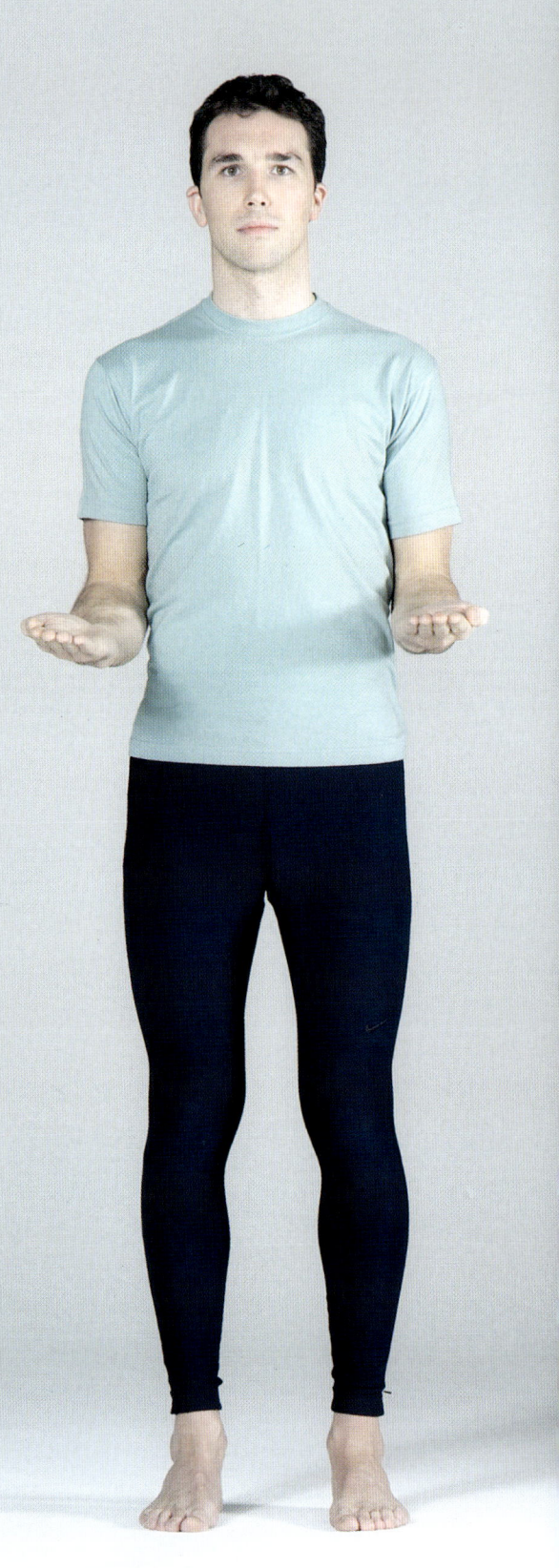

Ação

1. Inspire para se preparar e alongue o corpo em toda a extensão da espinha.
2. Solte o ar e contraia os músculos inferiores do abdômen.
3. Inspire, mantendo os músculos inferiores do abdômen retraídos.
4. Mantendo os cotovelos nas ilhargas, leve as mãos para trás, abrindo os antebraços e trabalhando os músculos situados abaixo das omoplatas. Mantenha-as abaixadas.
5. Solte o ar e leve as mãos de volta para a posição inicial.
6. Repetir cinco vezes.

Atenção

- Não curve a parte superior das costas quando estiver levando os braços de volta à posição inicial.
- Se sentir que este exercício está muito fácil, verifique se os cotovelos continuam colados ao corpo e se as omoplatas estão abaixadas.
- Deixe o pescoço solto.

Saca-rolhas (*p*)

Objetivo
Este exercício nos mostra o posicionamento e a mecânica corretos dos ombros. É chamado de saca-rolhas porque a cabeça se estica para cima a partir da espinha, enquanto os braços descem, como num saca-rolhas automático.

Preparação
- Fique de pé com o corpo perfeitamente alinhado, como na "Posição em Pé" da p. 51.

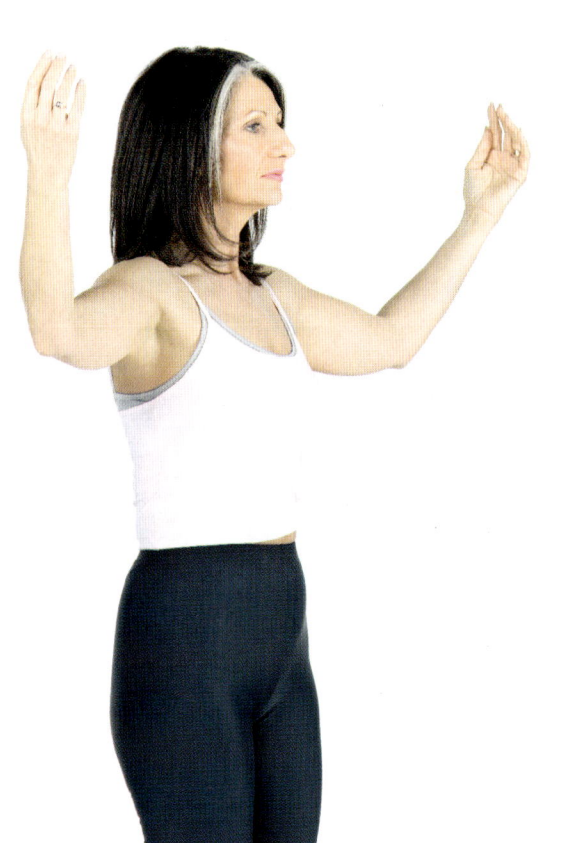

Ação
1. Encha o peito para se preparar e alongue o corpo em toda a extensão da espinha.
2. Soltando o ar, contraia o abdômen (e fique assim durante todo o exercício) e flutue os braços com a palma das mãos voltada para cima.
3. Mantenha a parte superior dos ombros relaxada e pense que as omoplatas se abaixam em direção à cintura.
4. Junte as mãos levemente atrás da cabeça, inspire e encolha os ombros levantando-os na direção dos ouvidos. Quando estiver soltando o ar, abaixe os ombros.

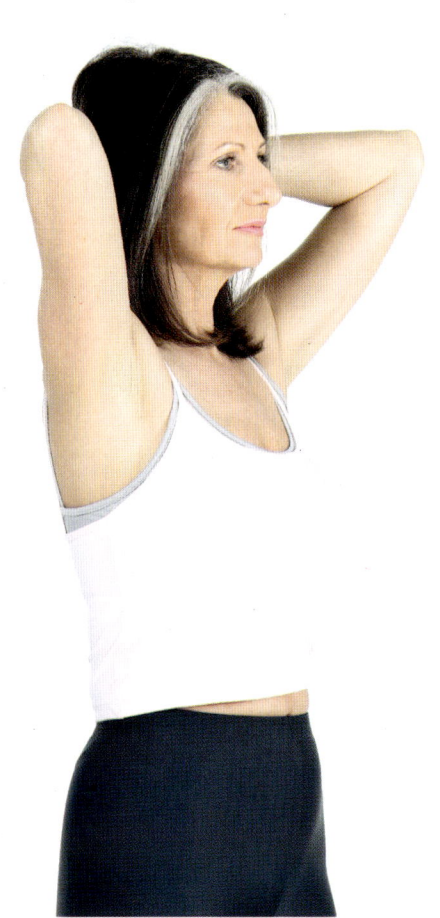

5. Em seguida, inspire novamente e leve os ombros com cuidado um pouco para trás sem curvar as costas, de modo que as omoplatas os acompanhem.
6. Expire, solte os ombros e as mãos; leve-os para cima e abra-os para o lado; em seguida, abaixe-os devagar para os lados, abrindo-os na largura (sem soltar as mãos) e usando os músculos que existem abaixo das omoplatas. Enquanto isso, deixe a cabeça, o pescoço e a espinha esticados.
7. Repetir cinco vezes.

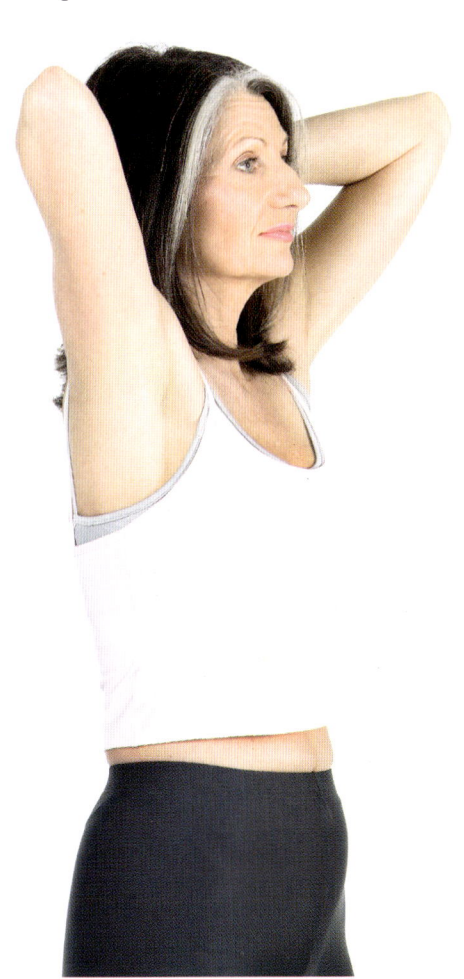

Atenção
- Mantenha os braços apenas um pouco à sua frente quando os estiver levantando e abaixando; eles deverão ficar ao alcance da sua visão periférica.
- Cuidado para não curvar as costas quando estiver movendo os cotovelos para trás.

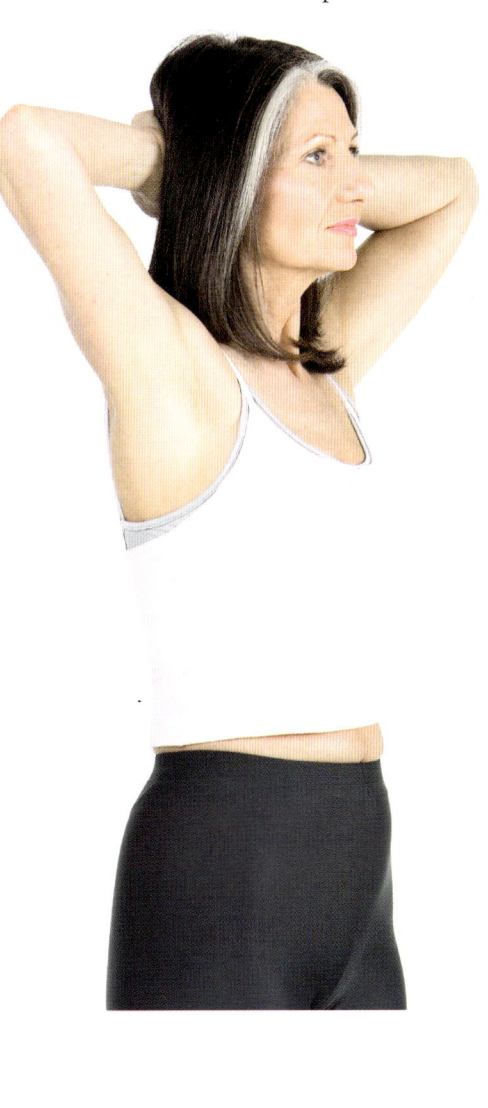

Agulhada (p)

Objetivo
Use este exercício para relaxar a parte superior das costas, sobretudo os músculos situados em torno da cintura escapular.

Preparação
- Fique de quatro com as mãos em linha com os ombros e os joelhos em linha com os quadris.
- O pescoço deverá ficar esticado e a cabeça bem alinhada com a espinha de modo que você fique olhando diretamente para o chão.

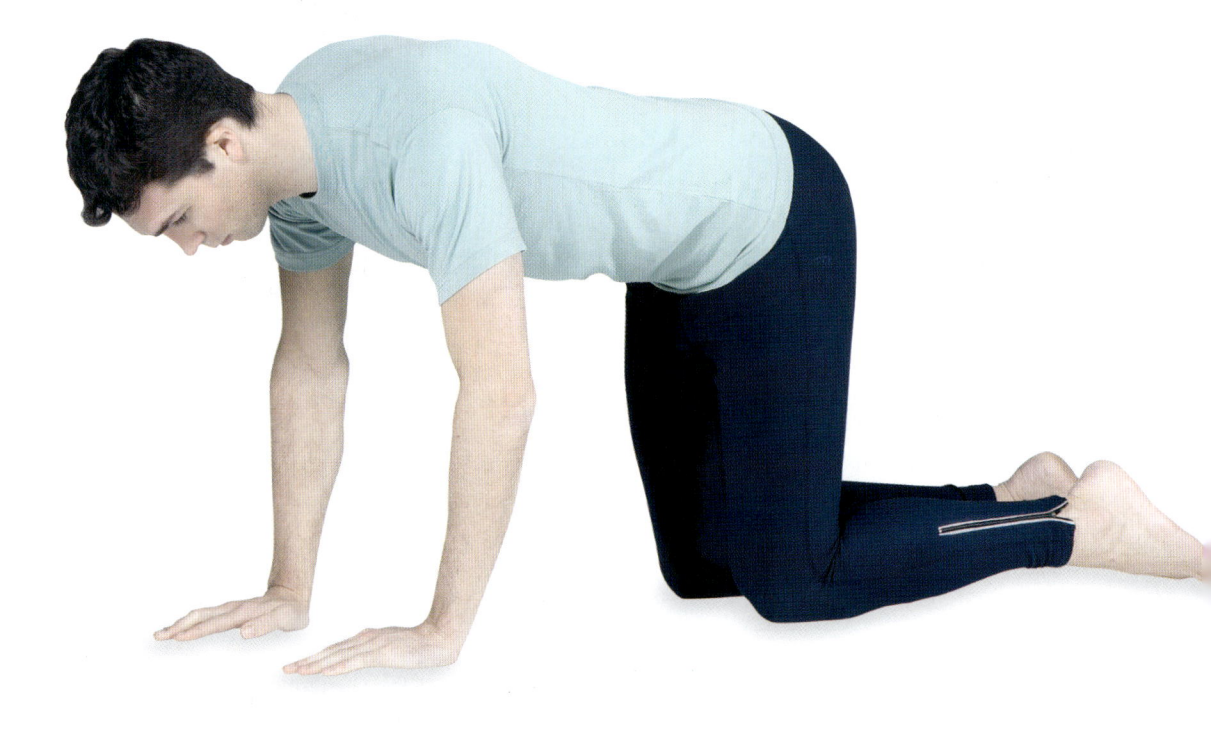

Ação

1. Encha o peito. Transfira o peso do corpo para a mão esquerda.
2. Solte o ar, contraia os músculos do abdômen, levante a mão esquerda e apóie as costas dela no chão. O cotovelo deve estar aberto e relaxado.
3. Escorregue a mão direita pela esteira colocando-a sob o braço esquerdo, que se dobrará. Mantenha os ombros abaixados nas costas e relaxe a cabeça.
4. Inspire e relaxe nessa posição.
5. Solte o ar e volte para a posição inicial, contraindo os músculos do abdômen.
6. Repetir três vezes em cada braço.

Atenção

- Não force muito ao se esticar.

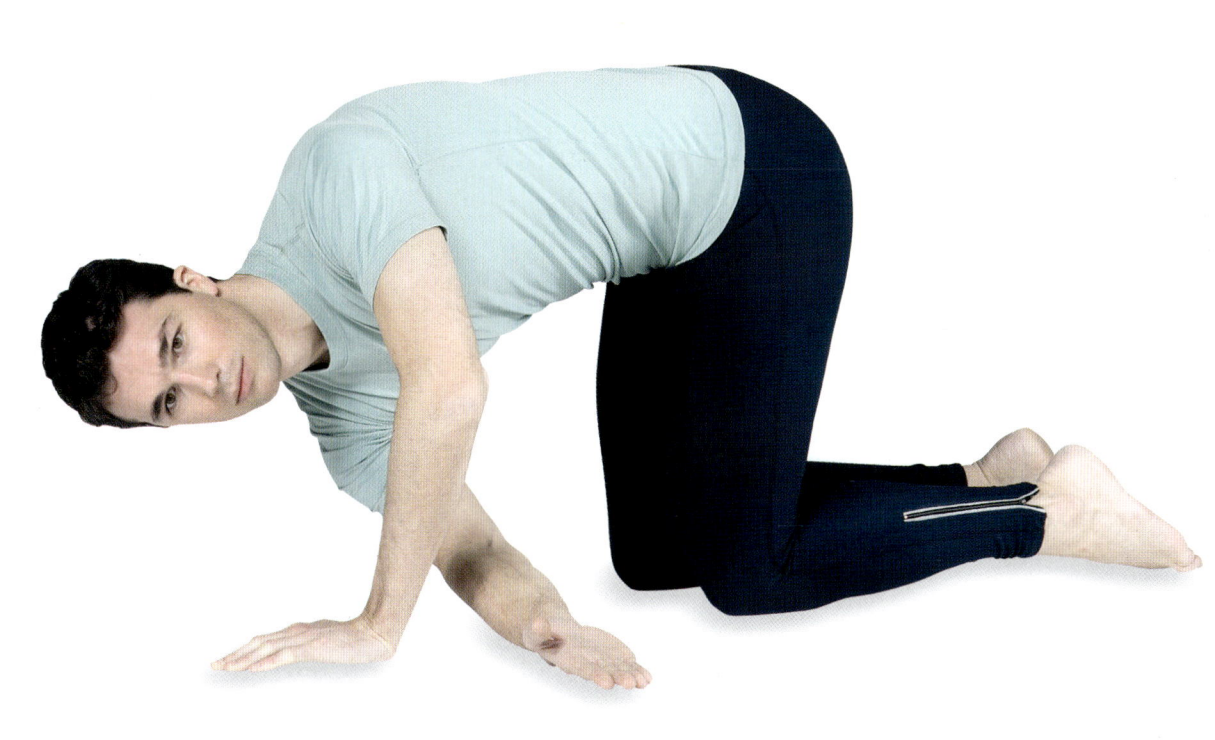

Águia (y)

Objetivo
Este exercício abre o peito e os ombros e amplia a região entre as omoplatas.

Aviso: se você já deslocou o ombro alguma vez, faça este exercício com cuidado.

Preparação
Fique na Posição em Pé (ver p. 51).

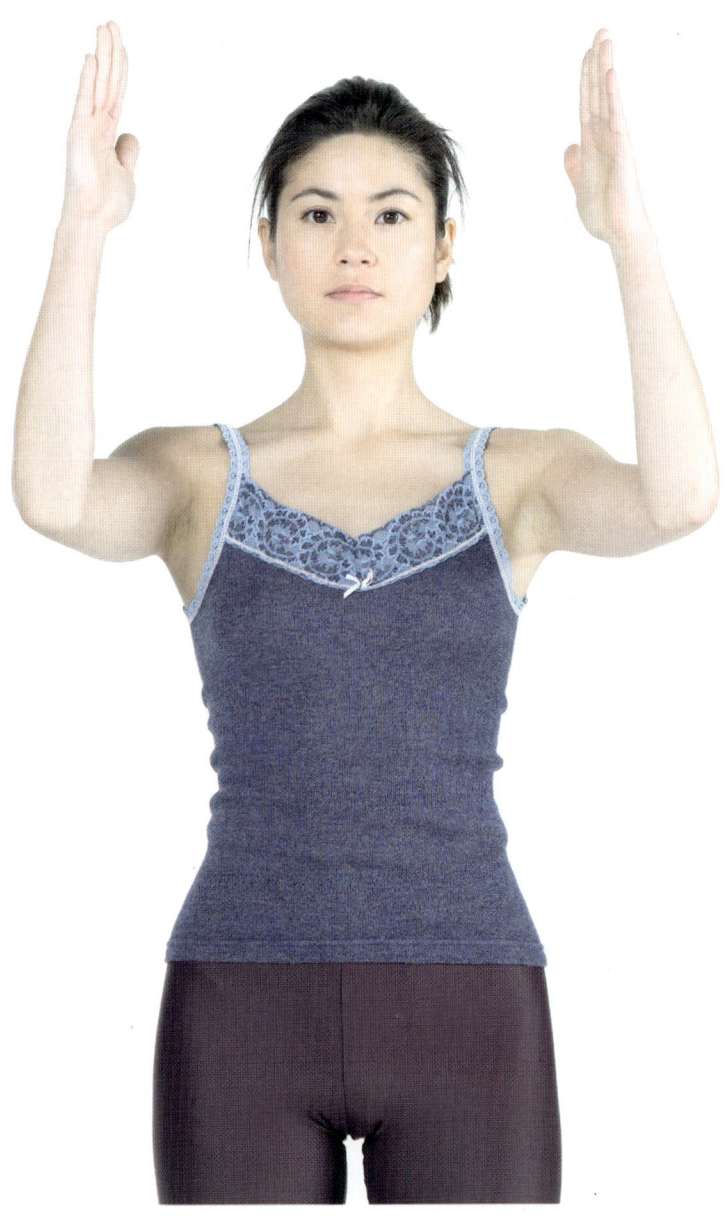

Ação
1. Coloque o braço direito sob o esquerdo, deixando-os dobrados com os dedos apontados para o teto.
2. Torça a mão direita de modo que envolva o braço esquerdo e encoste na palma da mão esquerda.
3. Os braços deverão ficar apontando diretamente para cima com as mãos pouco a frente dos olhos.
4. Repetir do outro lado.

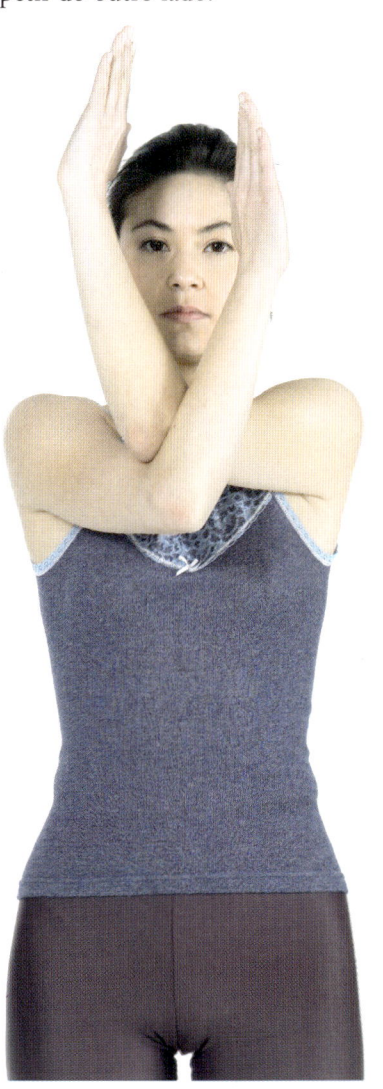

Atenção
- Não deixe que os braços ou cotovelos desçam demais — as mãos deverão estar em linha com a testa.
- Não empurre a espinha para trás na direção das omoplatas — deixe-as abertas e separadas.

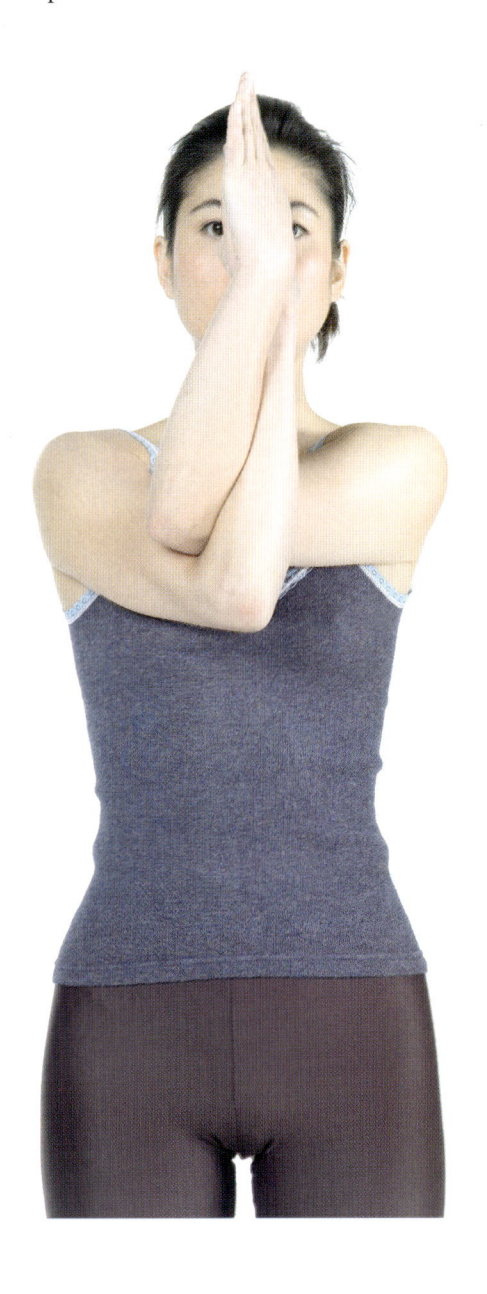

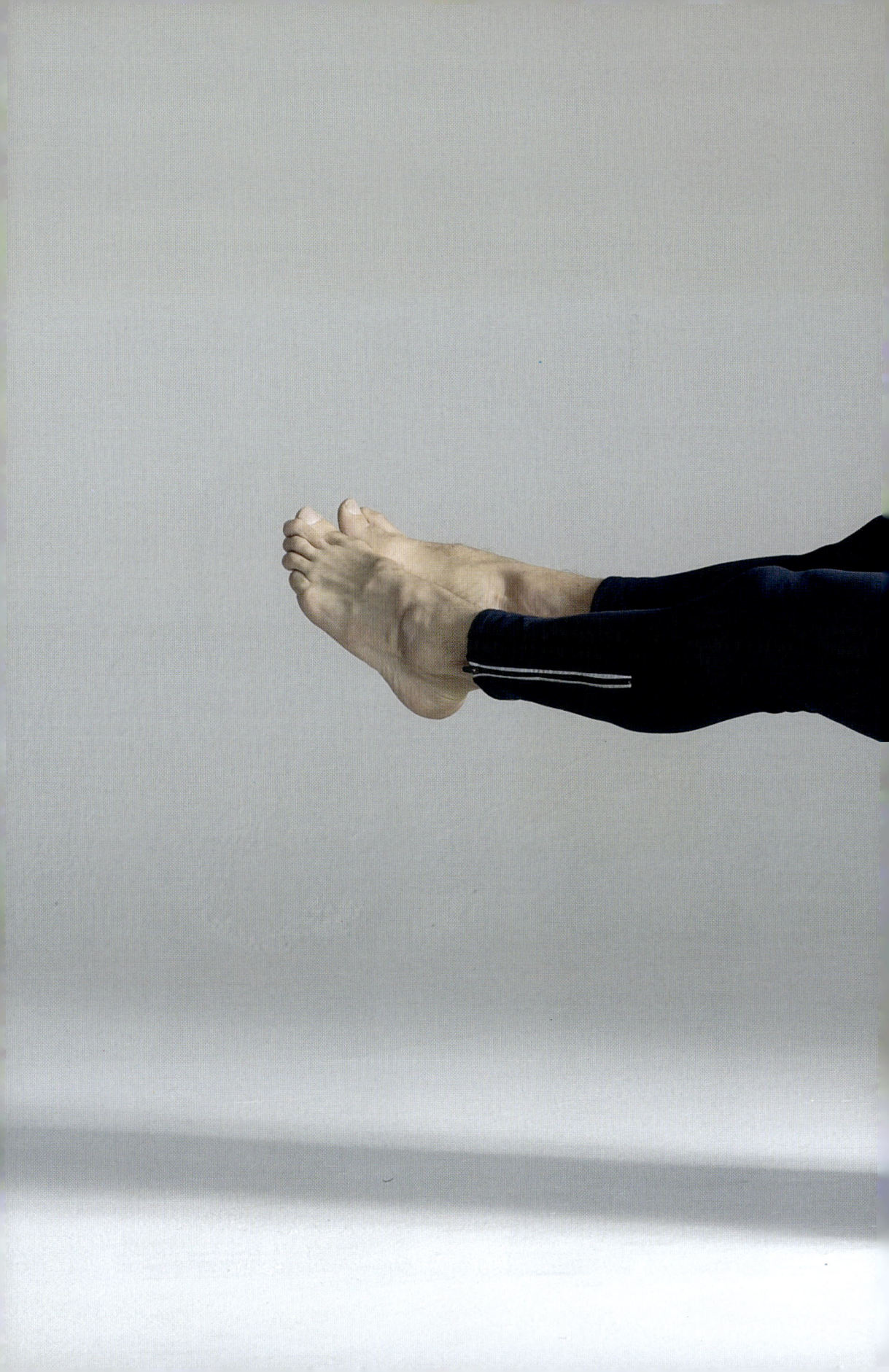

Inversões

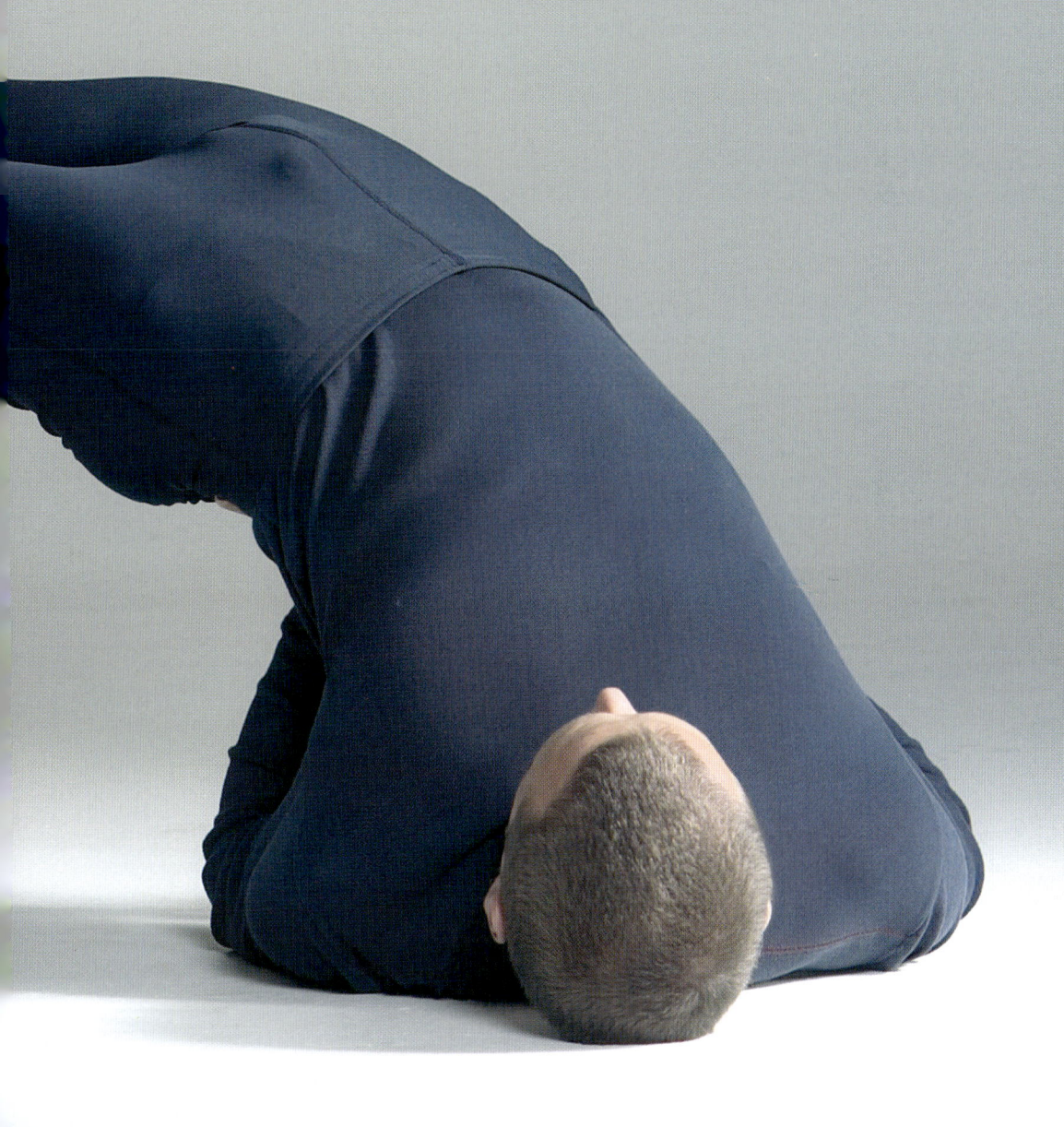

Pernas para Cima Apoiadas na Parede (p)

Estas séries de alongamento na parede parecem fáceis. Para executá-las é preciso que suas pernas se levantem pela parede — uma magnífica posição para melhorar a circulação nas pernas. Quando elevadas, as "bombas da panturrilha" trabalham em dobro. Quando os músculos se contraem e relaxam, estimulam as veias a bombear o sangue de volta para o coração (circulação venosa). Se você tem veias varicosas — que são o local onde as válvulas venosas deixaram de funcionar fazendo com que o sangue vazasse para o tecido adjacente —, é porque existe um bloqueio do sistema, e estes exercícios ajudarão a desobstruir esse bloqueio.

Posição Inicial
Não há uma maneira elegante para se colocar nesta posição. A maneira mais fácil, no entanto, é rolar para o lado com as nádegas bem próximas da parede para em seguida voltear as pernas e fazê-las subir. (Recomendamos não fazer este exercício apoiado numa parede coberta com um papel muito caro, pois você poderá deixar marcas com os calcanhares!) Aproxime as nádegas o mais próximo que puder da parede. Se tiver o tendão das pernas curto, este exercício será um pouco difícil para você; por isso, aproxime-se da parede apenas até onde puder fazê-lo sem forçar. O cóccix deve ficar em contato com o solo. Mantenha a pelve na posição neutra e apóie a cabeça numa almofada, se necessário.

NOTA: Quando tiver terminado de executar este exercício, role para o lado e descanse alguns minutos antes de se levantar.

Alongamento Básico na Parede

Objetivo
Além de relaxar e expandir o torso, sobretudo em torno das omoplatas, este exercício alonga a espinha inteira. Além disso, ele melhora a circulação nas pernas.

Preparação
- Vá para a Posição Inicial e, se puder, aos poucos leve as mãos para trás abrindo-as para os lados; relaxe-as sobre o chão. Se não puder, deixe-as abaixadas ao lado do corpo.
- Lembre-se de manter a caixa torácica imóvel — não deixe que a parte superior das costas se curve — e deixe que a espinha se alongue e o pescoço se solte.

Ação
1. Faça o exercício de modo a demorar três minutos nessa posição. Tenha em mente que se você vai continuar com os exercícios seguintes, vai gastar um certo tempo nisso, portanto, pense bem!
2. Quando tiver terminado, dobre os joelhos com cuidado e abaixe os braços, colocando-os ao lado do corpo.

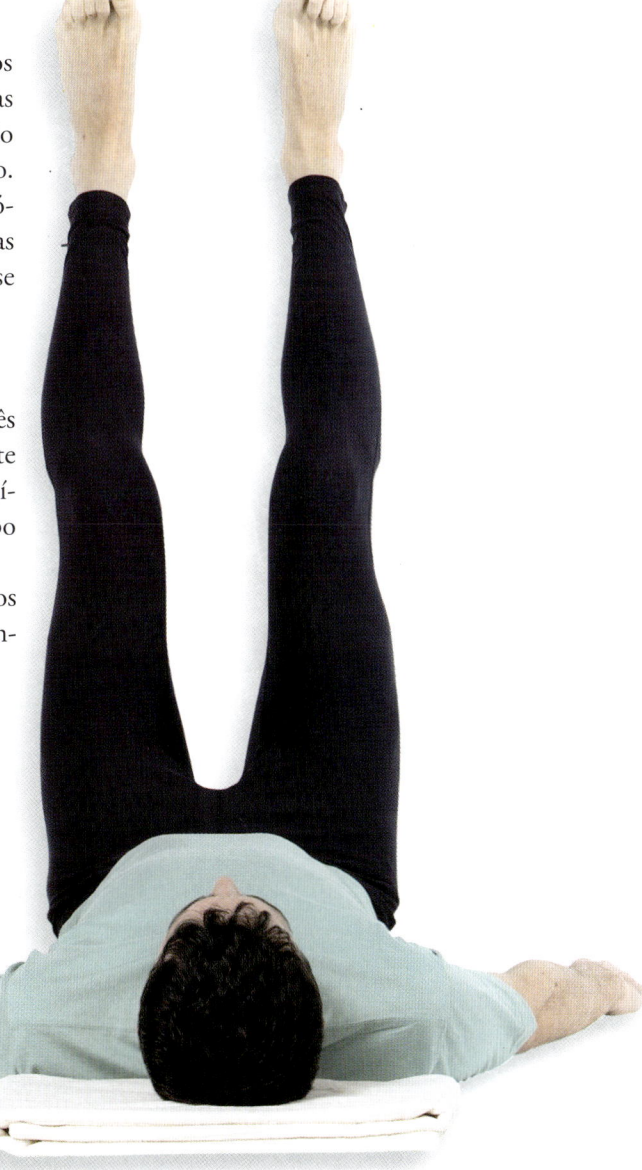

Círculos com o Tornozelo

Objetivo
Este exercício serve para alongar o tendão das pernas, trabalhar os músculos da parte de baixo da perna e mobilizar e fortalecer a junta dos tornozelos, melhorando a circulação.

Preparação
- Coloque-se na posição inicial (ver p. 176).
- As pernas devem ficar paralelas e em linha com os quadris.
- Verifique se o seu corpo está formando um ângulo reto com a parede e se a pelve está na posição neutra.

Ação
1. Mantenha as pernas completamente imóveis e rode os pés para fora, oscilando-os por meio das juntas dos tornozelos. Esse movimento de oscilação deve ser feito bem devagar.
2. Repetir dez oscilações para cada lado.

Atenção
- Não apenas vire os pés para o lado, mas trabalhe esse movimento a partir da junta dos tornozelos.
- Quando dissemos para manter as pernas imóveis, quisemos dizer totalmente imóveis! E paralelas.

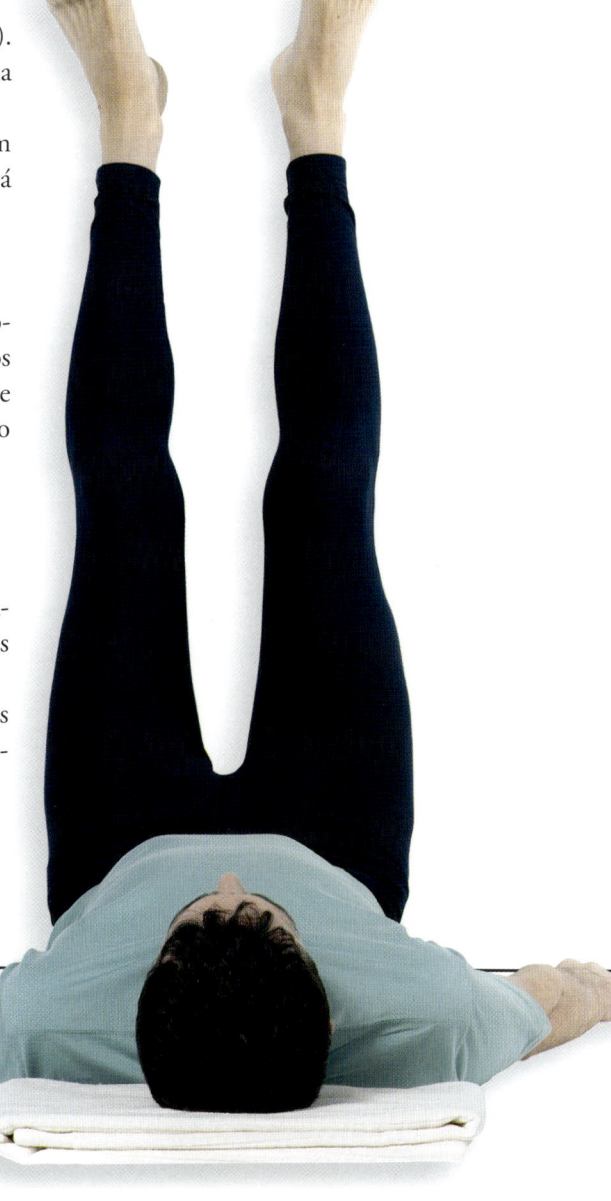

Esticar e Flexionar

Objetivo
Você sentirá o resultado deste exercício nas pernas. Ele trabalha todos os músculos dos pés e das pernas e alonga os tendões das mesmas.

Preparação
- A mesma do exercício anterior.

Ação
1. Mantenha as pernas paralelas e afastadas em linha com os quadris; estique os dedos dos pés na direção do teto.
2. Flexione-os em direção ao rosto.
3. Mantenha os dedos dos pés flexionados e flexione o próprio pé em direção ao rosto, alongando-o por meio dos calcanhares.
4. Relaxe os dedos dos pés.
5. Repetir dez vezes.

Atenção
- Assegure-se de que o cóccix esteja imóvel e em contato com o solo.
- Dobre um pouco os joelhos se o alongamento nos tendões estiver forçando muito.

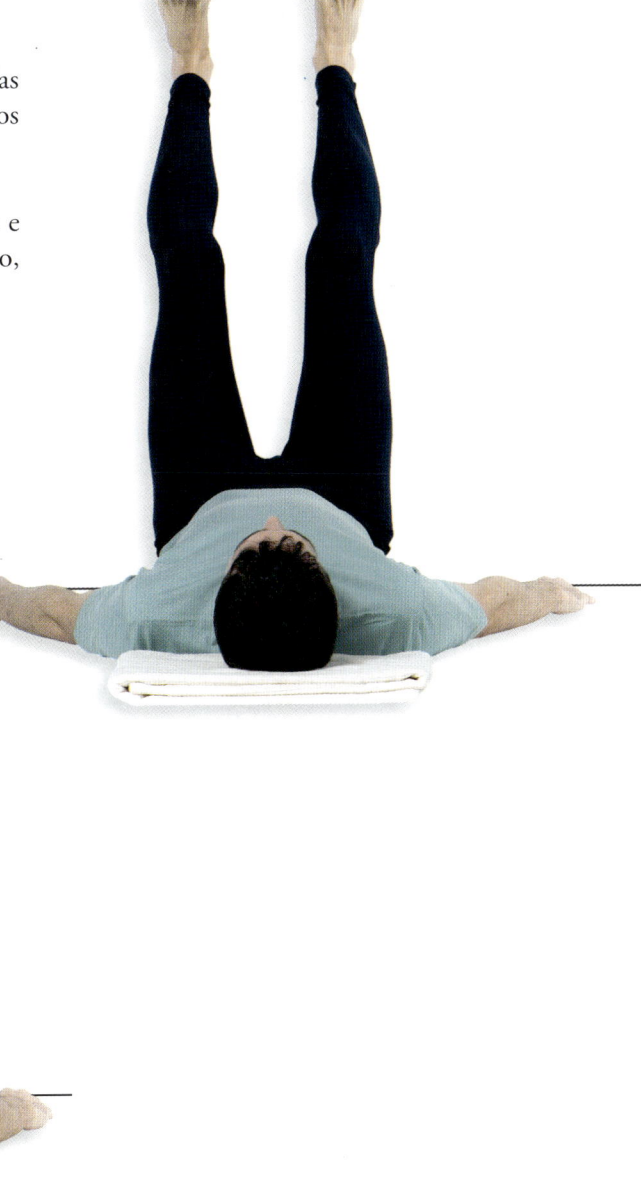

O Cão que Olha para Baixo (y)

Objetivo
Nesta postura dinâmica, quase todo o corpo é utilizado, o que faz deste exercício um grande tonificador. Ele serve para alongar a espinha e liberar a tensão em toda a coluna espinhal; serve também para fortalecer os braços, os pulsos e os ombros e expandir a parte posterior das pernas e os quadris. Este exercício é muito complexo; portanto, divida-o em sessões e se concentre em executar cada uma delas corretamente. É melhor ter de repetir o exercício algumas vezes do que simplesmente executá-lo de forma incorreta uma vez.

Aviso: se você tiver pressão alta, a síndrome do túnel do carpo ou glaucoma, ou se tiver sofrido alguma lesão no pulso, no disco ou na retina, procure não fazer este exercício.

Preparação
- Comece com a Posição da Criança em Repouso, explicada na página 118.

Ação
1. Estenda os braços na frente do corpo, em paralelo com os ombros; estenda a palma das mãos e abra os dedos. Os cotovelos devem ficar acima do chão.
2. Quando estiver soltando o ar, fique de quatro com os quadris acima dos joelhos.
3. Libere a tensão dos quadris fazendo-os oscilar de um lado para o outro de leve.
4. Retraia os artelhos sob os calcanhares.
5. Expirando, deixe que os quadris se movam delicadamente para cima na direção do teto.
6. Sua base deverão ser as bolas dos pés e a palma das mãos.
7. Relaxe os tornozelos para abaixar os calcanhares e esticar a parte de trás das pernas.
8. Solte as coxas e os joelhos levemente para que os quadris flutuem em relação aos pés. Deverá haver uma relação parecida com a do alinhamento em pé, exceto pelo fato de o centro de gravidade ser bastante diferente.
9. Solte o ar enquanto os músculos abdominais se movimentam para trás em direção à espinha (ver a respiração na yoga na página 33). Alivie e relaxe a região da parte de trás dos quadris e alongue a parte de trás da cintura.
10. Alivie a região entre as omoplatas e deixe os braços se moverem para trás em direção aos ombros sem dobrá-los nem deixá-los cair. Isso alongará a espinha e a nuca e ampliará a área entre os ombros.
11. Transfira o peso levemente para trás nos calcanhares.
12. Dobre os joelhos até o chão e vá para a posição da Criança em Repouso.

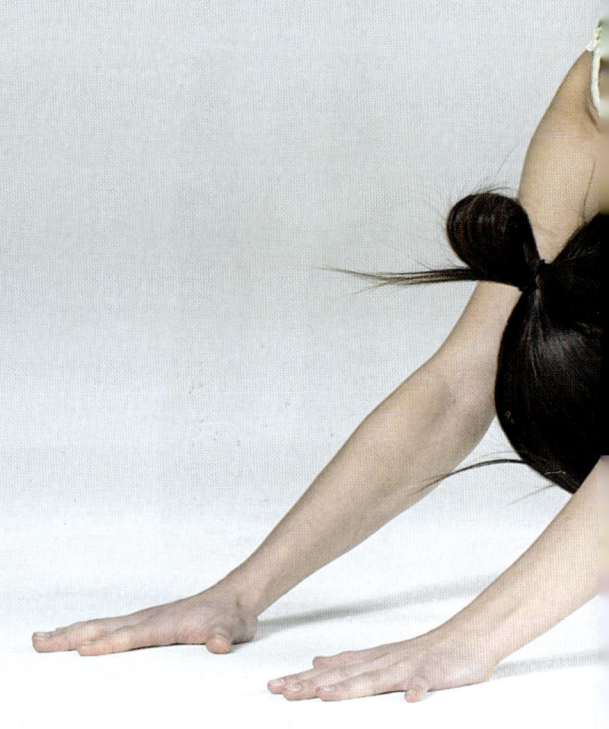

Atenção

- Lembre-se de que o objetivo deste exercício não é empurrar os calcanhares para o solo ou esticar demais a parte de trás dos joelhos.
- Mantenha o queixo e a nuca esticados.
- Não deixe os calcanhares virarem para dentro.
- Não estique demais a frente do peito. Do mesmo modo, não levante as costas demais — mantenha uma linha reta entre os quadris e as mãos.

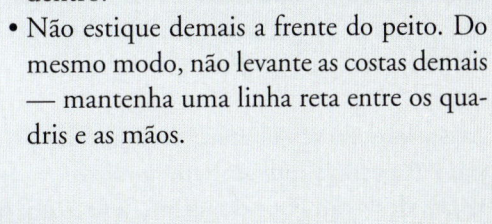

Apoio de Ombro Contra a Parede (y)

Objetivo
Esta é uma versão mais simples da parada de ombros, mas, ainda assim, é um exercício de nível intermediário; ele melhora a circulação e reduz a retenção de fluidos nas pernas, nos tornozelos e nos calcanhares. Apresentamos também uma versão mais simples deste exercício que deve ser praticada por aqueles que acharem a outra versão muito difícil ou pelas mulheres que estiverem menstruadas.

Aviso: este exercício não é recomendável para as pessoas que tenham coração fraco, deslocamento de retina, lesões no pescoço ou estiverem na fase de menstruação. Seja cuidadoso se tiver pressão alta.

Equipamento
Um cobertor (opcional).

Preparação
- Coloque uma das extremidades da esteira de encontro à parede.
- Vá para a Posição Inicial do exercício da página 176 (Pernas para Cima Apoiadas na Parede).

Ação
1. Dobre os joelhos, mantendo as pernas separadas em linha com os quadris.
2. Lentamente, retraia o cóccix para baixo para rolar a espinha.
3. Quando a espinha começar a se dobrar, movimente os pés pela parede como se estivesse andando nelas; os pés devem ficar em ângulo reto com os joelhos.
4. Apóie o meio das costas com as mãos; os cotovelos deverão apoiar-se na esteira.
5. Retraia o cóccix para baixo e abra a frente dos quadris.
6. Quando estiver pronto, solte as mãos e role delicadamente vértebra por vértebra sobre a esteira. Dobre os joelhos em direção ao peito e, com cuidado, role para o lado. A partir daí, erga-se para se sentar, bem devagar.

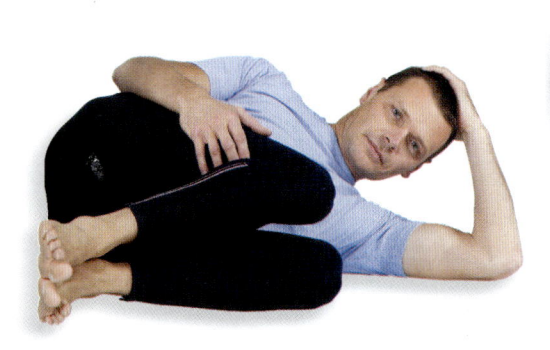

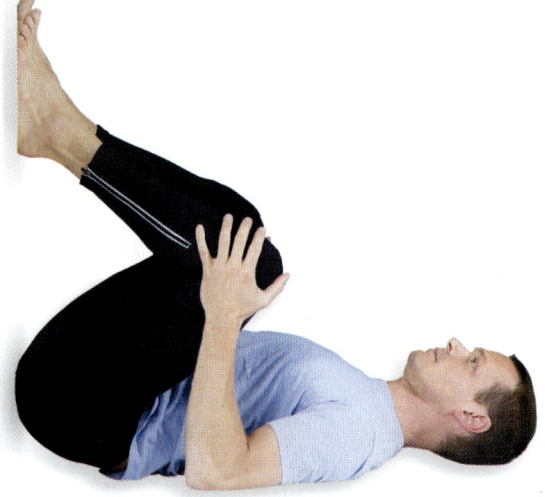

Variação Mais Simples

Atenção
- Lembre-se de que a elevação no corpo parte do alongamento da espinha.
- Se a nuca estiver pressionada, coloque um cobertor sob os ombros para dar a elas mais liberdade (ver "Atenção" na p. 185).

Prepare-se da mesma maneira, mas quando estiver levantando as pernas em direção à parede, mantenha-as apontando para o teto, com os pés flexionados. Sem forçar muito, afaste os braços da lateral do corpo e descanse-os com a palma das mãos aberta para cima. Se quiser, abra as pernas na parede, descrevendo a figura de uma letra "V" bem aberta.

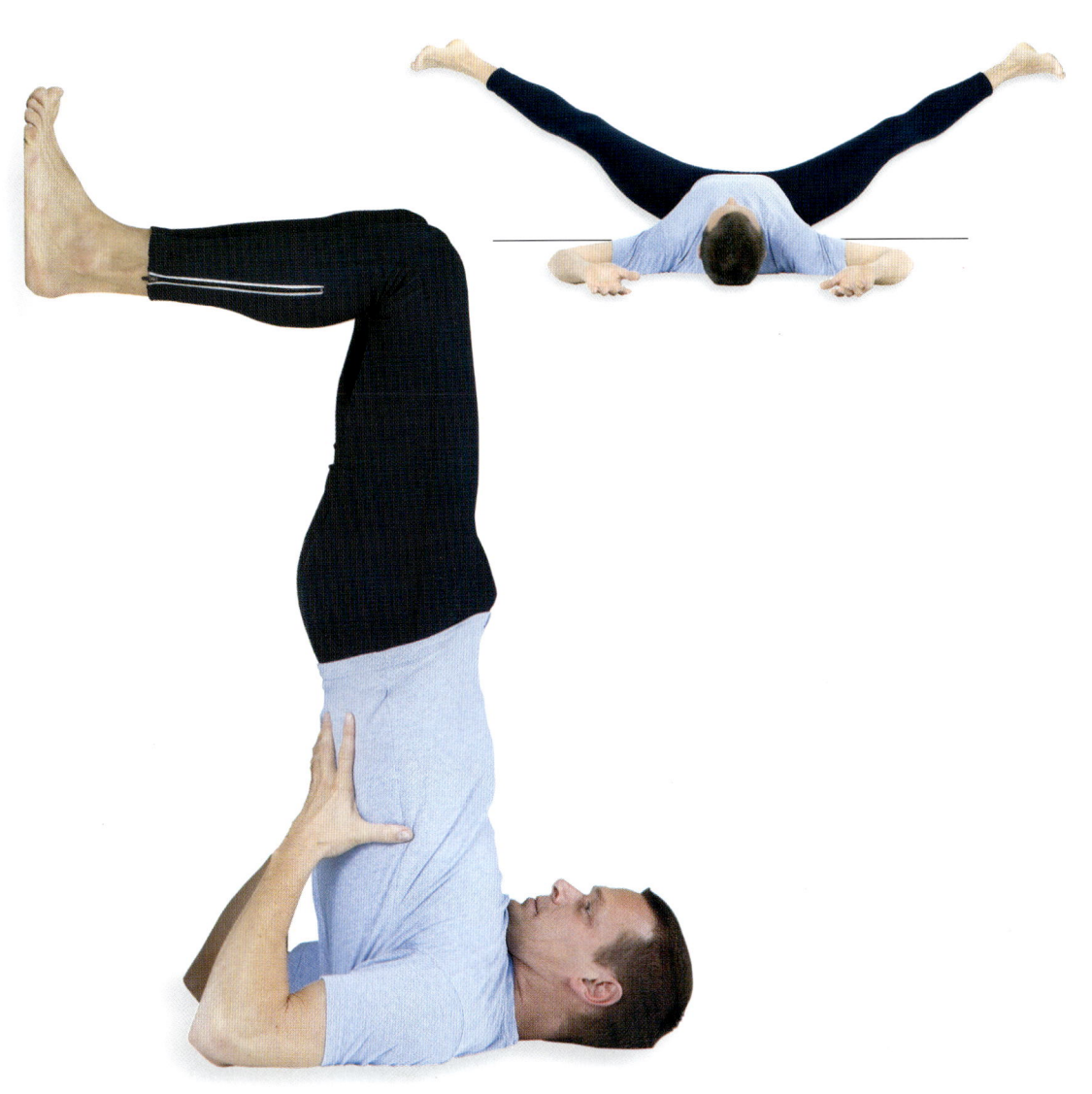

Parada de Ombros (y) (*avançado*)

Objetivo

Este magnífico exercício proporciona inúmeros benefícios. Use-o para aliviar a fadiga mental e física e para melhorar a função dos sistemas metabólico, digestivo, nervoso, glandular e reprodutor. Também serve para melhorar o fluxo de sangue para o cérebro, estimular a glândula tireóide, acalmar e neutralizar o sistema nervoso enquanto melhora a circulação e reduz a retenção de fluidos nas pernas, nos tornozelos e nos pés. O exercício também serve para tonificar os órgãos internos — principalmente os órgãos de reprodução — e estimular o funcionamento saudável do intestino.

Aviso: este exercício não é recomendável para quem tem o coração fraco, deslocamento de retina, lesões no pescoço ou para mulheres menstruadas. Tenha cuidado se tiver pressão alta.

Equipamento

Um cobertor (opcional).

Preparação

- Sente-se com as pernas esticadas para a frente.

Ação

1. Antes de ficar numa posição invertida, procure sentir a extensão da espinha. Coloque as mãos atrás dos quadris, com os dedos apontados para trás. Solte as omoplatas, abra a frente do peito, retraia o queixo e deixe que a espinha se alongue, criando assim um espaço entre a caixa torácica e os quadris.
2. Com cuidado, role para trás na esteira, abaixe os braços pelos lados do corpo com a palma das mãos voltadas para baixo. Levante os joelhos quando estiver rolando para trás.

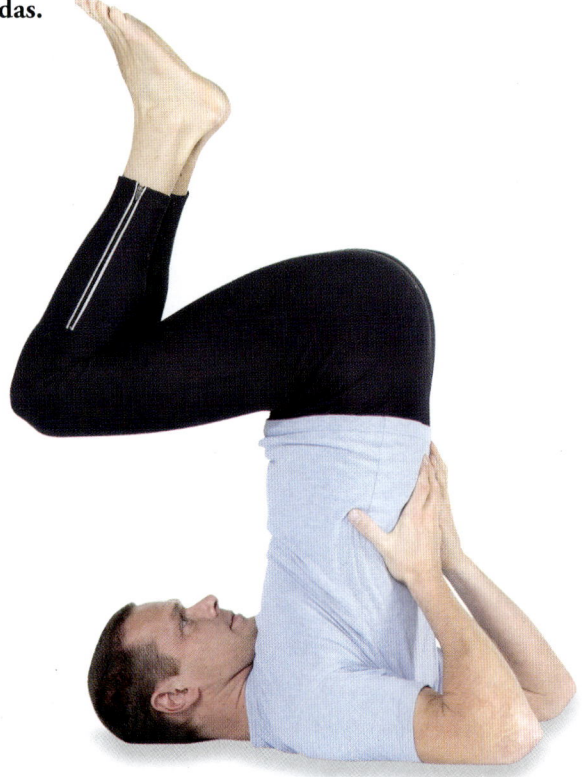

3. Dê um empurrão com as mãos para ajudar a levar os joelhos acima da testa. Coloque as mãos no meio das costas como apoio, mantendo os cotovelos firmes na esteira.
4. Junte os cotovelos e deslize as mãos pelas costas em direção à esteira. Procure manter o apoio nos ombros e a base das costas nos braços (do ombro até o cotovelo).
5. Levante os quadris para alongar a espinha. Os quadris se afastam da caixa torácica do mesmo modo que na Postura em Pé, só que de ponta-cabeça.
6. A partir daí, endireite uma perna de cada vez.
7. Permaneça nessa posição enquanto se sentir bem nela e, então, abaixe os joelhos em direção à cabeça. Solte as mãos na esteira com as palmas voltadas para baixo; em seguida, role de volta para a esteira, alongando a espinha vértebra por vértebra.

Atenção
- É importante lembrar que a elevação do corpo tem origem no alongamento da espinha. Levante-se a partir dos quadris e não a partir dos pés.
- Se a nuca estiver pressionada, coloque um cobertor dobrado sobre os ombros e deixe a cabeça pousada no chão; isso proporcionará mais liberdade durante o exercício.

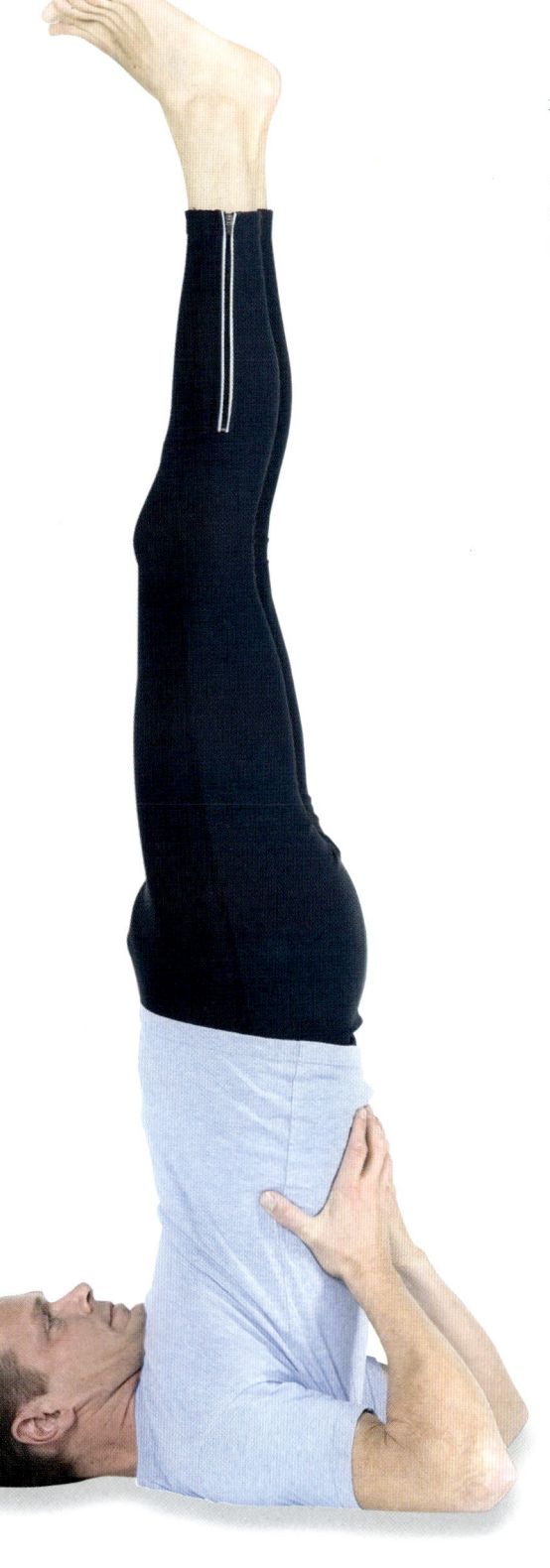

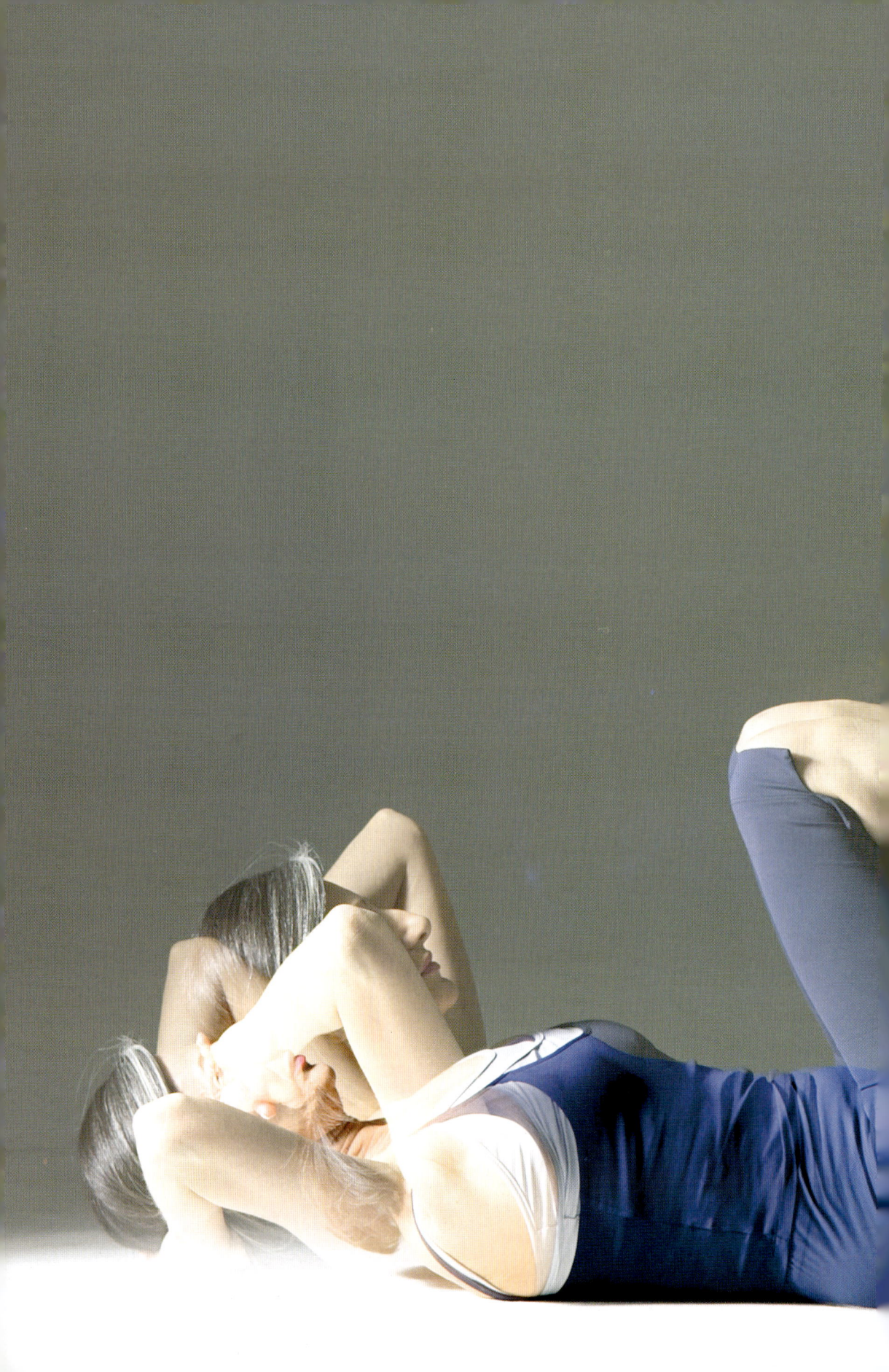

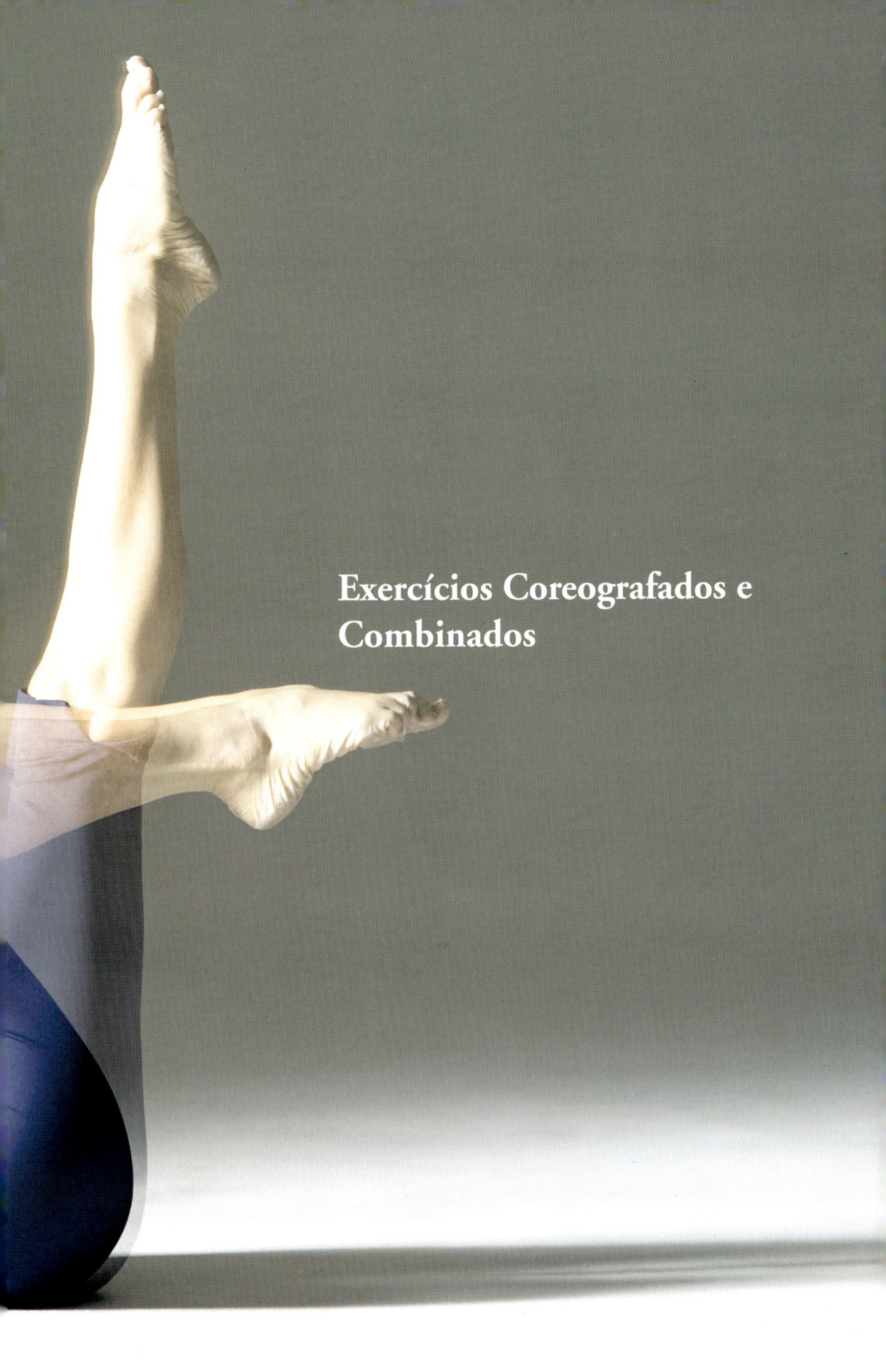

Exercícios Coreografados e Combinados

Vaga-lume (p)

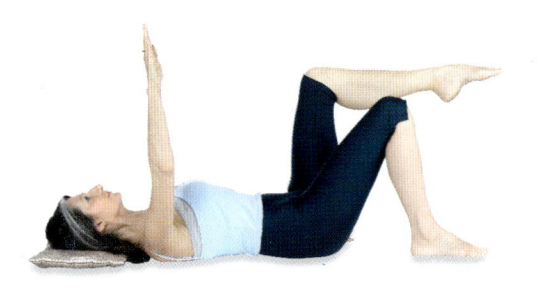

Iniciantes

Objetivo
Estes exercícios de coordenação incorporam tudo o que foi desenvolvido até agora por meio dos exercícios de Pilates.

Preparação
- Fique na Posição de Relaxamento (ver p. 48).

Ação
1. Encha o peito para se preparar.
2. Solte o ar e contraia os músculos do abdômen (mantenha-os contraídos); dobre o joelho direito levando-o para cima e em direção ao peito (durante esse movimento o ângulo do joelho deverá ser de 90 graus); ao mesmo tempo, erga o braço esquerdo na vertical.
3. Encha o peito.
4. Expire, e abaixe o pé e a mão para o solo.
5. Repita esse movimento com o braço e a perna opostos.
6. Repetir oito vezes em cada lado.

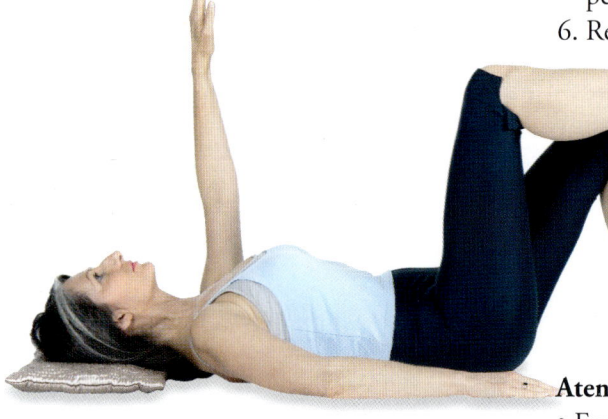

Atenção
- Embora você esteja trabalhando pernas e braços opostos, é conveniente imaginar que eles estejam ligados por um fio, como se você fosse uma marionete.
- Procure manter o movimento natural e fluido.
- Procure lembrar-se de tudo o que aprendeu até agora a respeito do bom movimento da parte superior do corpo: soltar o pescoço, manter a caixa torácica imóvel e as omoplatas abaixadas nas costas.
- Mantenha a pelve imóvel e na posição neutra: os músculos inferiores do abdômen permanecem contraídos.

Intermediário

Preparação
- Fique na Posição de Relaxamento (ver p. 48).

Ação
1. Encha o peito para se preparar.
2. Solte o ar, contraia os músculos do abdômen (mantenha-os assim) e dobre o joelho esquerdo, levando-o para cima em direção ao peito, mantendo um ângulo de 90 graus no joelho; ao mesmo tempo, levante os braços deixando-os perpendiculares aos ombros, com as costas das mãos voltadas para você.
3. Inspire e verifique se a pelve está imóvel e na posição neutra e se as omoplatas estão abaixadas nas costas de modo que a parte superior do corpo fique aberta.
4. Solte o ar e jogue os braços para trás como se fosse tocar o solo atrás de você (não os force).
5. Ao mesmo tempo, estique a perna formando um ângulo de 45 graus com o chão. Continue com a contração abdominal.
6. Inspire, dobre o joelho e erga os braços deixando-os perpendiculares aos ombros.
7. Expire e coloque o pé e os braços de volta no chão.
8. Repetir cinco vezes em cada lado.

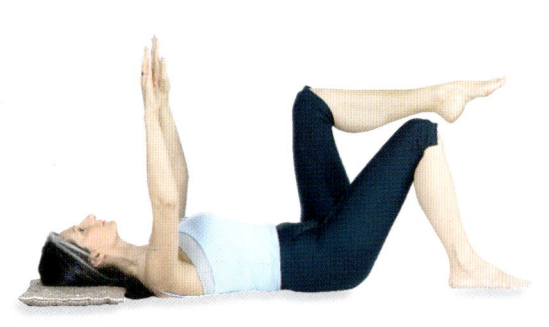

Atenção
- Quando estiver levando os braços para trás, mantenha o esterno aliviado e a caixa torácica abaixada: não a deixe expandir-se.
- A pelve deve ficar totalmente imóvel e estável quando a perna estiver dobrada ou estendida.
- Os músculos inferiores do abdômen devem ficar contraídos o tempo todo.
- Procure manter o movimento sob controle e fluido.

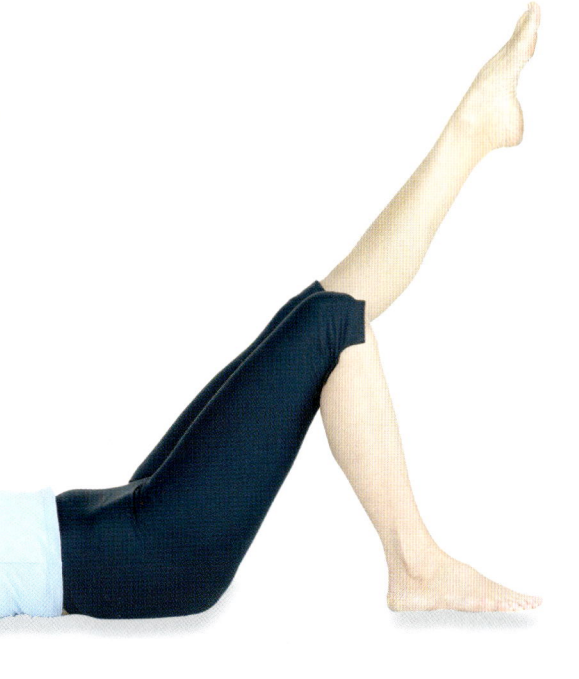

Avançado

Este exercício requer um abdômen forte e uma excelente estabilidade central.

Preparação
- Fique na Posição de Relaxamento (ver p. 48). Contraia aos poucos os músculos inferiores do abdômen e leve os joelhos em direção ao peito, um de cada vez.
- Fique na posição neutra.
- Deixe os braços diretamente acima dos ombros, com as costas das mãos voltadas para você.
- As omoplatas devem permanecer abaixadas e a parte superior do corpo descontraída e aberta.

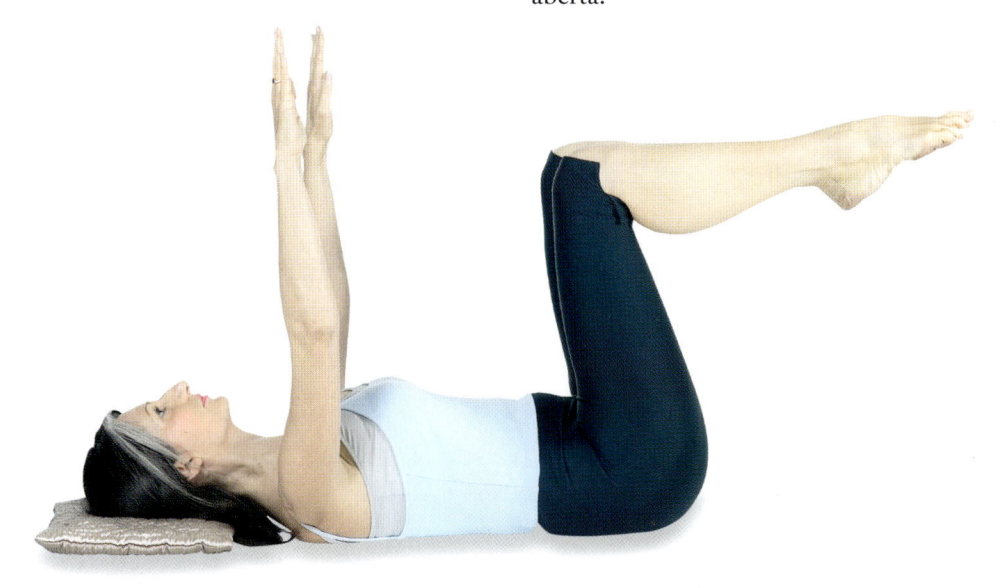

Ação
1. Encha o peito para se preparar.
2. Solte o ar, contraia os músculos inferiores do abdômen (mantenha essa contração o tempo todo).
3. Leve as mãos para trás e toque o chão se conseguir (não force o braço).
4. Ao mesmo tempo, estique uma das pernas formando um ângulo de 45 graus com o chão.
5. Respire e volte para a posição inicial, ou seja, com os joelhos dobrados e os braços perpendiculares aos ombros.
6. Repetir oito vezes em cada lado.

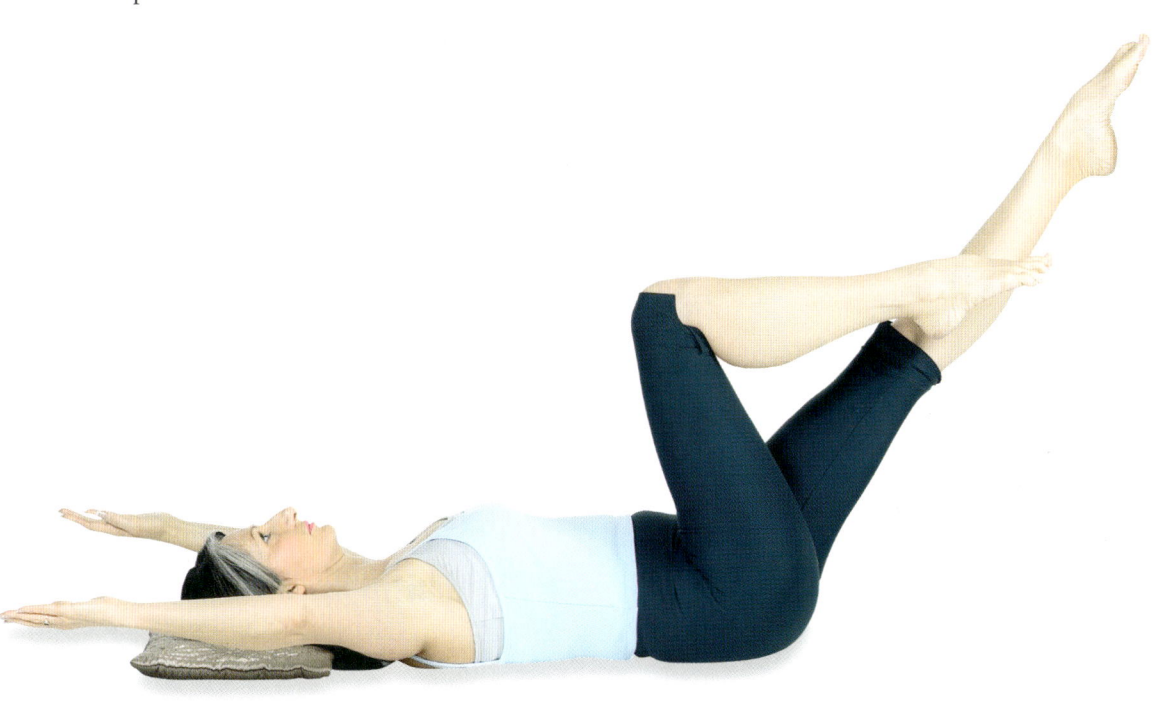

Atenção
- Como no exercício anterior, use o seu próprio centro e fique na posição neutra.
- Não deixe que as costas se curvem.

Alongamento Simples de uma Perna (p)

Objetivo
Este é um exercício clássico de Pilates; e é melhor se ensinado em etapas simples. Ele trabalha os músculos abdominais e a coordenação. Este exercício combina todos os oito princípios.

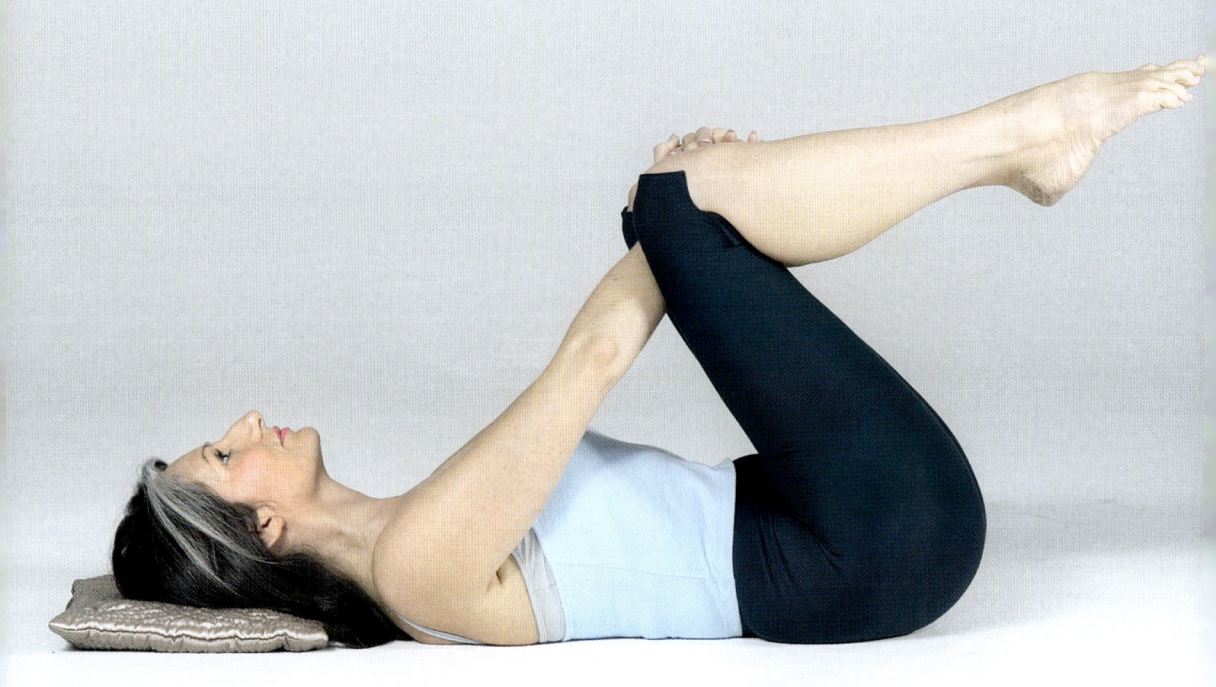

Primeira Etapa

Preparação
- Deite-se na Posição de Relaxamento (ver p. 48).

Ação
1. Encha o peito para se preparar.
2. Solte o ar, contraia os músculos inferiores do abdômen e dobre um joelho de cada vez, levando-o em direção ao peito.
3. Inspire e segure o joelho esquerdo com as duas mãos. Mantenha o ombro solto, os cotovelos abertos e o esterno tranqüilo, com as omoplatas descendo nas costas.
4. Solte o ar, contraia os músculos inferiores do abdômen (e permaneça com eles assim); então, estique a perna direita para cima. Mantenha as costas apoiadas no chão.
5. Inspire e dobre o joelho de volta. Troque de perna.
6. Repetir dez vezes em cada perna. Mantenha o controle das pernas; não as deixe cair; as costas devem apoiar-se firmes no chão.

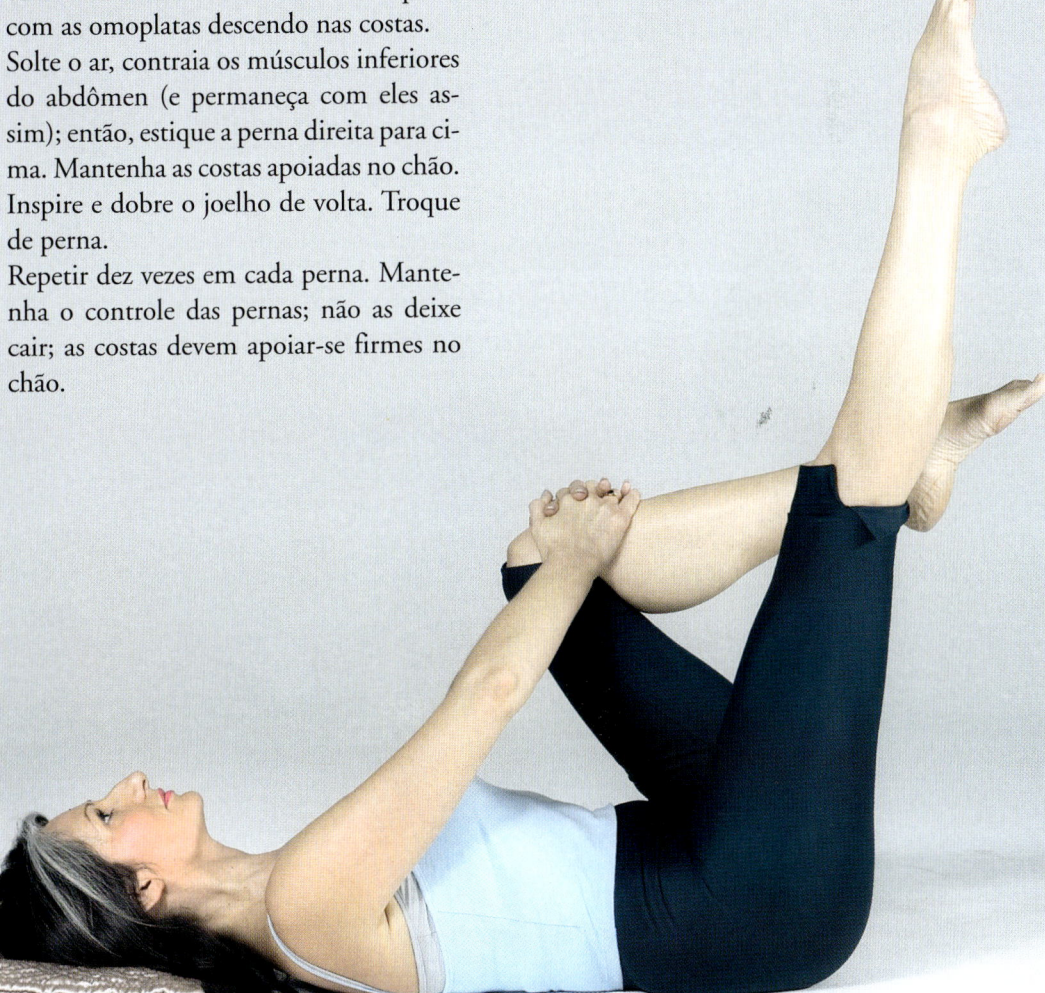

Quando este exercício se tornar fácil — e só então — passe à etapa seguinte.

Segunda Etapa

Preparação
- Deite-se na Posição de Relaxamento (ver p. 48).

Ação
1. Inspire para se preparar.
2. Solte o ar e contraia os músculos inferiores do abdômen. Dobre um joelho de cada vez, levando-o para cima e mantendo-o sobre o peito. Os pés devem se tocar na altura dos dedos, mas não nos calcanhares. Estique os pés ligeiramente.
3. Coloque as mãos do lado de fora das panturrilhas. Inspire, verifique se os ombros estão abertos para proporcionar a total abertura do peito. Nas costas, as omoplatas deverão ser abaixadas.
4. Solte o ar, contraia os músculos inferiores do abdômen (mantenha-os assim); deixe o esterno livre e curve a parte superior do corpo afastando-a do solo.
5. Inspire e coloque a mão direita no lado externo do tornozelo direito e a mão esquerda no lado interno do joelho direito.
6. Solte o ar e estique aos poucos a perna esquerda, de modo que ela descreva um ângulo reto com o chão. Os pés devem ficar ligeiramente esticados.
7. Encha o peito quando começar a dobrar a perna em direção ao peito, aproximando-o mais dos ombros.
8. Mude de mãos, de modo que a mão esquerda fique do lado externo da perna esquerda e a mão direita do lado interno do joelho esquerdo.

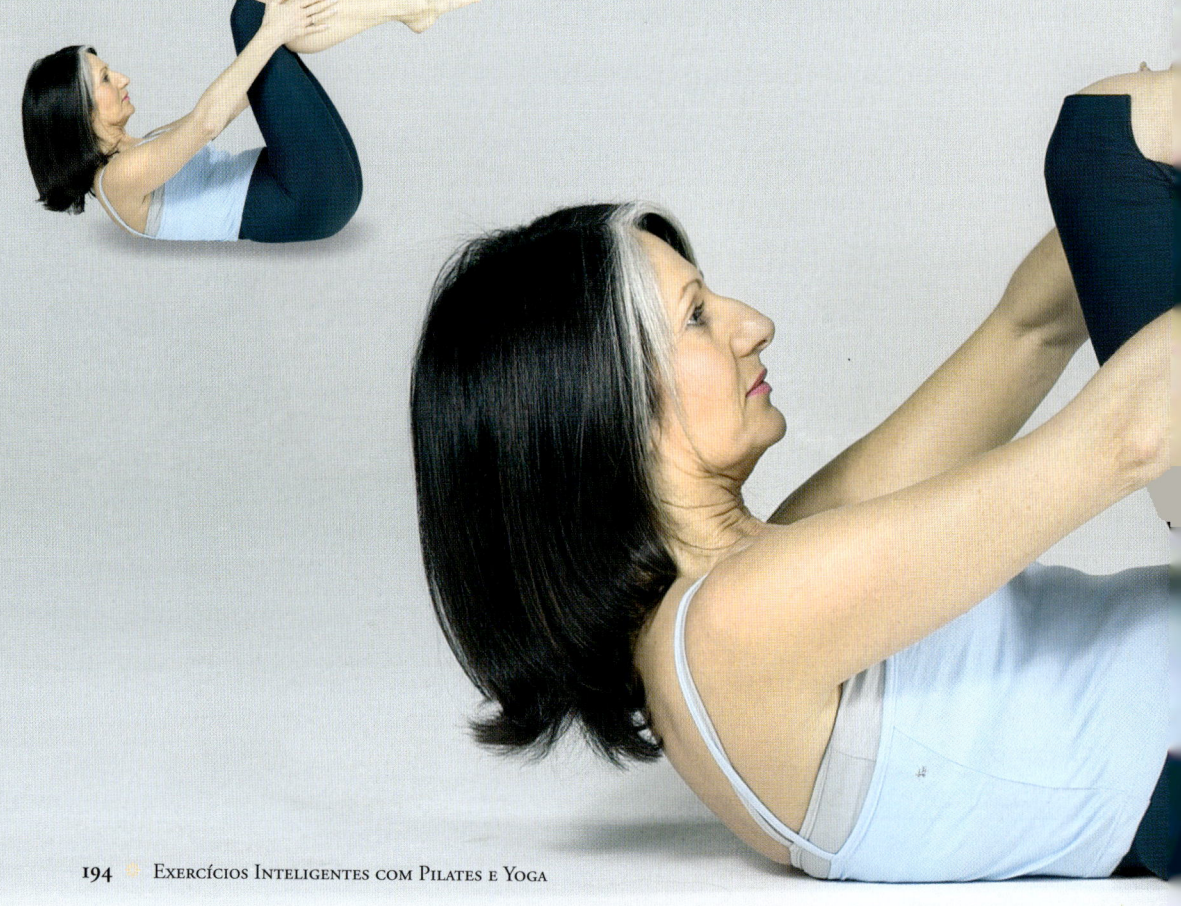

9. Solte o ar, contraindo os músculos inferiores do abdômen, e estique a perna direita formando um ângulo reto com o solo.
10. Inspirando, leve a perna de volta.
11. Repetir dez vezes em cada perna, assegurando-se de manter o centro forte durante todo o exercício; assegure-se de que as omoplatas fiquem abaixadas nas costas e de que os ombros estejam abertos.

Atenção
- Mantenha a contração dos abdominais inferiores ao longo de todo o exercício e não deixe que as costas se curvem; assegure-se de que a pelve esteja na posição neutra.
- Mantenha o pescoço solto, a parte superior do corpo alongada e as omoplatas abaixadas.
- Assegure-se de manter a cintura aberta em ambos os lados: não deixe que nenhum lado se contraia.

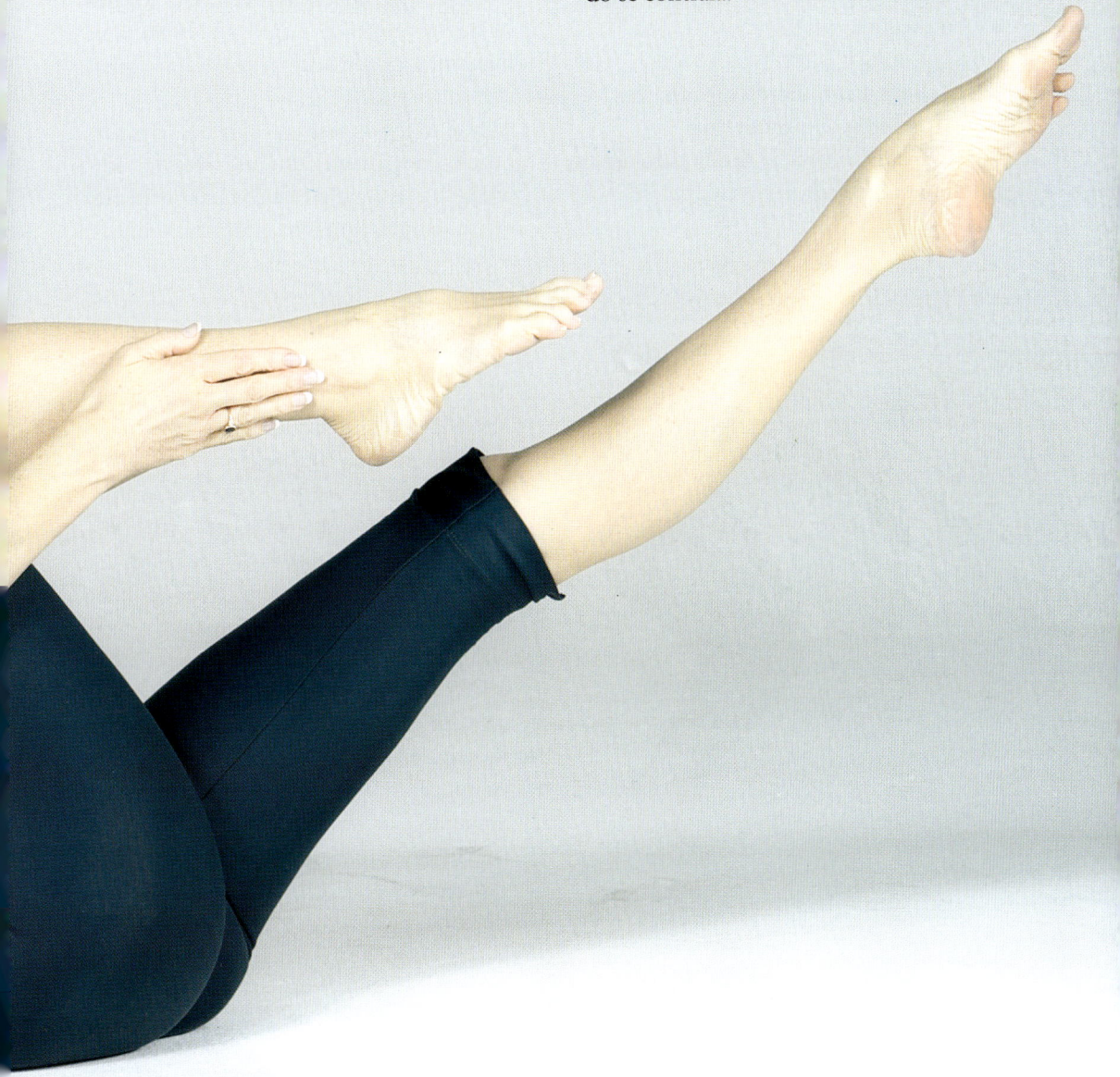

Abertura de Braços (*p*)

Objetivo
Este deve ser o exercício mais relaxante e que nos faz sentir melhor no programa de Pilates. Se você prestar atenção aos braços e mãos deslocando o ar durante o movimento, descobrirá uma sensação de abertura, de estabilidade e de centralização. Este exercício também abrirá a parte superior do corpo e alongará os músculos do peito, e, ao mesmo tempo, rodará a espinha suavemente e de maneira segura.

Aviso: como a rotação da espinha faz parte do exercício, procure um especialista caso você já tenha tido algum problema de disco.

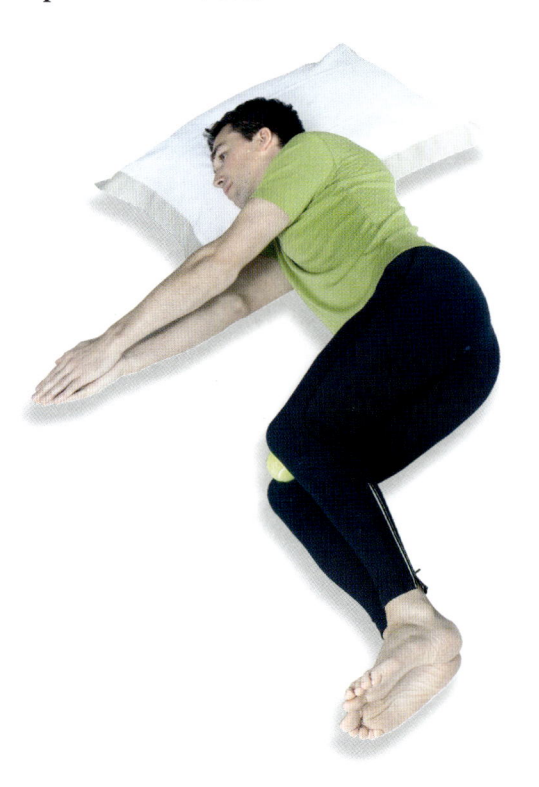

Equipamento
Um travesseiro comum e uma bola de tênis (opcionais).

Preparação
- Deite-se de lado, com a cabeça apoiada num travesseiro e os joelhos dobrados em ângulo reto. As costas devem ficar em linha reta, mas com a curvatura natural.
- Coloque uma bola de tênis entre os joelhos (o que se pretende é que a bola de tênis mantenha os joelhos e a pelve no alinhamento correto).
- Alinhe todos os ossos — dos pés, dos tornozelos, dos joelhos, dos quadris e dos ombros — e estique os braços para a frente, com as palmas juntas na altura dos ombros.

Ação
1. Inspire para se preparar e alongue-se em toda a extensão da espinha.
2. Solte o ar, contraia os abdominais inferiores. Mantenha a contração desses músculos durante todo o exercício.
3. Inspire e abra devagar o braço de cima formando um arco, de modo que a parte superior do corpo gire. Mantenha o cotovelo leve. Mantenha os olhos fixos na mão, de forma que a cabeça acompanhe o movimento do braço. O objetivo seria tocar o solo atrás de você, mas não force o braço além da linha da junta do ombro.
4. Procure manter os joelhos juntos e a pelve imóvel.
5. Soltando o ar, leve o braço de volta em arco para que a mão desse braço repouse novamente sobre a outra mão.
6. Repetir cinco vezes; em seguida, vire-se para o outro lado e repita todos os passos deste exercício.

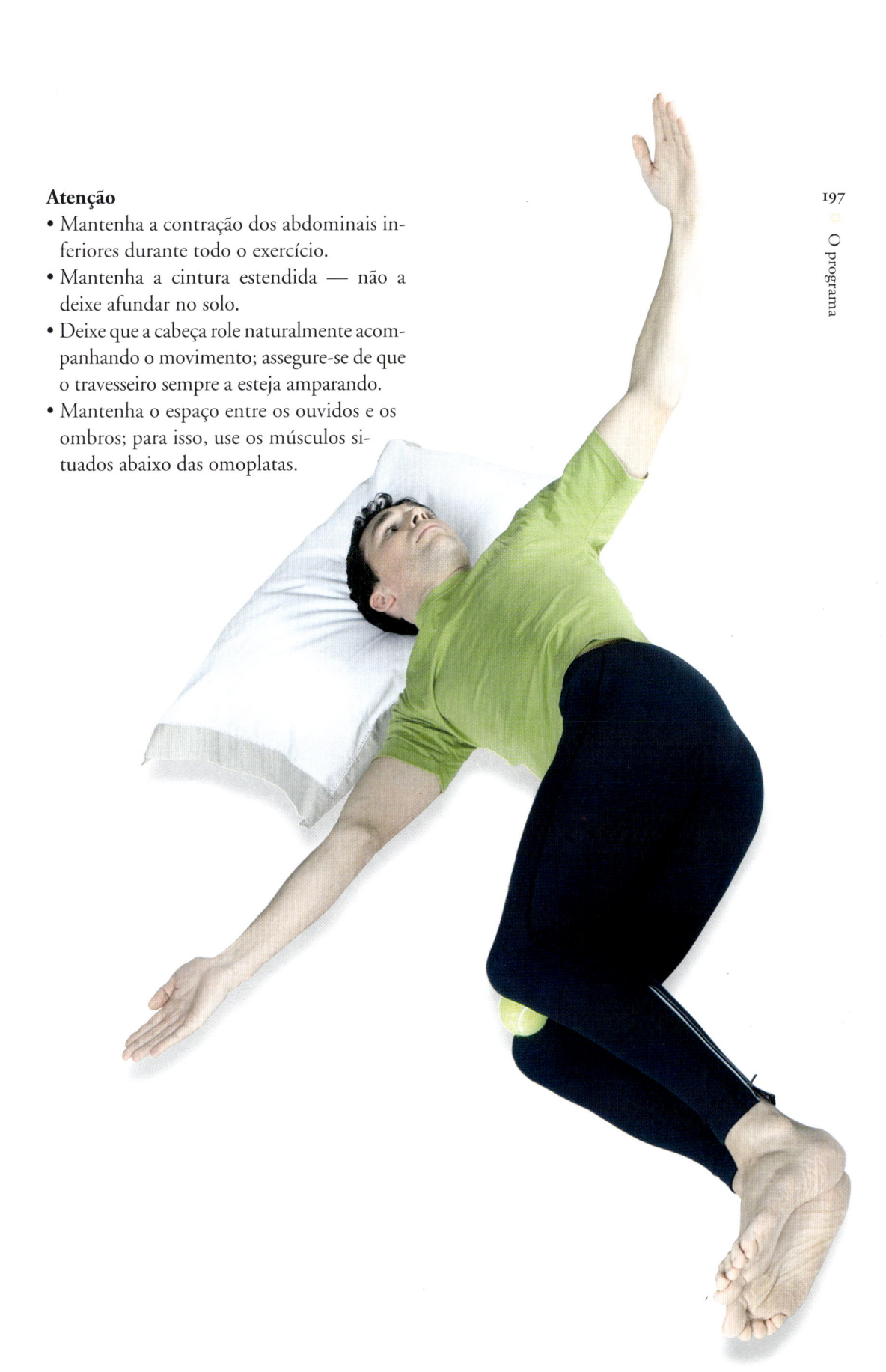

Atenção
- Mantenha a contração dos abdominais inferiores durante todo o exercício.
- Mantenha a cintura estendida — não a deixe afundar no solo.
- Deixe que a cabeça role naturalmente acompanhando o movimento; assegure-se de que o travesseiro sempre a esteja amparando.
- Mantenha o espaço entre os ouvidos e os ombros; para isso, use os músculos situados abaixo das omoplatas.

Cão e Gato (y)

Objetivo

A Postura do Gato serve para distender as costas e a espinha e serve de preparação para a Cobra, para a Saudação ao Sol ou para qualquer exercício que requeira que se curvem as costas. Este exercício também é bom para problemas menstruais e para fazer o sangue fluir para a espinha.

Aviso: não faça este exercício se tiver problemas de disco.

Preparação

- Fique de quatro, com as mãos sob os ombros, os pés sob os quadris e as pernas paralelas.
- Retraia delicadamente o queixo e olhe para baixo entre as mãos.
- Alongue o espaço entre as costelas e os quadris e veja se a espinha está na posição neutra (conforme foi explicado em Posição Neutra, na p. 49).
- Soltando o ar, sinta a concavidade e a retração do abdômen trabalhando os músculos profundos do abdômen.

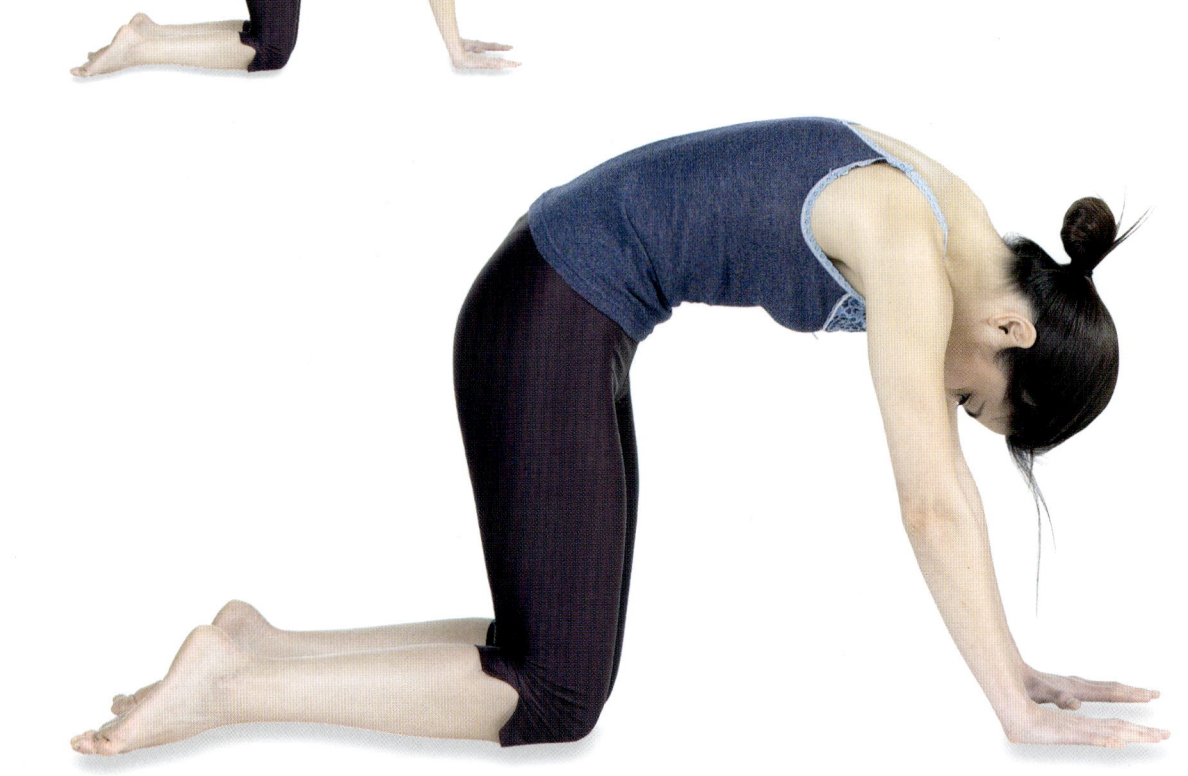

Ação

1. Retraia o cóccix para baixo dos quadris para que a parte de trás da cintura se expanda. Relaxe a frente dos quadris e mova-os de um lado para o outro, liberando toda tensão. Volte para a posição neutra.
2. Solte o abdômen em direção à esteira, mantendo o alongamento da espinha. O abdômen deve continuar côncavo durante a expiração e os músculos profundos do abdômen serão ativados.
3. Volte para a posição neutra.
4. Fazendo movimentos muito sutis na parte inferior das costas, mova-se para cima e para baixo. Embora você esteja movendo a parte inferior das costas, o movimento provém na verdade do cóccix e dos quadris.
5. Solte os quadris para que o movimento se torne mais fluente. Gradualmente, mude o foco de sua atenção quanto ao comprimento da espinha: do meio das costas, subindo para os ombros e, finalmente, para a nuca e a cabeça.
6. Uma vez que todo o comprimento da espinha estiver sendo usado, diminua aos poucos a quantidade de movimento e volte à posição neutra.

Atenção

- Não apresse os movimentos; mantenha-os livres, fluidos e conectados, acompanhando o comprimento da espinha.
- Inspire quando estiver levantando a cabeça; expire quando a estiver abaixando.
- Assegure-se de que as mãos estejam sob os ombros e os joelhos sob os quadris.
- Comece com movimentos sutis para a frente e para trás; depois vá ampliando esses movimentos ao longo da espinha quando eles se tornarem fluidos.
- Mantenha o movimento a partir da parte de trás da cintura, não entre as omoplatas.

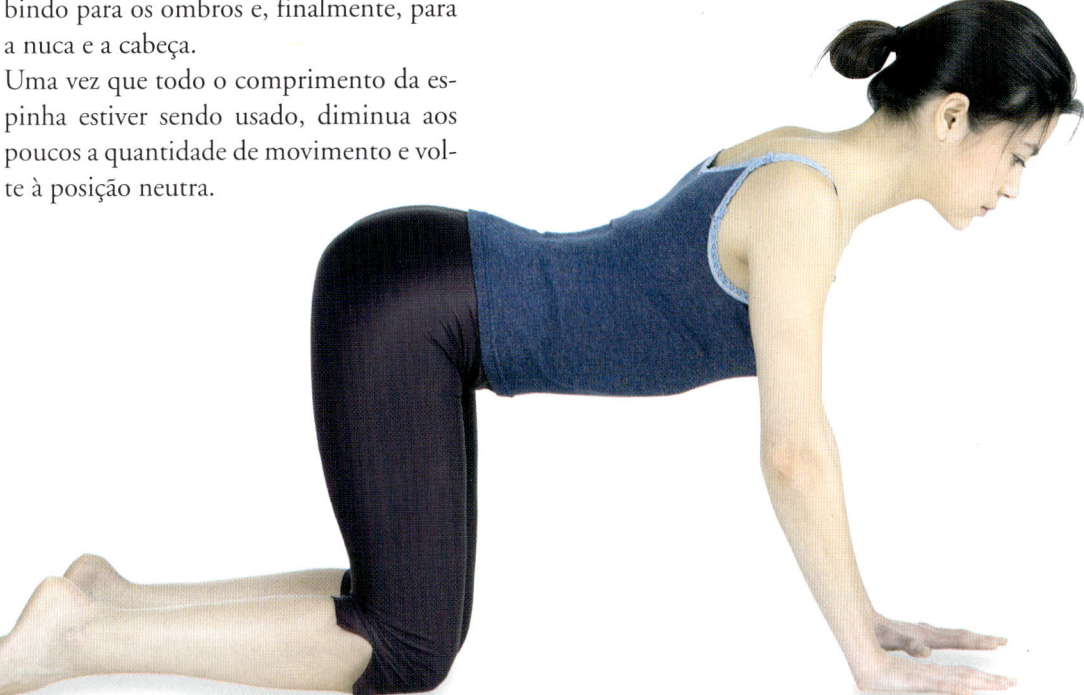

Saudação ao Sol (y)

Objetivo
Esta seqüência contínua, chamada Saudação ao Sol, ou suryanamaskar, baseia-se numa antiga prática de adoração ao sol. Ela combina muitos dos exercícios já descritos neste livro; mas, para alcançar a fluidez, não pule etapas e não se esqueça de pormenores que já aprendeu. É uma boa forma de condicionar o corpo todo, desenvolvendo força, flexibilidade, fluidez e coordenação. Este exercício serve para lubrificar as juntas e aquecer os músculos; melhorar a circulação, reduzir a letargia e ajudar no combate à depressão.

Aviso: tome cuidado se você tiver EM.

Preparação
- Fique na Posição em Pé (ver p. 51), com os pés na parte da frente da esteira.
- Não se preocupe com a respiração no começo, mas quando estiver começando a dominar a seqüência, use a respiração correta para aumentar a sensação de fluidez. É um exercício bastante direto: inspire quando estiver abrindo e expire quando estiver fechando o corpo. Num determinado momento, você também será instruído a segurar a respiração por um curto período de tempo.

Ação
1. Soltando o ar, deixe as mãos flutuarem para os lados.
2. Volte as palmas das mãos para cima, levando as mãos sobre a cabeça e mantendo-as paralelas, em linha com os ombros. Mantenha os ombros leves.
3. Soltando o ar, abra os braços para os lados e se abaixe dobrando o corpo para a frente.
4. Coloque as duas mãos na esteira e a ponta dos dedos em linha com os artelhos. Não se incomode se tiver de dobrar os joelhos.

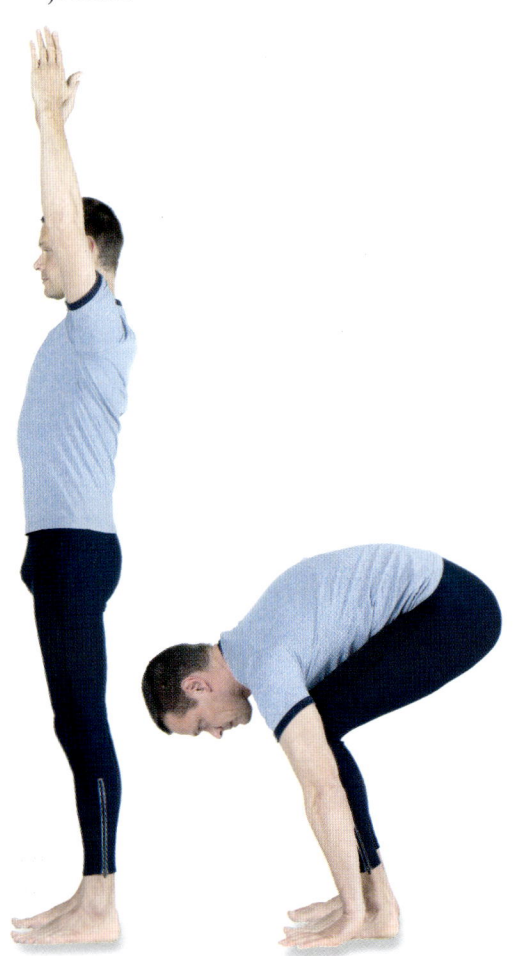

5. Inspirando, estique o pé direito para trás e abaixe o joelho direito na esteira. Assegure-se de que o calcanhar esquerdo esteja sob o joelho esquerdo e solte os quadris.
6. Prenda a respiração, levante o joelho direito e, mantendo os quadris no lugar, arraste o pé esquerdo para trás alinhando-o com o direito. Você estará então formando uma linha reta desde os ombros até os calcanhares.
7. Solte os joelhos no chão e curve as costas para baixo na direção do solo.
8. Soltando o ar, mantenha o peito abaixado entre as mãos com os cotovelos dobrados ao lado do corpo.

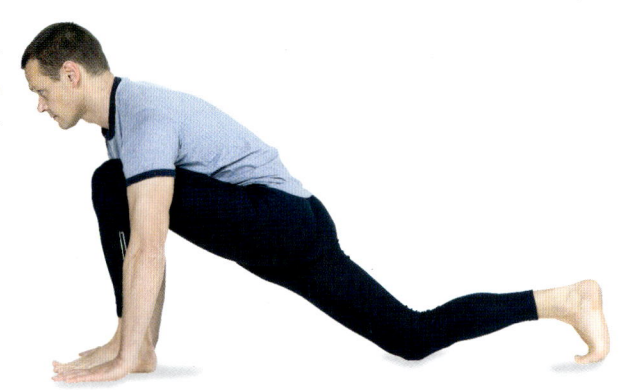

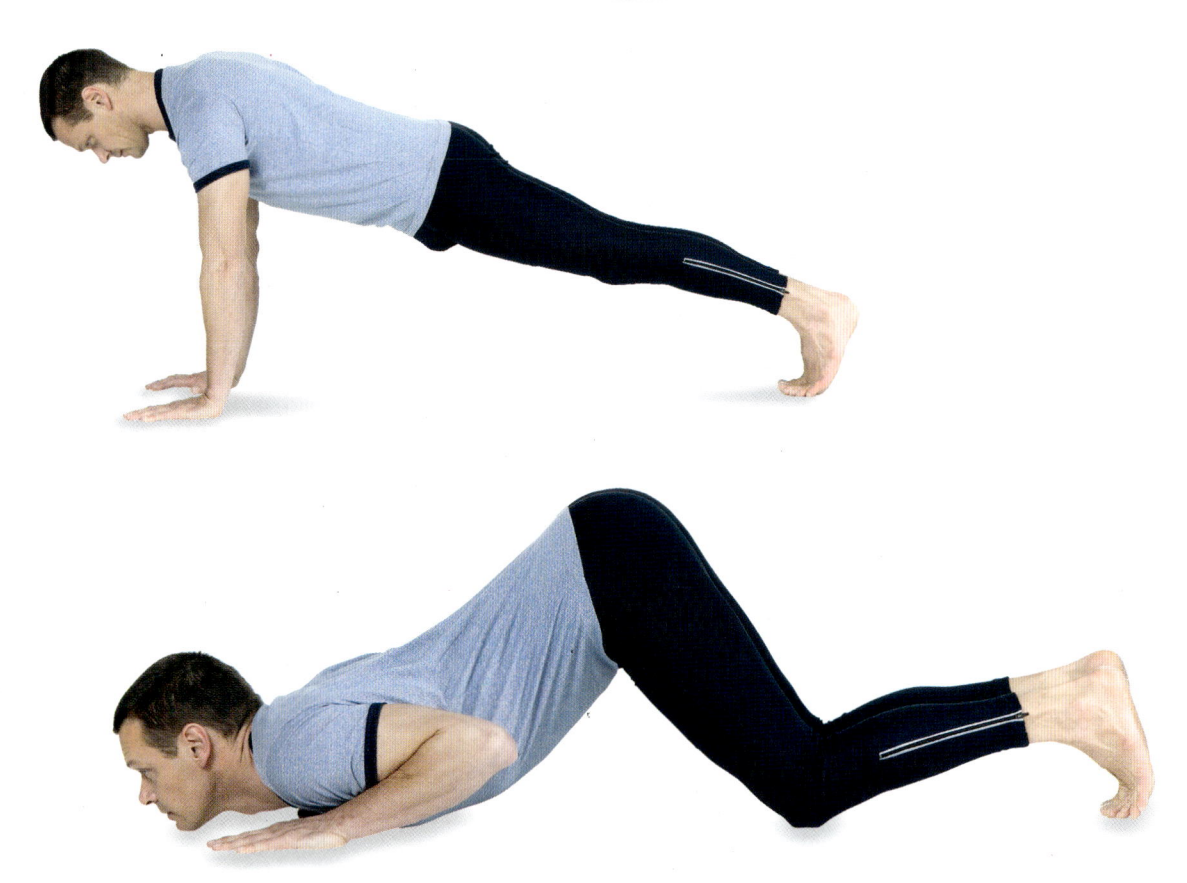

9. Inspire, esticando-se para a frente enquanto se move para cima para a Posição da Cobra Total (ver p. 112). Mantenha o queixo retraído e os ombros afastados dos ouvidos.
10. Durante a expiração, retraia os artelhos sob os calcanhares e volte para a Posição do Cão que Olha para Baixo (ver p. 180).
11. Durante a inspiração, mova o pé direito para a frente colocando-o entre as mãos, mantendo as pontas dos dedos e dos artelhos alinhadas. Descanse o joelho direito na esteira.

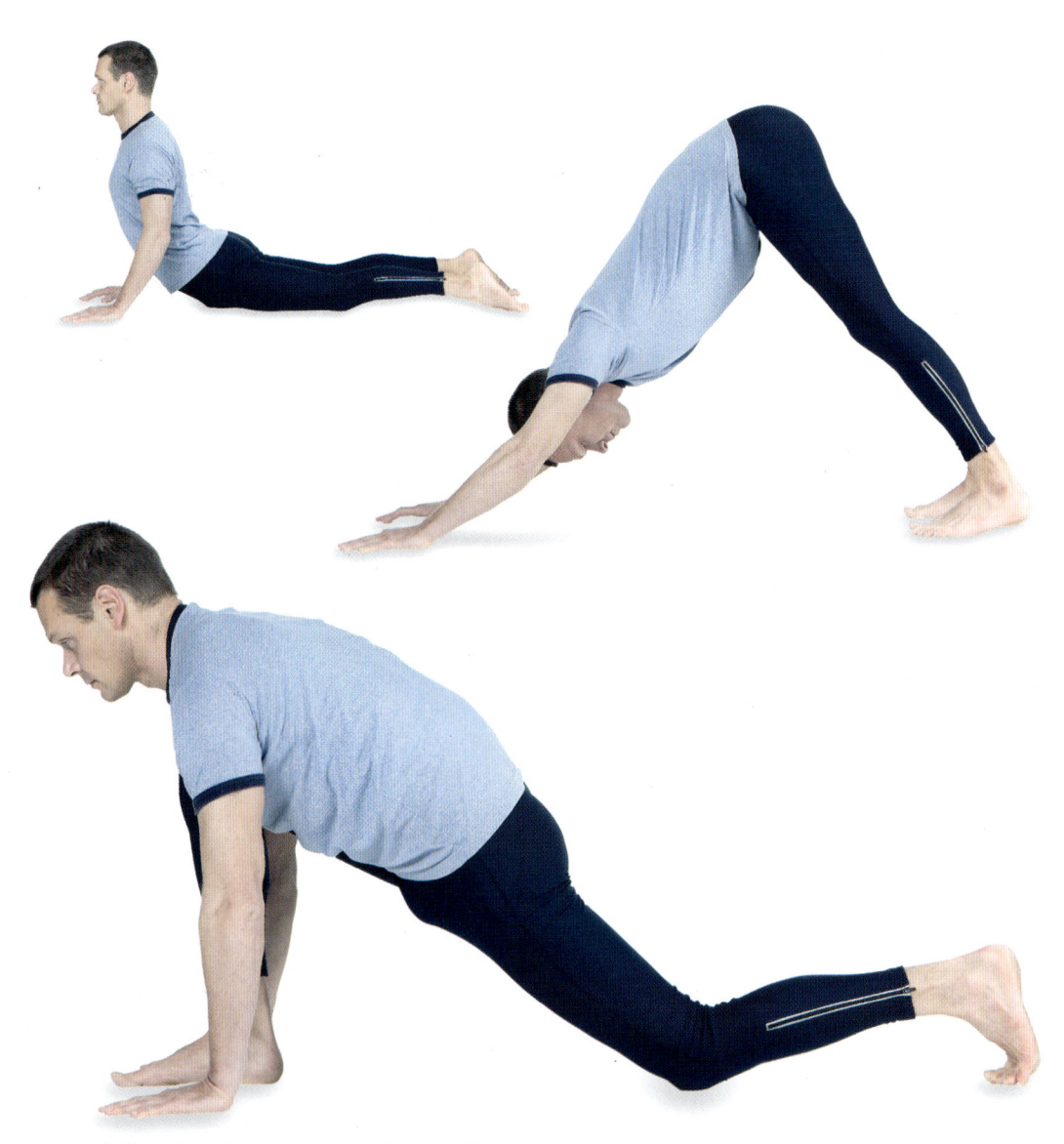

12. Soltando o ar, levante o joelho esquerdo e afaste o pé esquerdo, de forma que ele fique alinhado com o direito dobrando-se para a frente.
13. Flutue os braços para os lados, inspire e erga o corpo mantendo as costas retas; faça isso abaixando o cóccix e levando as mãos sobre a cabeça com os ombros relaxados.
14. Repita, mas, desta vez, comece esticando o pé esquerdo para trás.

Atenção
- Procure não deixar que o ímpeto do exercício faça com que você extrapole as distâncias em cada uma das posições; deixe que o exercício flua com facilidade.
- Sinta a fluidez dos movimentos, executando-os com suavidade.
- Introduza a respiração quando tiver se familiarizado com a seqüência.

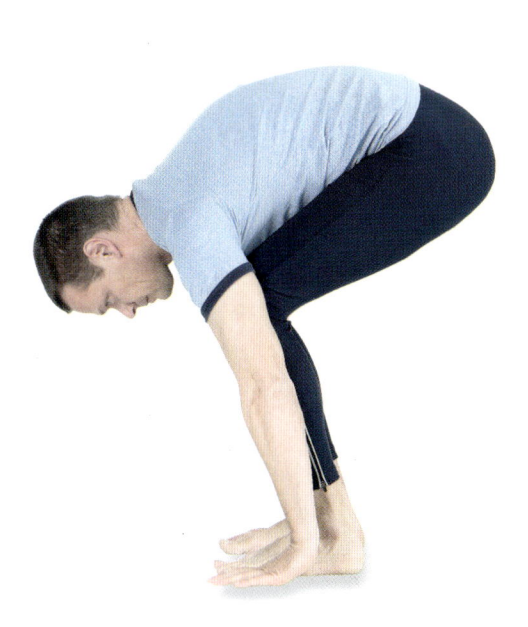

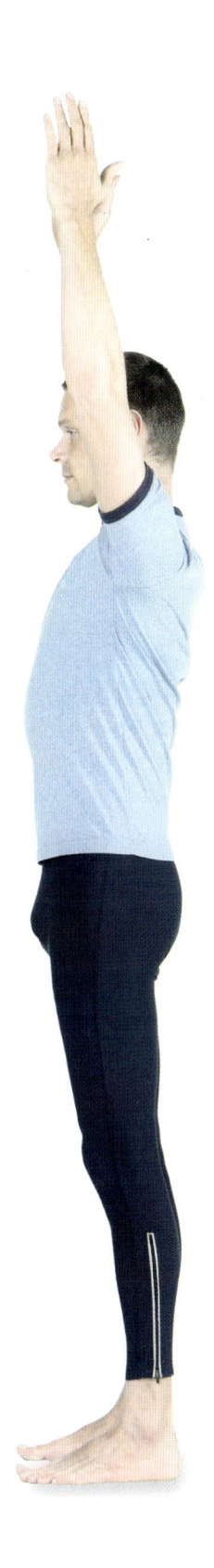

Cobra: Rolamento Frontal (y)

Objetivo
Esta posição, um exercício mais avançado, promove uma abertura mais profunda e efetiva da espinha, do abdômen e dos músculos das costas; dá vigor ao coração e aos pulmões, estimula e massageia os órgãos abdominais e regenera os músculos do torso.

Aviso: se você tiver algum problema na espinha, não faça este exercício.

Preparação
- Fique de quatro, com as mãos ligeiramente à frente dos ombros; mantenha os pés paralelos, em linha com os quadris.
- Alongue a região do corpo entre as costelas e os quadris e deixe a espinha em posição neutra (ver explicação na p. 49: Posição Neutra).

Ação
1. Leve as mãos para a frente (aproximadamente trinta centímetros) e abaixe o cóccix para expandir a parte de trás da cintura. Quando dobrar o corpo para a frente, mantenha a espinha alongada movimentando o cóccix para trás. Leve-o para baixo dos quadris, de modo que a espinha fique curvada para a frente.

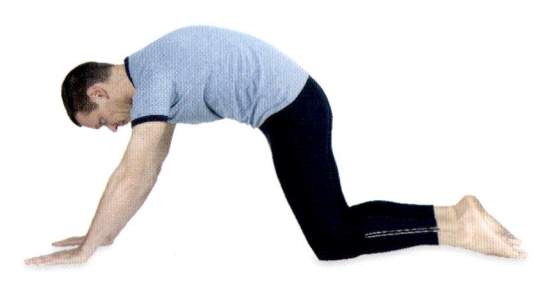

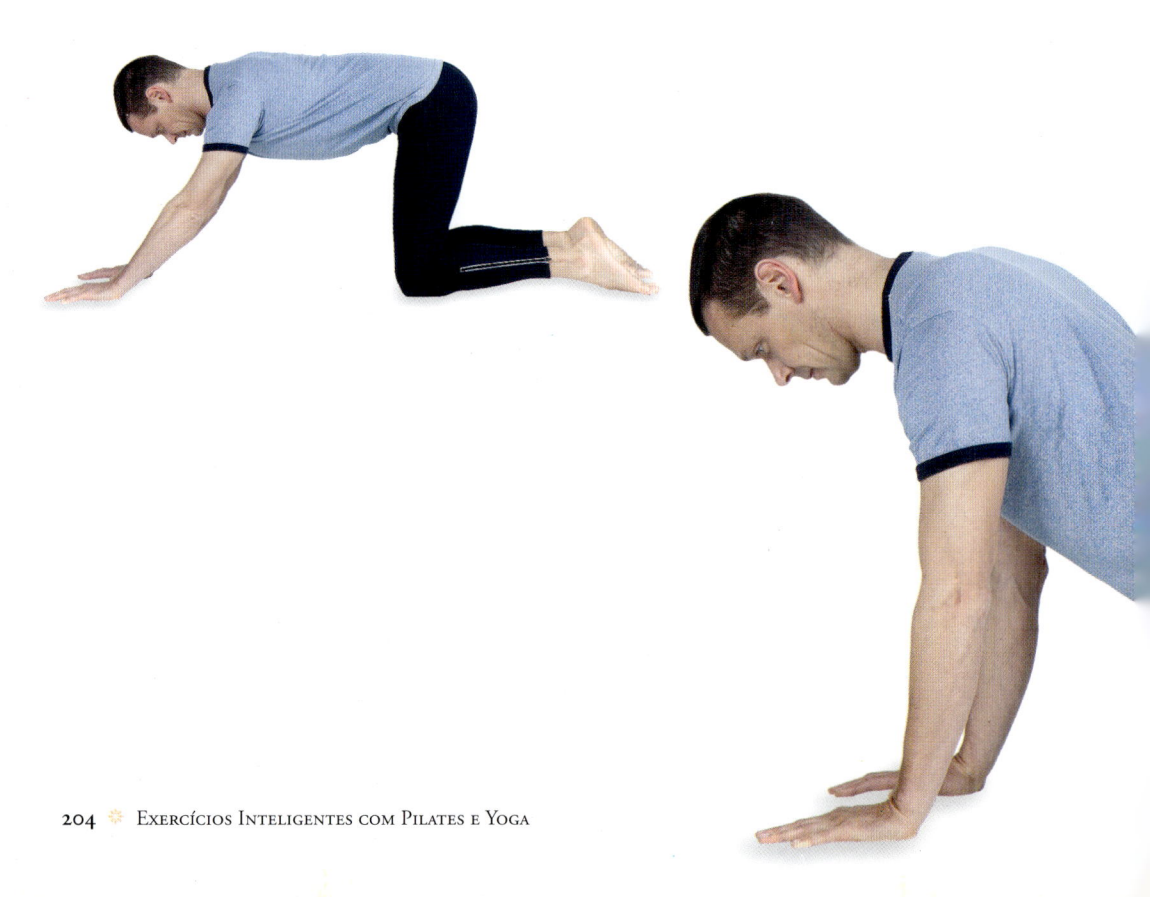

2. Comece a movimentar os quadris para a frente e para baixo, fazendo com que a espinha deixe de ficar curvada para a frente e passe a ficar curvada para trás, manobrada pelo cóccix.
3. Por enquanto, mantenha os braços esticados. Isso permite que você levante a caixa torácica e alongue a parte inferior das costas, ao mesmo tempo que mantém separados as costelas e os quadris.
4. A cabeça se levanta graças aos movimentos ao longo da extensão da espinha. Mantenha as nádegas descontraídas.
5. Quando estiver na posição mais elevada, solte os ombros em direção à cintura e deixe que os braços se dobrem.
6. Repita o movimento algumas vezes, mas não fique muito tempo na posição mais elevada. Volte para a posição inicial antes de repetir a seqüência.

Atenção
- Lembre-se de que você primeiro curva o corpo para a frente para, em seguida, dobrar as costas.
- Mantenha o cóccix sob os quadris pelo tempo que conseguir.
- Role ao longo da espinha como uma onda, indo do cóccix até a cabeça.
- Não solte a cabeça para trás quando estiver na parte mais alta do movimento.
- Mantenha a nuca esticada e os olhos fixos na linha do horizonte.

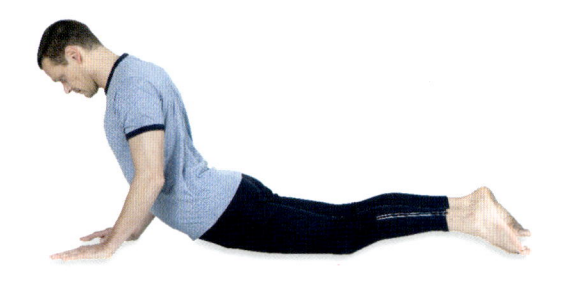

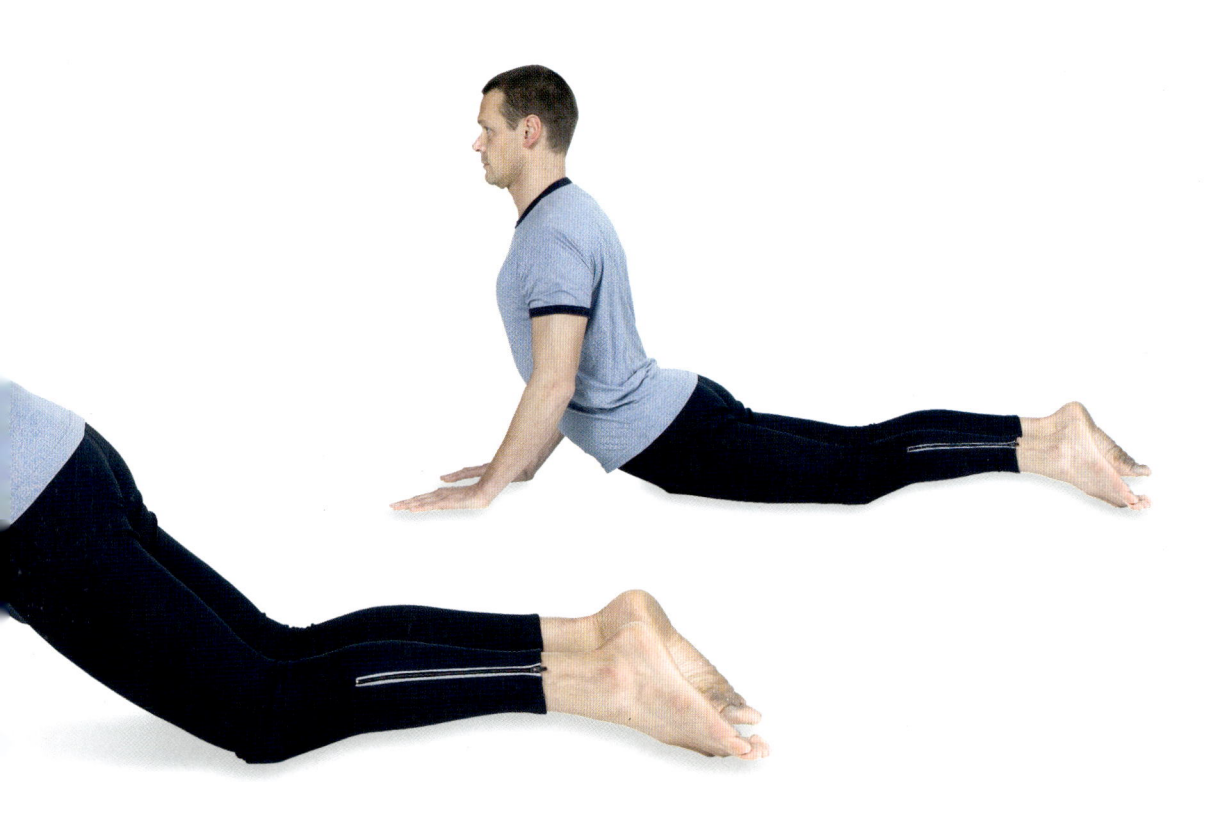

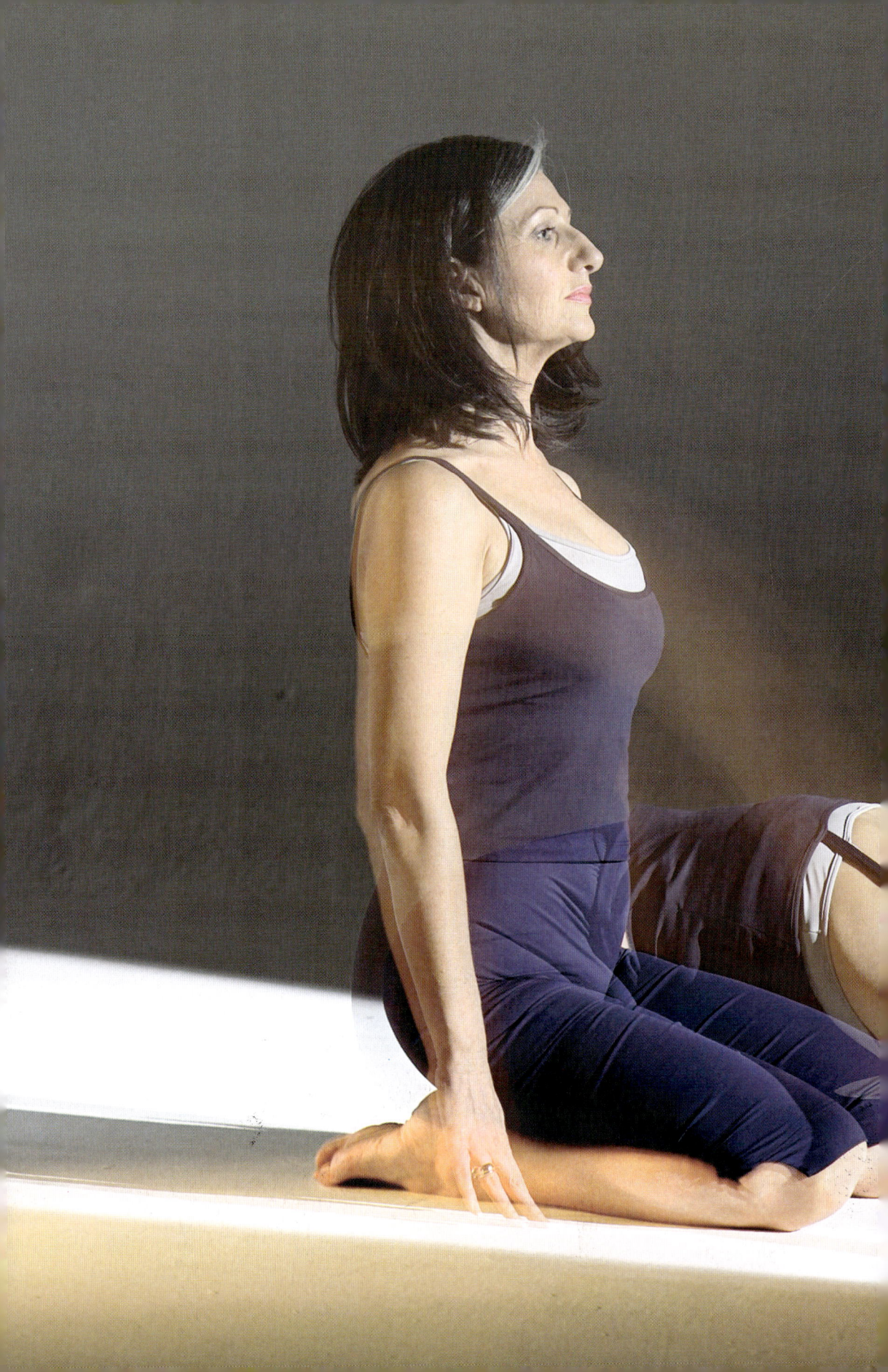

Relaxamento

Relaxamento Breve (*p*)

Objetivo
Use esta técnica para perceber a tensão no corpo e livrar-se dela — este é um modo perfeito de se terminar o dia ou uma sessão de exercícios. A maneira ideal de se executar este relaxamento é pedindo a um amigo para ler as instruções para você ou gravá-las em fita.

Equipamento
Uma almofada grande (opcional).

Preparação
- Deite-se na Posição de Relaxamento (ver p. 48) e deixe que o corpo se amolde no chão, alongando-se e expandindo-se.
- Coloque uma almofada sob os joelhos, se quiser.

Ação
1. Concentre-se nos pés deixando a sola solta sem curvar os artelhos.
2. Relaxe os tornozelos.
3. Relaxe as panturrilhas.
4. Solte os joelhos.
5. Solte as coxas.
6. Deixe que os quadris se abram.
7. Deixe que a parte estreita das costas afunde como se você estivesse afundando numa rede.
8. Sinta o comprimento da espinha.
9. Concentre-se nas mãos, estique os dedos e sinta o centro da palma se abrindo.
10. Em seguida, deixe que os dedos se curvem e que as palmas relaxem.

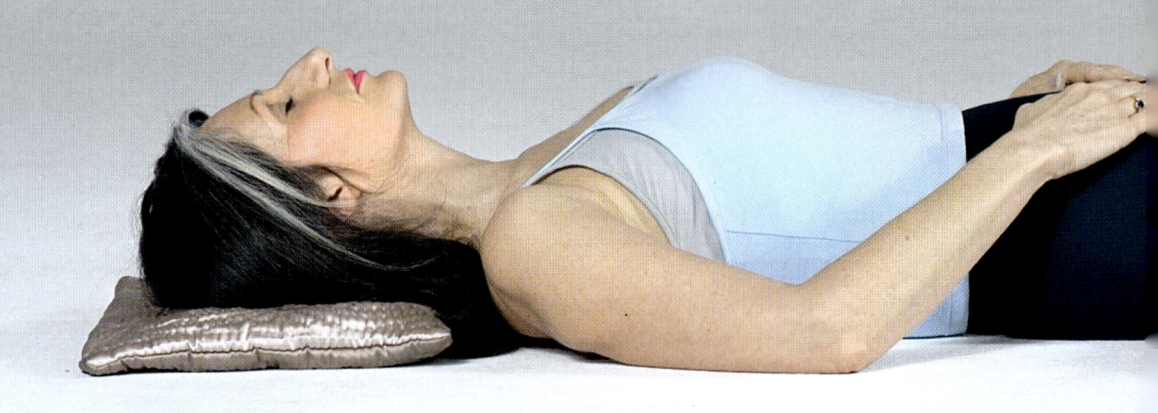

11. Deixe que os cotovelos se abram para os lados.
12. Deixe que a frente dos ombros relaxem.
13. A cada respiração, deixe que as omoplatas se expandam.
14. Deixe o esterno aliviado.
15. Deixe o pescoço se soltar.
16. Verifique a mandíbula: ela deve estar livre e solta.
17. Relaxe a língua, para que ela descanse em toda a sua extensão desde a base no fundo da boca.
18. Os lábios estão levemente fechados.
19. Os olhos também.
20. A testa está esticada, macia e completamente livre de linhas.
21. Você deve sentir a face macia.
22. O corpo deve se sentir suave e cálido.
23. A espinha está solta e acomodada no solo.
24. Observe a respiração, mas não a interrompa. Aproveite o ritmo natural da respiração.

Para Sair do Relaxamento

Com muita suavidade, role a cabeça para um dos lados, deixando que apenas o peso dela a mova. Devagar, vire-a de volta para o centro e deixe que ela role para o outro lado. Leve-a de volta para o centro. Torça os dedos das mãos e, em seguida, os dos pés. Role bem devagar para um dos lados e se mantenha nele por alguns minutos antes de se levantar, o que também deverá ser feito devagar.

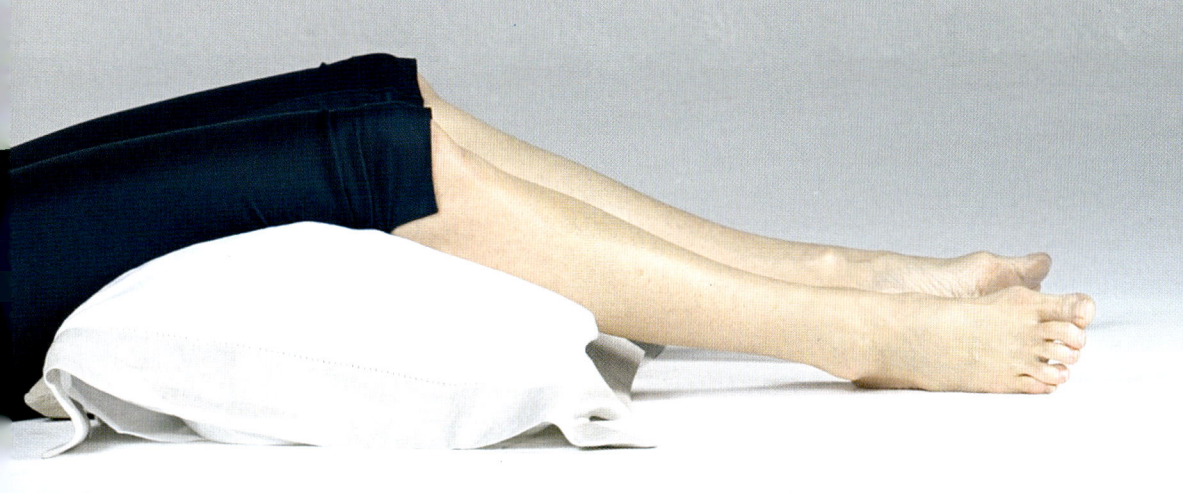

Relaxamento Sentado (y)

Objetivo
Esta técnica é um modo magnífico de abrir os quadris e ajudar no fortalecimento dos músculos de sustentação. Ela faz com que o sistema nervoso integre os ajustes feitos ao corpo durante o exercício e acalma a mente.

Equipamento
Um travesseiro.

Preparação
- Acomode-se na posição das pernas cruzadas.
- Incline-se um pouco para a frente e ajeite o travesseiro sob a parte de trás dos quadris para que eles não rolem para trás, para que continuem dando apoio ao corpo e permitindo que os músculos das virilhas fiquem soltos.
- Use os ossos da bacia para alinhar o corpo e para encontrar a base.

Ação
1. Transfira o peso do corpo ligeiramente para a frente, a fim de aliviar a pressão nas costas; em seguida, transfira aos poucos o peso de volta para trás, fazendo com que a espinha movimente vértebra por vértebra até encontrar a posição vertical.
2. No momento, descanse as mãos sobre os pés.
3. Deixe que as omoplatas relaxem e que a frente do peito se abra. Mantenha a espinha alongada e o queixo ligeiramente retraído.
4. Coloque as mãos nos joelhos, com as palmas viradas ou para baixo ou para cima, juntando o indicador e o polegar, deixando os outros dedos abertos e esticados. Você pode, em vez disso, colocar uma das mãos dentro da outra e repousá-las no regaço.
5. Inspirando, deixe o ar se mover no alto do peito.
6. Expirando, acompanhe o ar descendo pelo corpo, passando pelo abdômen e pelo cóccix. Deixe o ar acabar naturalmente.
7. Aguarde a inalação. Deixe que o ar vá até você.
8. Inspire e deixe que o ar lhe encha o peito uma vez mais.
9. Fique nessa posição pelo tempo que desejar e continue a acompanhar o movimento do ar. Se em algum momento sentir uma tensão nas costas, continue o relaxamento deitado.

Variação Simples

Acomode-se na posição das pernas cruzadas, com as costas apoiadas na parede e os quadris de encontro ao rodapé. Deixe que as costas sejam sustentadas pela parede e acompanhe a respiração do modo descrito anteriormente.

Atenção
- Você não deve se sentar no travesseiro; ele deve ser usado apenas para apoiar a parte de trás dos quadris.

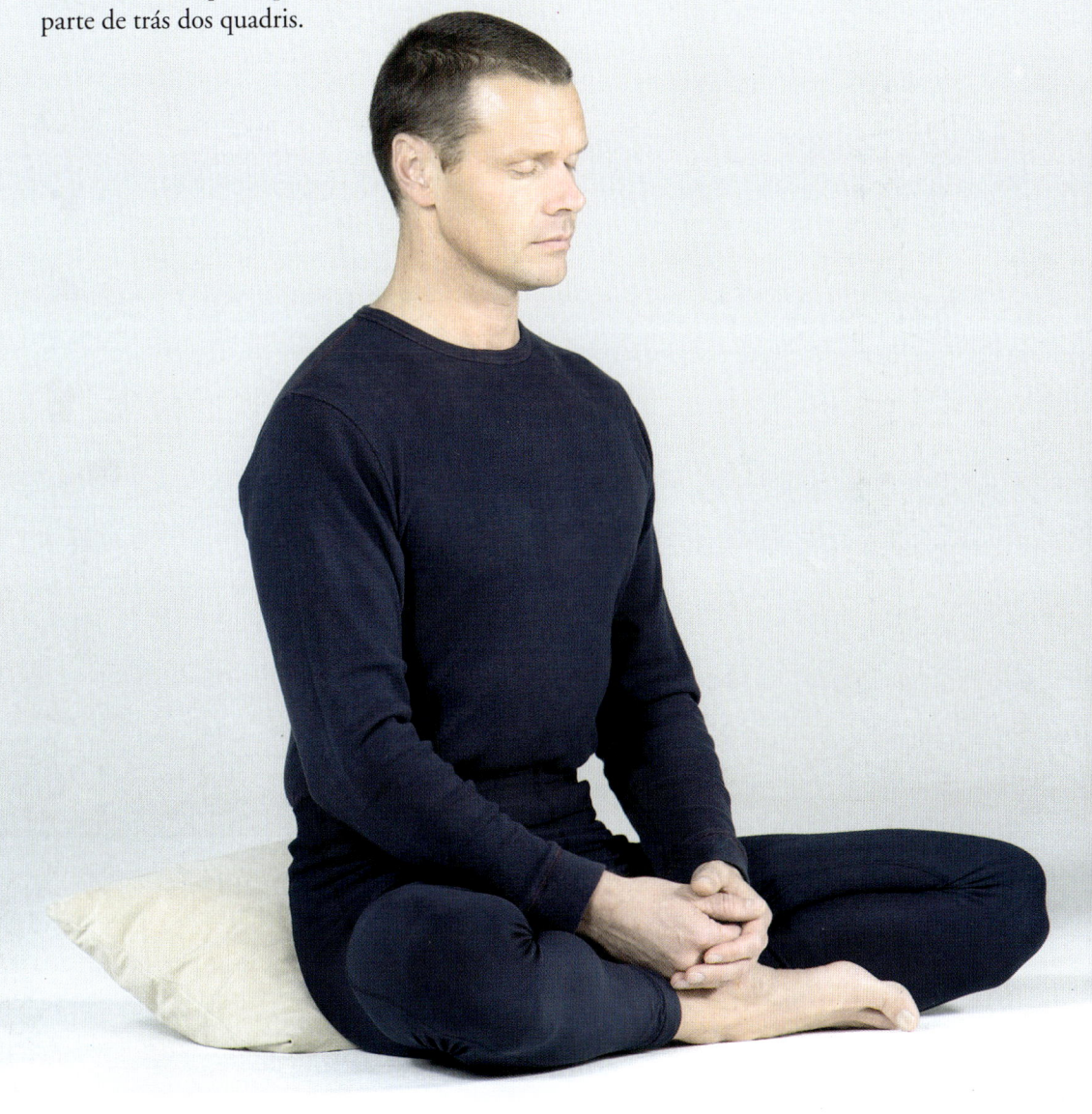

7 Programas   Um

Sugerimos sete programas de treinamento para você. Todos são perfeitamente equilibrados e devem tomar de vinte a trinta minutos para serem completados. Os exercícios possuem diferentes níveis de dificuldade. Procure trabalhar no nível mais adequado a você.

Bola de Praia – Esticar o Tendão da Perna (p)	p. 86	
Dobrar-se para a Frente (y)	p. 94	
Aproximação Lateral Simples em Pé (p)	p. 138	
Rotação da Espinha em Pé (y)	p. 130	
Criado-mudo (p)	p. 166	
O Pescoço Rola (p)	p. 70	
Estabilidade Pélvica — Joelho Voltado para Fora (p)	p. 63	
Curvar-se para Cima (p)	p. 88	
Alongamento Simples de uma Perna — Etapas Primeira ou Segunda (p)	p. 192	
A Ponte (y)	p. 116	
Alongamento Básico na Parede (p)	p. 177	
Círculos com o Tornozelo (p)	p. 178	
Pressão Diamante (p)	p. 102	
O Cão que Olha para Baixo (y)	p. 180	
A Criança em Repouso (p+y)	p. 118	

Dois

A Estrela-do-mar (*p*)	p. 68	
A Ponte (*y*)	p. 116	
Alongamento do Flexor do Quadril (*p*)	p. 156	
Rolamento de Quadril (*p*)	p. 122	
Curvatura Lateral Sentado (*y*)	p. 144	
Águia (*y*)	p. 172	
Saca-rolhas (*p*)	p. 168	
O Sapateiro (*y*)	p. 158	
O Cem (*p*)	p. 90	
Cobra Estendida (*y*)	p. 110	
Cão e Gato (*y*)	p. 198	
A Criança em Repouso (*p*+*y*)	p. 118	

Três

O Pescoço Rola (*p*)	p. 70	
Esticar e Flexionar (*p*)	p. 179	
Ziguezague com Apoio na Parede (*p*)	p. 152	
Dobrar-se para a Frente (*y*)	p. 94	
Curvar-se para a Frente: Posição do Sapateiro (*y*)	p. 98	
Sereia (*p*)	p. 140	
Rotação da Espinha Sentado (*y*)	p. 132	
Parada de Ombros (*y*) (se estiver fazendo o avançado)	p. 184	
Curvatura Oblíqua (*p*)	p. 89	
O Cem (*p*)	p. 90	
Cão e Gato (*y*)	p. 198	
A Criança em Repouso (*p*+*y*)	p. 118	
Relaxamento Sentado (*y*)	p. 210	

Quatro

Posição em Pé (*y*)	p. 51
Saudação ao Sol (*y*)	p. 200
Rotação da Cintura (*p*)	p. 128
Triângulo (*y*)	p. 148
O Sapateiro (*y*)	p. 158
O Pescoço Rola (*p*)	p. 70
Curvar-se para Cima (*p*)	p. 88
Curvatura Oblíqua (*p*)	p. 89
Cobra: Rolamento Frontal (*y*)	p. 204
O Dardo (*p*)	p. 65
Chute com os dois Calcanhares (*p*) ou Chute com um dos Calcanhares (*p*)	p. 108/106
O Cão que Olha para Baixo (*y*)	p. 180
A Criança em Repouso (*p*+*y*)	p. 118
Relaxamento Breve (*p*)	p. 208

Cinco

Estabilidade Pélvica — O Joelho Desce (*p*)	p. 62
Vaga-lume (*p*)	p. 188
A Criança em Repouso (*p* + *y*)	p. 118
Arco e Flecha (*p*)	p. 126
Curvar-se para a Frente: Posição do Sapateiro (*y*)	p. 98
Curvatura Lateral (*p*) ou Sereia (*p*)	p. 142/140
O Pombo Rei (*y*)	p. 160
Alongamento Simples de uma Perna (*p*) Etapas 1 e 2	p. 192
A Ponte (*y*)	p. 116
Parada de Ombros (Avançado) (*y*)	p. 184
Cobra Estendida ou Total (*y*)	p. 110 112
A Criança em Repouso (*p*+*y*)	p. 118
Relaxamento Sentado (*y*)	p. 210

Seis

Aberturas de Braços (*p*)	p. 196	
Rotação da Espinha na Posição Deitada (*y*)	p. 134	
Estabilidade Pélvica — O Joelho se Dobra (*p*)	p. 62	
Círculos com o Tornozelo (*p*)	p. 178	
Alongamento Simples de uma Perna (*p*)	p. 192	
Sentado com o Tronco Curvado para a Frente e Segurando uma das Pernas (*y*)	p. 96	
Saca-rolhas (*p*)	p. 168	
Curvatura Lateral em Pé (*y*)	p. 146	
Repouso Lateral sobre o Quadríceps e Alongamento do Flexor dos Quadris (*p*)	p. 154	
Pressão Diamante (*p*)	p. 102	
Cobra Estendida (*y*)	p. 110	
Cobra Total (*y*) (se estiver no avançado)	p. 112	
A Criança em Repouso (*p* + *y*)	p. 118	

Sete

Estrela-do-mar (*p*)	p. 68	
Rotação da Espinha na Posição Deitada (*y*)	p. 134	
O Pescoço Rola (*p*)	p. 70	
O Cem (*p*)	p. 90	
Gafanhoto (*y*)	p. 114	
Criado-mudo (*p*)	p. 166	
Triângulo (*y*)	p. 148	
O Cão que Olha para Baixo (*y*)	p. 180	
Lua Crescente (*y*)	p. 162	
Agulhada (*p*)	p. 170	
Cão e Gato (*y*)	p. 198	
Chute com um dos Calcanhares (*p*)	p. 106	
A Criança em Repouso (*p*+*y*)	p. 118	
Saudação ao Sol (*y*)	p. 200	
Relaxamento Breve (*p*)	p. 208	

8 Informações adicionais

Equipamentos e Roupas

Agoy

Mochilas de yoga, cinturões e elásticos e esteiras não-derrapantes.
Exclusivamente pela Internet:
www.agoy.co.uk

Body Control Clothing

Aqui você pode encontrar uma boa coleção de roupas esportivas de várias cores e tamanhos:
www.bodycontrolclothing.com

Equipamentos para Pilates

Aqui você encontra uma grande gama de equipamentos de Pilates, livros, vídeos e acessórios. Visite a página da
Body Control Pilates ® na Internet:
www.bodycontrol.co.uk

Associações

Pilates

Para obter informações sobre professores de Pilates avaliados pelo Body Control Pilates, escreva para:

The Body Control Pilates ® Association
PO Box 29061
London WC2H 9TB
England
Ou na Internet:
www.bodycontrol.co.uk

Yoga

Para obter informações sobre professores de yoga, entre em contato com o British Wheel of Yoga pelo telefone:
44 (0) 1529 306 851

Outros Livros Sobre Pilates

Esses livros podem ser encontrados em boas livrarias ou encomendados da:

Book Services By Post
PO Box 29
Douglas,
Isle of Man IM99 IBQ.